药物临床试验学习指导
——临床研究协调员工作指导手册

主　审　孙茂才　濮丽萍

主　编　胡　颖　虞燕霞

副主编　张　华　刘　钟　陈　诚　黄　逸

编　委（以姓氏笔画为序）

王　娜　医渡云（北京）技术有限公司
王凭凭　苏州必宜生物科技有限公司
师延召　苏州泰益临研生物科技有限公司
吕　朗　江西青峰药业有限公司
刘　钟　上海依迪亚医药科技有限公司
刘一墨　上海依迪亚医药科技有限公司
孙　叶　苏州必宜生物科技有限公司
孙茂才　苏州市立医院
李　娟　苏州市立医院
张　华　苏州大学附属第一医院
张　娥　苏州市立医院
陈　诚　苏州市立医院
易　玲　苏州大学附属第一医院
周　蓦　苏州市立医院
胡　颖　苏州卫生职业技术学院
顾　琴　苏州市立医院
徐益涛　苏州大学附属第一医院
翁小红　苏州市立医院
黄　逸　苏州卫生职业技术学院
曹梦蝶　苏州市立医院
虞燕霞　苏州市立医院
濮丽萍　苏州卫生职业技术学院

北京大学医学出版社

YAOWU LINCHUANG SHIYAN XUEXI ZHIDAO
——LINCHUANG YANJIU XIETIAOYUAN GONGZUO ZHIDAO SHOUCE

图书在版编目（CIP）数据

药物临床试验学习指导：临床研究协调员工作指导手册 / 胡颖，虞燕霞主编 .—北京：北京大学医学出版社，2023.8
ISBN 978-7-5659-2931-1

Ⅰ. ①药… Ⅱ. ①胡… ②虞… Ⅲ. ①临床药学－药效试验－高等职业教育－教材 Ⅳ. ①R969.4

中国国家版本馆 CIP 数据核字（2023）第 122312 号

药物临床试验学习指导——临床研究协调员工作指导手册

主　　编：胡　颖　虞燕霞
出版发行：北京大学医学出版社
地　　址：（100191）北京市海淀区学院路 38 号　北京大学医学部院内
电　　话：发行部 010-82802230；图书邮购 010-82802495
网　　址：http://www.pumpress.com.cn
E-mail：booksale@bjmu.edu.cn
印　　刷：北京溢漾印刷有限公司
经　　销：新华书店
责任编辑：毛淑静　　**责任校对**：靳新强　　**责任印制**：李　啸
开　　本：850 mm × 1168 mm　1/16　　**印张**：16.75　　**字数**：400 千字
版　　次：2023 年 8 月第 1 版　2023 年 8 月第 1 次印刷
书　　号：ISBN 978-7-5659-2931-1
定　　价：58.00 元

序 言

2023 年 2 月 23 日早春时节，天气乍暖还凉，细雨纷飞。我来到苏州参加一个项目合作探讨座谈，会议期间聆听了苏州市立医院机构办虞燕霞主任介绍他们计划开展的临床试验管理新模式，感觉他们确实看到了我国临床试验领域的痛点，正在积极探索解决办法。更让我惊喜的是获知他们正在编写《药物临床试验学习指导——临床研究协调员工作指导手册》，作为老药研人，我为他们的敬业而感动，也愿意分享我的点滴经验帮助他们做得更好。

当年我留学归国时，我国在临床试验领域尚属完全空白，不知临床研究该怎么做，也没有监查员这个岗位，更不要说临床研究协调员这一新生事物。在一批跨国公司医学同仁的共同努力下，引进多个国际多中心临床试验，同时培养了一批优秀的主要研究者，他们通过了国外稽查员的各种稽查，赢得了跨国公司的信任，为我国发展临床研究领域奠定了坚实的基础，越来越多的国际多中心临床试验项目在中国启动。国家药品监督管理局和国家卫生健康委员会组织修订的《药物临床试验质量管理规范》及《医疗器械临床试验质量管理规范》已开始施行。中国特有的临床试验机构办公室（GCP office）诞生，合同研究组织（CRO）、现场管理组织（SMO）、第三方稽查及药品监督管理局核查功能齐全，国外有，中国就有，延伸的要求甚至比国外还多。

在我国临床试验蓬勃发展的今天，临床研究协调员（CRC）几乎成为临床试验的标配，成为研究者不可或缺的助手，是好事还是令人担忧？我看到一份网上调研，虽然是管中窥豹，但 CRC 目前的工作现状令人担忧：研究者知情不充分；病例报告表研究者不亲自填写，过度依赖 CRC；电子系统里需要研究者执行的操作由别人代劳。根本原因是研究者日常诊疗繁忙，没有预留足够的研究时间，临床试验管理规范意识不强或过度信任 CRC 的专业性。在这样的操作下，中国的创新药如同美丽的城堡建筑在沙滩上！CRC 职业本身工作负荷大，节奏快，要求高，研究者给予的理解支持不够，在其能力不能胜任工作时常常导致高离职率，给临床试验质量带来巨大隐患。我们常常在一些专业会议上听到业界人士的担忧但罕有提出解决办法。

“坐在办公室碰到的都是问题，下去调研看到的全是办法。”

今天，我们欣喜地迎来《药物临床试验学习指导——临床研究协调员工作指导手册》的出版，同时获悉苏州卫生职业技术学院药学专业和苏州农业职业技术学院药品生产技术专业开设了CRC课程，做到了理论知识和实际操作相结合，真心为他们点赞！

愿我国创新药、创新医疗器械及基因 / 细胞治疗领域在仁人志士的共同努力下迎来新的发展，实现新的突破，使我国尽快迈向医药创新强国！

赵　戬

2023 年 4 月 19 日　于北京

目 录

第一章　临床试验概述

学习目标

1. 掌握临床试验的分期；临床试验常用定义和术语。
2. 熟悉临床试验的基本情况；临床试验涉及的部门和人员。
3. 了解临床试验及临床研究协调员的发展和现状。

第一节　临床试验的发展及分期

一、临床研究和临床试验的概念

临床研究是医学科学研究的分支，旨在对人类使用的药物、医疗器械、诊断产品和治疗方案进行安全性和有效性评估。美国国立卫生研究院（National Institutes of Health，NIH）将临床研究定义为“发现或验证研究产品的临床学、药理学和（或）其他药效学对受试人群的影响，鉴定受试人群对研究产品的任何不良反应和（或）对研究产品的吸收、分布、代谢和排泄，以确定其安全性和（或）功效”。

临床试验是临床研究的一种，旨在回答有关新的治疗方法或已知的治疗方法新应用的具体问题，进一步确定新药或新的治疗方法是否安全有效。现代医学对临床试验（clinical trial）的定义是“以人体（患者或健康受试者）为对象的试验，意在发现或验证某种试验药物的临床医学、药理学及其他药效学作用、不良反应，或者试验药物的吸收、分布、代谢和排泄，以确定试验药物的疗效与安全性的系统性试验”。

二、临床试验方法学的发展

在临床研究的发展历程中，临床试验的方法学发展经历了漫长的探索和实践，涌现出很多推波助澜的典型人物，也开启了很多重要的“第一次”，在历史的长河中逐渐产生了对照、安慰剂

（placebo）、盲法、随机、重复等临床试验方法的里程碑式进展，最终发展到现代的随机、对照、双盲临床试验设计（图 1-1）。

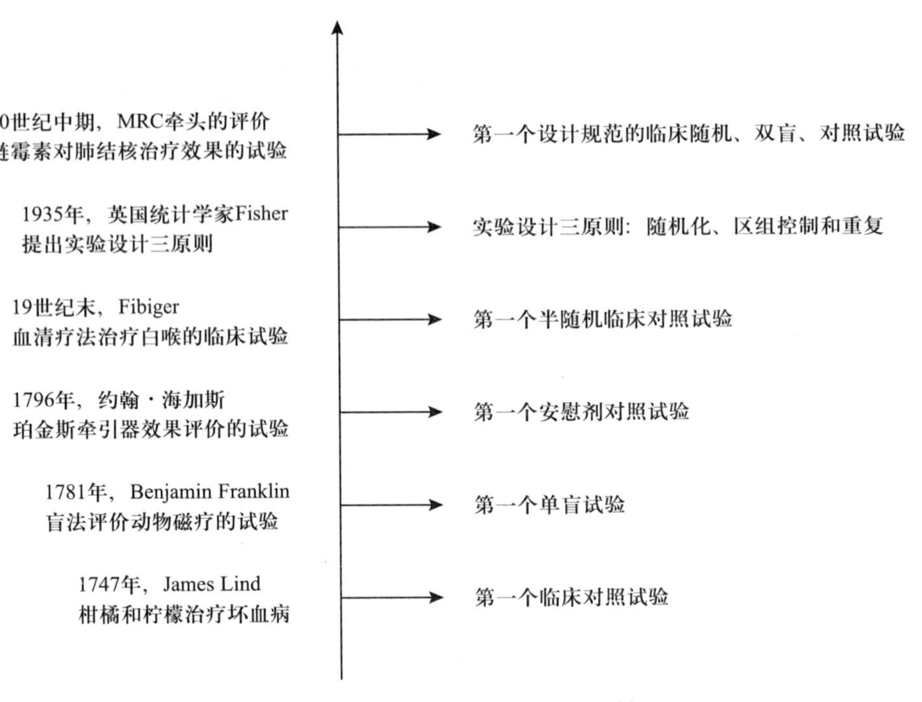

图 1-1 临床试验方法学发展时间轴

现代临床试验方法学的开始可以追溯到 18 世纪。1747 年，为探寻坏血病的治疗方法，英国皇家海军的外科医生 James Lind 亲自设计试验，Lind 选择了当时船上具有相似症状的 12 个病例，把他们分成 6 组，每组 2 人，这 12 人每日的正餐饮食都相同，但每组添加的辅食均不同，这些辅食正是当时流传的治疗坏血病的民间方法。第一组每日喝 1/4 磅苹果汁，第二组每日吃正餐前喝 25 滴芳香性硫酸，第三组每日 3 次空腹服 2 勺醋，第四组每天把脚浸泡在流动的海水中，第五组每日吃 2 个柑橘和 1 个柠檬，第六组每日 3 次服用大蒜、芥末等制成的配剂。试验进行到第六天的时候，因为水果被吃光而被迫中止，但这丝毫不影响结果的显著性。吃柑橘和柠檬的两位患者其中一位已经恢复工作，另一位也基本康复，而其他组的患者病情未改善或发生恶化，结果说明柑橘和柠檬有可能治疗坏血病。这项研究除了发现治疗坏血病的有效方法外，更在于其在临床试验方法学史上的划时代意义，是历史上第一次尝试用系统对照的试验方法检验药物的疗效。

1781 年，德国医生 Franz Anton Mesmer 发明了一种催眠术或者称为“动物磁疗”的方法，宣称可以治疗各种疾病。为验证该疗法的疗效，由 Benjamin Franklin 牵头的委员会着手调查“动物磁疗”效果的真实性。在测试时，受试者被蒙住眼睛，被告知是否正在接受“动物磁疗”——但可能被告知的信息与事实刚好相反。结果显示，只有当受试者被告知是在做“动物磁疗”时，才会感觉到“动物磁力”，其实并非为“动物磁疗”的效果。此试验通过采用蒙面的方法实现了对受试对象的“盲法”，被认为是第一个盲法临床试验。

1796 年，一种名为铂金斯牵引器的治疗仪大受追捧，它的主要工作原理是用 2 根 3 英寸的铂金棒把所谓有害的致病电子液引出体外，用于治疗头部和咽部的炎症，以及风湿和疼痛。1799 年，英国名医 John Haygarth 着手研究珀金斯牵引器的真实效果。他设计了一个对照试验，第一天使用木头仿造的金属棍给 5 位患者进行治疗，其中 4 人病情缓解，第二天使用真正的金属棍进行治疗，得到相同的结果。试验证明，金属棍对病情并没有治疗作用。John Haygarth 医生于 1801 年首次报告了该试验的结果，虽然他没有明确提出安慰剂效应的概念，但显然有了与现代安慰剂效应相似的观点。

19 世纪末，为试图验证血清疗法治疗白喉的临床疗效，丹麦医生 Fibiger 设计了一项临床对照试验。Fibiger 收集了 1896 年 5 月 13 日至 1897 年 5 月 13 日期间丹麦哥本哈根医院收治的白喉患者，根据患者入院的日期将之分配为 2 组（隔日交替），一组在标准治疗基础上接受每日 2 次皮下注射白喉血清，另一组仅接受标准治疗，试验结果提示血清治疗白喉可降低白喉的病死率。该试验中隔日交替的方式是早期采用的随机分组方法之一，被认为是第一个半随机临床对照试验。

Ronald Aylmer Fisher 是英国著名的统计学家，他的成就对于临床试验方法学的发展有着举足轻重的作用。Fisher 从 1912 年开始提出点估计法，到 1925 年提出“随机化”原则，再到 1935 年《实验设计法》（*The Design of Experiments*）的出版，形成了著名的实验设计三原则：随机化、区组控制和重复。此外，Fisher 还提出随机区组法和拉丁方方法，并与耶特斯合作编制了有名的 Fisher Yates 随机数字表。

20 世纪中期，英国医学研究理事会（Medical Research Council，MRC）牵头开展了一项覆盖整个英国的多中心、随机、对照临床试验，旨在验证链霉素对肺结核的治疗效果。该试验研究对象为经细菌学检查确诊的急性进展性双侧肺结核患者，随机分为 2 组，采用随机数字表产生随机序列号进行随机分配，并通过密闭信封保存随机序列号；试验组接受链霉素治疗加卧床休养的方案，对照组只卧床休养，研究结果证明链霉素治疗结核病有效。该研究详细描述了试验的设计方法，是第一个设计规范的临床随机、双盲、对照试验。

三、临床试验伦理与法规的发展历史

第二次世界大战结束后，随着世界医药工业的突飞猛进，临床试验的方法学迅速被广泛应用于新药临床验证中，随之而来的是临床试验的法律法规和伦理原则日益受到关注。

从 20 世纪初开始，美国现代药品注册管理的三大标志性法规，特别是 1962 年《科夫沃 – 哈里斯修正案》（*Kefauver-Harris Amendments*）的诞生，标志着基于有效性和安全性验证的随机对照临床试验正式成为评价新药能否上市的金标准。另外，自从第二次世界大战中人体试验被曝光以后，临床试验的伦理原则开始进入人类关注的视野。第二次世界大战后的纽伦堡审判，产生了人类第一个临床试验伦理原则文件——《纽伦堡公约》，此后由于违反临床试验伦理原则的事件仍然不断出现，以及临床试验走向全球化，临床试验的伦理原则也不断发展，产生了《赫尔辛基宣言》《贝尔蒙公告》《人体生物医学研究国际伦理指南》（CIOMS）等临床试验伦理原则的标志性法规文件，直到临床试验的法规——《药物临床试验质量管理规范》（Good Clinical Practice，GCP）的最终产生。

（一）磺胺酏剂事件与《联邦食品、药品与化妆品法案》

1937 年，美国一家公司生产的一种抗链球菌很有效的磺胺药物，在其片剂和粉末剂型获得成功应用之后，市场上出现了对液体剂型的需求。该公司的主任药师 Harold Wotkins 用二甘醇代替乙醇作为溶媒，把磺胺溶于二甘醇中，配制口服液体制剂，称为“磺胺酏剂”。该药未做动物实验，在美国田纳西州的马森吉尔药厂投产后，当年 9 月全部进入市场，用于治疗感染性疾病。同年 9—10 月，美国南方一些地方开始发现肾衰竭患者大量增加，并死亡 107 人（其中大多数为儿童）。10 月 11 日，美国医学协会（American Medical Association，AMA）收到报告，怀疑为这种磺胺药物导致的死亡，AMA 立即进行检测，发现是作为溶剂的二甘醇有毒。

由于“磺胺酏剂事件”的发生，1938 年，美国国会通过了《联邦食品、药品与化妆品法案》，由美国食品药品管理局（Food and Drug Administration，FDA）强制实施。法案规定，药品上市前必须进行毒性试验，药品生产者必须把安全性的资料报告 FDA 审批。该法案赋予了 FDA 更多的监管权力，加强了对药品上市的监督管理。最重要的是，它开始了影响深远的新药申请（new drug application，NDA）流程。

（二）纽伦堡审判与《纽伦堡公约》

1945 年到 1949 年，第二次世界大战胜利后的纽伦堡审判，医学顾问 Leo Alexander 等撰写了 6 条条款以判定医学研究的合法性，后来法庭增加了 4 条，最后形成了历史上非常有名的《纽伦堡公约》（The Nuremberg Code）。这是国际上第一部有关人体研究的国际伦理指南。

《纽伦堡公约》首次形成了人体试验的基本原则，并作为国际上进行人体试验的行为规范，框定了对人体医学实验的基本伦理学纲要。《纽伦堡公约》最重要的有两条：其一是“受试者的自愿同意是绝对必要的”，并解释了知情的要素。这些要素包含：其一，在受试者参加试验之前，应让其知道试验的本质、持续时间和试验目的，同时将试验的方法和手段对受试者进行充分告知，对于可以合理预见的所有的不利、不良事件及不良反应的风险，充分让受试者知情，将参加试验对其个人的健康和影响进行充分告知。其二，是强调试验一定要对社会有益，强调试验的危险性不能超出人道主义的重要性。《纽伦堡公约》还规定了试验终止的原则，即当研究人员在临床试验的过程中判断继续试验对受试者会带来伤害的时候，必须随时终止试验。如果受试者在肉体和精神上已经到达继续试验对其而言不太可能承受的情况下，应停止试验。

（三）塔斯基吉试验与《贝尔蒙公告》

除以上事件外，还发生了涉及伦理的重要事件，比如塔斯基吉试验。1932 年，美国阿拉巴马州医生对 399 例梅毒阳性的黑人男性患者进行了长达 6 个月至 40 年的自然病程观察，而没有给予任何干预。最后统计结果显示，100 人死于梅毒并发症，40 位妻子感染，19 例新生儿染病。该事件最大的伦理学挑战是，仅仅进行自然病程的观察，而没有进行必要的疾病干预。

该事件曝光后，1974 年 7 月美国成立了国家保护生物医药和行为研究受试者委员会，职责是鉴定涉及人类作为受试者的生物医学和行为研究的基本伦理原则，并且制定在从事这些研究时应遵循的准则。经过 4 年的努力，委员会在 1978 年 4 月 18 日发表了伦理研究的经典文件——《贝尔蒙公告》（The Belmont Report）。《贝尔蒙公告》发表之后诞生了知情同意和伦理审查委员会（Institutional Review Board，IRB）。这一事件说明，在临床试验过程中，无论是观察性研究还是前瞻性研究，研究人员必须要对疾病进行必要的干预。

（四）"反应停"事件与《基福弗 - 哈瑞森修正案》

"反应停"学名沙利度胺（thalidomide），由西德格兰泰药厂（Chemie Grunenthal）研制，用于治疗妊娠期间的呕吐反应。1957 年，"反应停"仅以几份实验室报告和证词即得到德国、英国等国家的上市批准，并迅速延伸到 20 多个国家的市场。1957 年第一个因为"反应停"而发生"海豹肢"的婴儿在西德出生，随后原本少见的"海豹肢"在西德出现的概率提高了 200 倍。西德伦兹博士对这一现象进行了调查，并于 1961 年发表论文，得出"畸形的原因是反应停"的结论。1961 年 2 月，FDA 负责审查药物的医生 Frances Oldham Kelsey 对"反应停"的安全性表示怀疑，并拒绝批准该药在美国上市。1961 年 12 月，澳大利亚产科医生威廉·麦克布里德在英国《柳叶刀》杂志上发表文章，指出"反应停"可致婴儿畸形。同时，"海豹肢"畸形波及世界各地，受害人数超过 15 000 人。"反应停"事件被公认为史上最大的药害事件，被美国科学杂志《月球》列为 20 世纪十大科学错误之一。

"反应停"事件是世界范围药品安全监管史上的分水岭和转折点。该事件反映出当时对临床研究包括临床前研究科学认知的局限性，引起了全世界范围从事临床研究的学者们高度重视。世界各国政府充分认识到，应通过立法来要求药物上市前需经过临床试验来评价安全性和有效性，以及赋予药品监督管理部门审批新药的权力和行使强制性监督检查的职能。1962 年 10 月 10 日，美国国会通过了《基福弗 - 哈瑞森修正案》，规定安全性为药物监督的基本原则，新药上市前必须进行严格的试验，必须向 FDA 提交有效性和安全性数据，上市药物一旦出现问题，必须尽快召回。

（五）《赫尔辛基宣言》的诞生

正是基于塔斯基吉试验和"反应停"事件，保护受试者安全的第一部伦理性文件《赫尔辛基宣言》（Declaration of Helsinki）诞生了。

《赫尔辛基宣言》于1964年在芬兰赫尔辛基第18届世界医学大会上通过。宣言制定了涉及以人体为对象的医学研究的伦理原则，被看作是临床研究伦理道德规范的基石，也是关于人体试验的第二个国际文件，比《纽伦堡公约》更加全面、具体和完善。

宣言规定了六项基本原则：受试者需要在清醒下同意；受试者需要对试验有概括了解；试验目的是为将来寻求方法；测试前须先有实验室实验或以动物做实验；由于是为将来寻求方法，若试验使人体身心受损，须立即停止试验；要先拟好测试失败的补偿措施，才可在合法机关的监督下，由符合条件的受试者进行试验。

随着临床试验的全球化，《赫尔辛基宣言》扮演着越来越重要的角色，它可以有效地保护受试者的生命和健康，维护受试者的隐私和尊严。除此之外，《赫尔辛基宣言》还开创了一些先河，如经独立伦理委员会（ICE）批准后研究方案才能进行、受试者的知情同意以书面的形式报告等。

（六）《药物临床试验质量管理规范》的产生

1981年，美国FDA在《食品、药品和化妆品法》中明确了申办者和研究者职责、受试者权益保护、试验方案需经伦理委员会批准等，所有这些均构成了《药物临床试验质量管理规范》（GCP）的核心内容。1989年北欧颁发了第一个国际区域性的GCP。同年，日本和加拿大分别颁布了本国的GCP。1990年，由欧盟、美国和日本三方的药品注册部门和生产部门组成的国际人用药品注册技术协调会（ICH）成立，世界卫生组织、欧洲自由贸易区和加拿大卫生保健局作为观察员。此前，由于各个国家或地区颁布的GCP仅适用于本国家或地区，在具体操作细节上存在较大差异。因此，ICH成立后，致力于国际一体化标准，经过一系列的会议，来协商制定在全球范围内都能够接受的GCP。最终在1996年5月，颁布了ICH-GCP R1版，并在随后的20年里，逐渐形成国际认可的临床试验统一标准。2016年11月，ICH-GCP进行了修订，也就是R2版本。

四、我国临床试验的发展

中国药物临床试验的发展是与临床药理学的发展并行、完善的，具体可以追溯到20世纪80年代。1980年国内第一个临床药理研究所在北京医学院（现北京大学医学部）建立，此后在上海、广州、杭州、合肥、武汉、成都相继建立一批临床药理研究所。1983年至1998年，国家在全国研究力量较强、人员素质较高、技术设备较好的临床研究机构，先后分三批组建了多个卫生部临床药理基地。1985年药品审评委员会在北京成立。1999年，国家药品监督管理局（简称国家药监局，NMPA）成立。原卫生部临床药理基地经国家药监局验收后，更名为国家药品临床研究基地。

中国的药物临床研究与国际药物临床试验专业领域的学习和交流始于20世纪90年代。1992年，我国派专门的医药学专家参加了WHO-GCP指南的定稿会议。1994年举办GCP研讨会并酝酿起草中国GCP。1995年成立GCP起草小组，由药学著名专家李家泰、朱俊仁教授等5人组成，起草了我国《药品临床试验管理规范（送审稿）》，标志性地说明我国要引入GCP，指导中国的研究者们进行临床研究。此后，1998年3月2日，《药品临床试验管理规范（试行）》由卫生部颁布实施。1999年9月1日，《药品临床试验管理规范》由国家药品监督管理局正式颁布实施。2003年9月1日，《药品临床试验质量管理规范》由国家食品药品监督管理局颁布实施。此后的长达十余年时间，都没有对2003版GCP进行修订，但2003版GCP对于指导和推动中国新药临床研究的发展和规范、保护受试者权益起了很好的保障作用。

在2003版GCP施行期间国家相继修订并颁发了一系列的法规和指导原则。其中，关于药物临床试验技术指导原则有36个，包括化学药物、中药、天然药物临床试验指导原则、报告撰写，以及疫苗类药物、抗肿瘤药物等药物临床试验指导原则等。自2015年开始，所发布的法规和指导原则涉及的方面更多，并不同程度地参考国际法规，实现了与国际规范的接轨。之后又颁布了《关于开展仿制药治疗和疗效一致性评价的意见》等，这些重要法规文件的颁布对提高我国仿制药的质量和疗效、解决老百姓用药的可及性及提高用药质量起了很好的促进作用，也对我国的药物生产从仿制为主逐渐过渡为以创新为主起到良好的促进作用。之后，国家密集颁布了一系列与药物研究相关的法规，重要的有《中华人民共和国药品管理法》和《中华人民共和国疫苗管理法》，最新版（2020年7月1日施行）的《药物临床试验质量管理规范》为推动我国药物临床试验的发展、保护受试者权益和安全、保证临床试验质量提供了坚实的法律依据。

中国药物临床试验发展至今日，最值得一提的是中国国家食品药品监督管理总局2017年加入ICH成为ICH监管机构成员。2017年蒙特利尔时间6月1日上午9点30分，ICH 2017年第一次会议通过了中国国家食品药品监督管理总局的申请，正式批准成为其成员，充分体现出国际社会对中国政府药品审评审批制度改革的支持和信心。加入ICH意味着中国的药品监管部门、制药行业和研发机构将极大提升国家创新药物审评水平，逐步转化和实施国际最高技术标准和指南，积极参与国际新药审评审批规则制定，推动国际创新药品早日进入中国市场，满足临床用药需求，提升国内制药产业创新能力和国际竞争力。

五、临床试验的分类

临床试验除了指药物的临床试验之外，还有评价医疗器械在人体应用的安全性和有效性的医疗器械临床试验、用于评价体外诊断试剂产品的临床试验及疫苗的临床试验等。这些临床试验所遵循的基本原则和药物临床试验一样，都需要符合GCP及相关的法规，但也因其自身特点而各有特殊性，导致其与药物临床试验有一些差别。

（一）药物临床试验

药物包括化学药物、生物制品、中药、民族药等，药物临床试验的目的是评价新的药物的安全性和有效性，或探索已经上市药物的新的适应症，或者仿制药物的等效性研究等。

（二）医疗器械临床试验

医疗器械临床试验是指在经资质认定的医疗器械临床试验机构中，对拟申请注册的医疗器械在正常使用条件下的安全性和有效性进行确认或者验证的过程。医疗器械临床试验的目的是评价受试产品是否具有预期的安全性和有效性。

（三）体外诊断试剂临床试验

体外诊断试剂临床试验是指在相应的临床环境中，对体外诊断试剂的临床性能进行的系统性研究。临床试验的目的在于证明体外诊断试剂能够满足预期用途要求，并确定产品的适用人群及适应症。临床试验结果为体外诊断试剂安全有效性的确认和风险受益分析提供有效的科学证据。

（四）疫苗临床试验

疫苗也归属于药品，用于预防疾病的发生和发展，但与治疗疾病的其他药品有所不同，有着特殊性，主要表现在：①疫苗用于健康人群，且目标人群多为儿童或婴幼儿，应避免或者减少不良事件的发生；②疫苗多来源于活生物体，其成份复杂，容易发生过敏反应，需建立特定的检测方法测定，以保证疫苗的质量和其批间质量的均一性。对于疫苗临床试验，国家也专门制定了相应的质量管理规范。

六、创新药物临床试验的分期及生物等效性试验

创新药物在完成临床前的研究后，将进行人体的临床试验。通常可以分为Ⅰ、Ⅱ、Ⅲ、Ⅳ期临床试验。此外，对于仿制药物在上市前需要进行生物等效性的研究。

（一）Ⅰ期临床试验

在新药开发过程中，将新药第一次用于人体以研究新药性质的试验称为Ⅰ期临床试验，是初步的临床药理学及人体安全性评价试验。其目的是研究人体对药物的耐受程度，并通过药动学研究，了解药物在人体内的吸收、分布、消除的规律，为制定给药方案提供依据。

Ⅰ期临床试验为新药人体试验的起始期，包括耐受性试验和药动学研究，一般在健康受试

者（抗肿瘤药物通常为肿瘤患者）中进行。人体耐受性试验（clinical tolerance test）是基于详细的动物实验研究结果而设计的，用于观察人体对该药的耐受程度，找出人体对新药的最大耐受剂量（maximum tolerated dose，MTD）及其产生的不良反应，是人体的安全性试验，为确定后期临床试验的用药剂量提供科学依据。人体药动学研究（clinical pharmacokinetics）是通过研究药物在人体内的吸收、分布、代谢及排泄过程的规律，为Ⅱ及Ⅲ期临床试验给药方案的制定提供科学的依据。人体药动学观察的是药物及其代谢物在人体内的含量随时间变化的动态过程，这一过程主要通过数学模型和统计学方法进行定量描述。药动学的基本假设是药物的药效或毒性与其所达到的浓度（如血液中的浓度）有关。Ⅰ期临床试验一般在严格控制的条件下，经过谨慎选择，筛选出少数（20 ~ 30 例）健康志愿者（对抗肿瘤药物通常为肿瘤患者），通常要求志愿者在研究期间住院，全天候密切监护，从小剂量单次开始给药，仔细监测血液中药物的浓度、消除特点和任何有益的作用或不良反应，以评价药物在人体内的药动学和耐受的剂量范围。随着对新药安全性认知的增加，逐渐递增给药剂量，并可以多次给药。

（二）Ⅱ期临床试验

Ⅱ期临床试验为治疗作用初步评价阶段。其目的是通过一系列试验，初步评价药物对目标适应症受试者的治疗作用和安全性，也包括为Ⅲ期临床试验研究设计和给药剂量方案的确定提供依据。本期临床研究试验应用安慰剂或已上市药物作为对照药物，对新药的疗效进行评价。此阶段的研究设计可以根据具体的研究目的，采用多种形式，包括随机盲法对照试验。病例数不少于100 对，其中试验组病例数不少于 100 例，试验组与对照组比例为 1∶1。

由于Ⅱ期临床试验是临床试验的探索阶段，有时一个设计不能够完成需要的探索则设计成两个探索，这样就分为Ⅱa 期和Ⅱb 期。例如，Ⅱa 期对疗效进行探索性试验，Ⅱb 期则确定剂量。在Ⅱa 期先入组少量受试者针对几个不同适应症进行试验，从中选择疗效较好的适应症；Ⅱb 期则是在Ⅱa 期的基础上，有效组扩大样本量，进一步确定剂量和疗效。

（三）Ⅲ期临床试验

Ⅲ期临床试验为治疗作用确证阶段。其目的是通过临床试验进一步验证药物对目标适应症患者的治疗作用和安全性，评价利益与风险的关系，最终为药物注册申请的审查提供充分的依据。

Ⅲ期临床试验是临床研究项目的最繁忙和任务最集中的部分。除了对成年患者研究外，还要特别研究药物对老年患者，有时还要包括对儿童的安全性。试验一般为具有足够样本量的随机、盲法、对照试验，病例数（试验组）300 例，对照组病例数小于或等于试验组，多为 1∶1 或 1∶2。

Ⅲ期临床试验的目标：增加患者接触试验药物的机会，既要增加患者的人数，还要增加患者用药的时间；对不同的患者人群确定理想的用药剂量方案；评价试验药物在治疗目标适应症时的总体疗效和安全性。

（四）Ⅳ期临床试验

Ⅳ期临床试验是新药上市后应用研究阶段。其目的是考察在广泛使用条件下的药物疗效和不良反应，评价在普通人群或者特殊人群中使用的利益与风险关系，以及改进给药剂量等。

在上市前进行的前三期临床试验是对较小范围、经过严格选择和控制的部分患者进行的评价，而上市后，更广泛的患者将接受该药品的治疗，所以上市后很有必要对药品在大样本人群中对其疗效和耐受性进行再评价。在上市后的Ⅳ期临床研究中，通过积累分析更多经该药品治疗的患者的数据，有可能发现在上市前的临床研究中没有被发现的罕见不良反应。这些数据能够让医生更好和更可靠地认识到该药品对“普通人群”的治疗受益 - 风险比。根据研究目的，药品上市后研究可以分为两类。①监管部门要求的研究：用以描述所有依据法规等提出上市后研究的要求，包括必须进行的上市后安全性研究和注册批件中要求完成的研究内容。②研究者或申办者发起的研究：除监管部门要求以外，临床研究者、申办者自行实施的试验。上市后研究通常包括以下内容：合并用药物间的相互作用、长期或大样本安全性、药物经济学、对特殊人群的安全性和有效性，以及进一步支持药物用于许可的适应症的临床终点事件研究等（如死亡率、发病率的研究）。

（五）生物等效性试验

生物等效性试验（bioequivalence study，简称 BE 试验）是药物临床试验的一种，指用生物利用度研究的方法，以药动学参数为指标，比较同一种药物的相同或者不同剂型的制剂，在相同的试验条件下，其活性成份吸收程度和速度有无统计学差异的人体试验。试验对象为健康志愿者，一般要求 18 ~ 24 例。

生物等效性研究是一致性评价和化药仿制药申报注册中的重要一环，该类试验在我国目前大力推进的仿制药一致性评价工作中被大量采用。不同于全新药物的药物临床试验，生物等效性试验主要针对已上市的药品。在生物等效性试验中，研究人员会考察相同试验条件下试验制剂（一般为国产仿制药）和参比制剂（一般为进口原研药）中的活性成份在健康人体中的吸收程度和速度是否存在统计学差异，最终得出某种仿制药是否可以替代原研药，达到一致疗效的结论。

总之，对于药品来说，临床试验的重要性甚至大于临床前的实验研究（临床前研究也很重要，因为它们都是新药开发中不可缺少的环节），因为药品的最基本属性——有效性及安全性最终都是靠临床试验来检验的。据统计，研究一个一类新药从基础研究开始直至获得批准、生产上市，一般需要 10 年以上的时间，每个新药的平均开发费用约为 12 亿美元，而其中，所花的费用及时间 70% 以上是在临床研究，可见临床试验的重要性。

※ 知识链接

0 期临床试验

0 期临床试验是指活性化合物在完成临床前试验后，未正式进入临床试验之前，研制者使用微剂量（microdose）在少量健康受试者或者患者（通常为 6 ~ 15 例）中进行药物试验，以收集必要的有关药物安全及药动学的试验数据，评估研发药物是否具有进一步成为新药或生物制剂的可能性，是从临床前试验过渡到 I 期临床试验的中间环节。0 期临床试验的研究类型主要分为两类：一是药理学相关剂量研究；二是微剂量研究。

进行 0 期临床试验的目的在于通过对化合物或剂型进行研究，获得包含蛋白结合率、酶抑制率的人体药动学数据，以及包含与靶点的结合情况相关的药效学数据，并采用影像学研究手段获得其在人体组织中的分布情况，以便早期从一组候选化合物中确定最有研发价值的先导化合物，从而进行 I 期临床试验及后续的研发。另外，尽早了解先导化合物在人体的代谢特征，对于非临床安全性研究的动物选择、提高动物实验结果的预测价值也非常有意义。

但是在我国，0 期临床试验还面临以下四个方面的挑战。①政策法规层面：国家药品监督管理部门还没出台相关 0 期临床试验的指导原则，目前只能参照 FDA 的技术指导原则开展探索性的工作。②技术层面：由于 0 期临床试验用的是微剂量进行研究，故对设备的灵敏度和精确性都有很高的要求（要求有精确、可复制的分析方法）。③试验设计层面：缺乏先导研究（探索性研究），试验设计经验有限。④试验方法和统计分析层面：由于样本少，对组内变异性和组间变异性有比较高的限制，以及需要有明确、靶向性稳定的药效，因此，对试验方法的确认和结果分析的确认要有很好的认识基础。

第二节 药物的研发和临床试验涉及的部门和人员

一、药物的研发过程

医药制造业分为化学药品、中药、生物制品三个行业，药品研发是提高行业竞争力、满足公众临床需要的重要条件。尽管我国研发投入水平低于国际水平，但整体的研发投入呈上升趋势，而且，我国不断更新改革药品的制度规范，推动医药行业结构调整和转型升级，实现上市产品有效性、安全性、质量可控性达到或接近国际水平，以更好地满足公众用药需求。

2015 年颁布的《关于改革药品医疗器械审评审批制度的意见》中，将药品分为新药和仿制药；将新药由现行的“未曾在中国境内上市销售的药品”调整为“未在中国境内外上市销售的药品”；根据物质基础的原创性和新颖性，将新药分为创新药和改良型新药；将仿制药由现行的

“仿已有国家标准的药品”调整为“仿与原研药品质量和疗效一致的药品”。根据上述原则，调整了药品注册分类。2020 年国家市场监督管理总局颁布了新版《药品注册管理办法》，国家药品监督管理局相继组织制定了生物制品、化学药品、中药的药品注册分类及申报资料要求。

（一）药物研发

1. 新药研发 新药研发就是发现新化合物并推进至成功上市的过程。一般创新药的研发流程可分为药物发现、药物临床前研究、药物临床研究（图 1-2）。

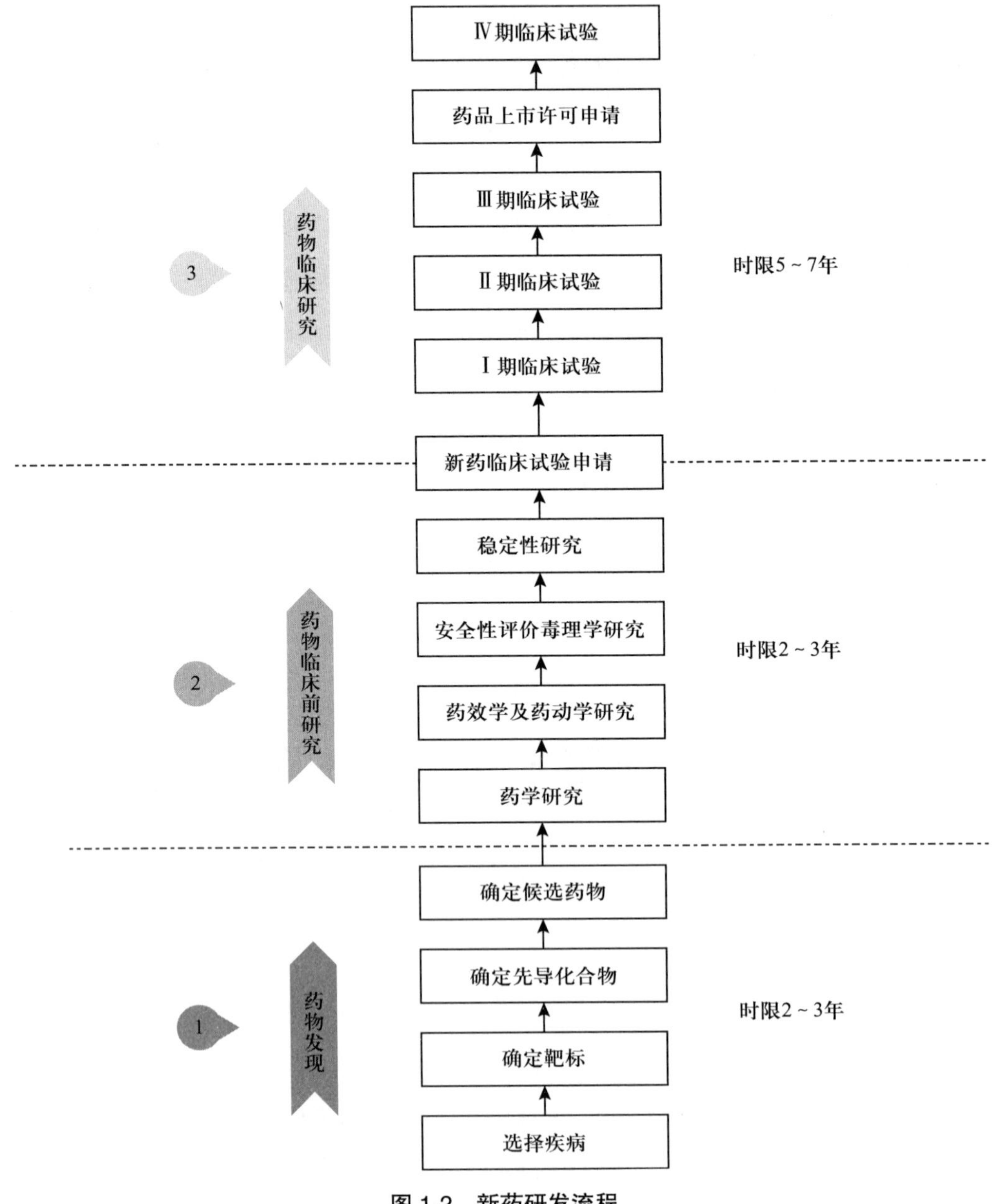

图 1-2　新药研发流程

（1）药物发现 药物发现过程是药物研发的第一步，为下阶段研究提供物质基础。该过程一般需 2 ～ 3 年。

1）确定靶标：根据医疗卫生事业发展的需求和医药研究水平，在了解国内外医药研究动态和发展趋势的基础上，确定治疗的疾病和作用的环节和靶标。确定靶标是创新药的出发点也是后续制订新药研究计划和实验计划的依据。药物的靶标包括酶、受体、离子通道等。

2）确定先导化合物：先导化合物也称新化学实体，是指通过各种途径和方法得到的具有某种生物活性或药理活性的化合物。靶标选定以后建立生物学模型，以筛选和评价化合物的活性。

3）确定候选药物：候选药物是指拟进行系统的临床前试验并进入临床研究的活性化合物。先导化合物一般不能直接成为药物，有必要对先导化合物进行优化，优化后再进行体内外活性评价，循环反馈，最终获得优良的化合物——候选药物。

（2）药物临床前研究　药物临床前研究是由制药公司进行的实验室和动物研究，用以观察化合物针对目标疾病的生物学活性，同时对化合物的安全性进行评估，以确定候选药物的安全性和生物活性，为后续临床试验奠定基础。研究内容包括但不限于以下方面。①药学研究：包括新药的理化性质研究、新药的工艺流程研究和化学原料研究等。②药效学及药动学研究：药动学研究主要是指对药品的吸收、在体内器官的分布、代谢及排泄情况等方面的研究。③安全性评价毒理学研究：包括全身性用药的毒性试验、局部用药的毒性试验、特殊毒理研究等。④稳定性研究：主要包括化学稳定性、物理稳定性等。中药制剂还包括对原药材的来源、加工及炮制等的研究。生物制品则包括对菌种、细胞株、遗传稳定性及免疫学等的研究。药物临床前试验的安全性评价研究应当在经过药物非临床研究质量管理规范认证的机构开展，并执行《药物非临床研究质量管理规范》。这些试验一般用时 2 ~ 3 年。

临床前研究完成后，申请人可以向国家药品监督管理部门提出新药临床试验申请，得到批准后，可以开展药物临床试验。

（3）药物临床研究　药物临床研究又称药物临床试验，是指以人体（患者或健康受试者）为对象的试验，意在发现或验证某种试验药物的临床医学、药理学及其他药效学作用、不良反应，或者试验药物的吸收、分布、代谢和排泄，以确定药物的疗效与安全性的系统性试验。药物临床试验分为Ⅰ期临床试验、Ⅱ期临床试验、Ⅲ期临床试验、Ⅳ期临床试验及生物等效性试验。根据药物特点和研究目的，研究内容包括临床药理学研究、探索性临床试验、确证性临床试验和上市后研究。

申请人在完成支持药品上市注册的药学、药理毒理学和药物临床试验等研究，确定质量标准，完成商业规模生产工艺验证，并做好接受药品注册核查检验的准备后，提出药品上市许可申请。申请受理后，经过药品注册核查和药品注册检验，符合条件的，颁发药品注册证书。

药物上市后研究又称药品上市后监测或者“Ⅳ期临床试验”，其目的是考察在广泛使用条件下的药物的疗效和不良反应、评价在普通或者特殊人群中使用的利益与风险关系，以及改进给药剂量等。

新药研发是一个长期的、艰难的和昂贵的过程。但新药研发不仅是一个高投入、高风险的过程，同时也是一个伴随高回报的过程，一旦药物成功上市，回报同样惊人。新药能成功上市，不仅对制药企业有巨大益处，对于国家和人民的医疗卫生事业也有重大的贡献。药物研发根据具体研发的药物注册种类不同，过程有所区别。当然，随着时代进步和技术的不断突破，新药研发也在不断从以“发现”为主的研发向“设计”为主的新型研发思路转变。另外，全球新药研发呈现一些新的趋势：注重药物的源头创新；注重多个学科之间的交叉；注重研究成果的转化；注重药物的重新评价等。

2. 仿制药物研发 创新药物在专利保护期内，价格昂贵，而仿制药物研发的目的是做到规模化生产，强调本地化，以实现“替代性”，达到降低医疗支出、提高药品可及性、提升医疗服务水平等重要经济和社会效益。仿制药物研发要求是做到“同”，方法为对比研究。仿制药物研发过程是经过产品信息调研，前期准备，处方工艺研究，质量研究，稳定性研究，药理毒理研究，申报资料撰写、整理，申报现场检查，临床研究等步骤，满足申报条件并获得国家批准文号后上市。从立项到申报，一般耗时 10 ~ 12 个月（表 1-1）。

在药品研制和注册过程中，药品监督管理部门及其专业技术机构给予必要的技术指导、沟通交流、优先配置资源、缩短审评时限等政策和技术支持。在药品研制和注册过程中的各个关键阶段，申报人都可以与药品监督管理部门和审评机构沟通交流，面对面地探讨解决注册申报过程中可能出现的问题和困难。国家既支持了药品研制和注册过程的顺利进行，又加强了药品研制各阶段的全面监管，保证药品的安全、有效和质量可控。

表 1-1 仿制药物研发的主要步骤

序号	项目名称	序号	项目名称
1	产品信息调研	6	药理毒理研究
2	前期准备	7	申报资料撰写、整理
3	处方工艺研究	8	申报现场检查
4	质量研究	9	临床研究
5	稳定性研究	10	申报生产
从立项到申报，一般耗时 10 ~ 12 个月			

二、注册药物分类

药品注册按照化学药品、中药和生物制品等进行分类注册管理。

（一）化学药品注册分类

根据《化学药品注册分类及申报资料要求》，将化学药品注册按照创新药、改良型新药、仿制药等进行分类。具体化学药品注册分类如下。

1类：境内外均未上市的创新药，指含有新的结构明确的、具有药理作用的化合物，且具有临床价值的药品。

2类：境内外均未上市的改良型新药，指在已知活性成份的基础上，对其结构、剂型、处方工艺、给药途径、适应症等进行优化，且具有明显临床优势的药品。

2.1 含有用拆分或者合成等方法制得的已知活性成份的光学异构体，或者对已知活性成份成酯，或者对已知活性成份成盐（包括含有氢键或配位键的盐），或者改变已知盐类活性成份的酸根、碱基或金属元素，或者形成其他非共价键衍生物（如络合物、螯合物或包合物），且具有明显临床优势的药品。

2.2 含有已知活性成份的新剂型（包括新的给药系统）、新处方工艺、新给药途径，且具有明显临床优势的药品。

2.3 含有已知活性成份的新复方制剂，且具有明显临床优势。

2.4 含有已知活性成份的新适应症的药品。

3类：境内申请人仿制境外上市但境内未上市原研药品的药品。该类药品应与参比制剂的质量和疗效一致。

4类：境内申请人仿制已在境内上市原研药品的药品。该类药品应与参比制剂的质量和疗效一致。

5类：境外上市的药品申请在境内上市。

5.1 境外上市的原研药品和改良型药品申请在境内上市。改良型药品应具有明显临床优势。

5.2 境外上市的仿制药申请在境内上市。

（二）中药注册分类

根据《中药注册分类及申报资料要求》，中药注册按照中药创新药、中药改良型新药、古代经典名方中药复方制剂、同名同方药等进行分类。具体中药药品注册分类如下。

1类：中药创新药，指处方未在国家药品标准、药品注册标准及国家中医药主管部门发布的《古代经典名方目录》中收载，具有临床价值，且未在境外上市的中药新处方制剂。一般包含以下情形：

1.1 中药复方制剂，系指由多味饮片、提取物等在中医药理论指导下组方而成的制剂。

1.2 从单一植物、动物、矿物等物质中提取得到的提取物及其制剂。

1.3 新药材及其制剂，即未被国家药品标准、药品注册标准以及省、自治区、直辖市药材标准收载的药材及其制剂，以及具有上述标准药材的原动、植物新的药用部位及其制剂。

2类：中药改良型新药，指改变已上市中药的给药途径、剂型，且具有临床应用优势和特点，或增加功能主治等的制剂。一般包含以下情形：

2.1 改变已上市中药给药途径的制剂，即不同给药途径或不同吸收部位之间相互改变的制剂。

2.2 改变已上市中药剂型的制剂，即在给药途径不变的情况下改变剂型的制剂。

2.3 中药增加功能主治。

2.4 已上市中药生产工艺或辅料等改变引起药用物质基础或药物吸收、利用明显改变的。

3 类：古代经典名方中药复方制剂。古代经典名方是指符合《中华人民共和国中医药法》规定的，至今仍广泛应用、疗效确切、具有明显特色与优势的古代中医典籍所记载的方剂。古代经典名方中药复方制剂是指来源于古代经典名方的中药复方制剂。包含以下情形：

3.1 按古代经典名方目录管理的中药复方制剂。

3.2 其他来源于古代经典名方的中药复方制剂，包括未按古代经典名方目录管理的古代经典名方中药复方制剂和基于古代经典名方加减化裁的中药复方制剂。

4 类：同名同方药，指通用名称、处方、剂型、功能主治、用法及日用饮片量与已上市中药相同，且在安全性、有效性、质量可控性方面不低于该已上市中药的制剂。

天然药物是指在现代医药理论指导下使用的天然药用物质及其制剂。天然药物参照中药注册分类。

其他情形，主要指境外已上市境内未上市的中药、天然药物制剂。

（三）生物制品注册分类

在《生物制品注册分类及申报资料要求》中，将生物制品分为预防用生物制品、治疗用生物制品和按生物制品管理的体外试剂。生物制品注册按照生物制品创新药、生物制品改良型新药、已上市生物制品（含生物类似药）等进行分类。预防用生物制品注册分类如下。

1 类：创新型疫苗，指境内外均未上市的疫苗。

1.1 无有效预防手段疾病的疫苗。

1.2 在已上市疫苗基础上开发的新抗原形式，如新基因重组疫苗、新核酸疫苗、已上市多糖疫苗基础上制备的新的结合疫苗等。

1.3 含新佐剂或新佐剂系统的疫苗。

1.4 含新抗原或新抗原形式的多联 / 多价疫苗。

2 类：改良型疫苗，指对境内或境外已上市疫苗产品进行改良，使新产品的安全性、有效性、质量可控性有改进，且具有明显优势的疫苗，包括以下几种。

2.1 在境内或境外已上市产品基础上改变抗原谱或型别，且具有明显临床优势的疫苗。

2.2 具有重大技术改进的疫苗，包括对疫苗菌毒种 / 细胞基质 / 生产工艺 / 剂型等的改进（如更换为其他表达体系或细胞基质的疫苗；更换菌毒株或对已上市菌毒株进行改造；对已上市细胞基质或目的基因进行改造；非纯化疫苗改进为纯化疫苗；全细胞疫苗改进为组分疫苗等）。

2.3 已有同类产品上市的疫苗组成的新的多联 / 多价疫苗。

2.4 改变给药途径，且具有明显临床优势的疫苗。

2.5 改变免疫剂量或免疫程序，且新免疫剂量或免疫程序具有明显临床优势的疫苗。

2.6 改变适用人群的疫苗。

3 类：境内或境外已上市的疫苗。

3.1 境外生产的境外已上市、境内未上市的疫苗申报上市。

3.2 境外已上市、境内未上市的疫苗申报在境内生产上市。

3.3 境内已上市疫苗。

中药、化学药品和生物制品等药品的细化分类和相应的申报资料要求，由国家药品监督管理局根据注册药品的产品特性、创新程度和审评管理需要组织制定，并向社会公布。境外生产药品的注册申请，按照药品的细化分类和相应的申报资料要求执行。

药物研发的每个步骤都很重要，药物临床试验是药物研发的最后阶段。药物临床试验分为注册和非注册类别，区别是药物是否已经上市，是否以注册为目的。不管是注册还是非注册临床试验，都需要遵循《药物临床试验质量管理规范》。而《药品注册管理办法》中的药物临床试验是指以药品上市注册为目的，也是本书所重点叙述的药物临床试验。

三、药物临床试验过程中涉及的部门及人员

在药物临床试验开展实施过程中，各级药品监督管理部门和卫生行政部门，以及参与药品临床试验的医疗机构、研制单位和合同研究组织等各自执行监督检查和执行实施等相关工作。

（一）监督管理部门

我国国家药品监督管理局主管全国药品注册管理工作，负责建立药品注册管理工作体系和制度，制定药品注册管理规范，依法组织药品注册审评审批及相关的监督管理工作。国家药品监督管理局的直属单位很多，其中与药品注册和临床试验相关的直属单位及其职责如下（图 1-3）。

国家药品监督管理局药品审评中心（以下简称药品审评中心）负责药物临床试验申请、药品上市许可申请、补充申请和境外生产药品再注册申请等的审评。中国食品药品检定研究院（以下简称中检院）、国家药典委员会（以下简称药典委）、国家药品监督管理局食品药品审核查验中心（以下简称药品核查中心）、国家药品监督管理局药品评价中心（以下简称药品评价中心）、国家药品监督管理局行政事项受理服务和投诉举报中心、国家药品监督管理局信息中心（以下简称信息中心）等药品专业技术机构，承担依法实施药品注册管理所需的药品注册检验、通用名称核准、核查、监测与评价、制证送达及相应的信息化建设与管理等相关工作。

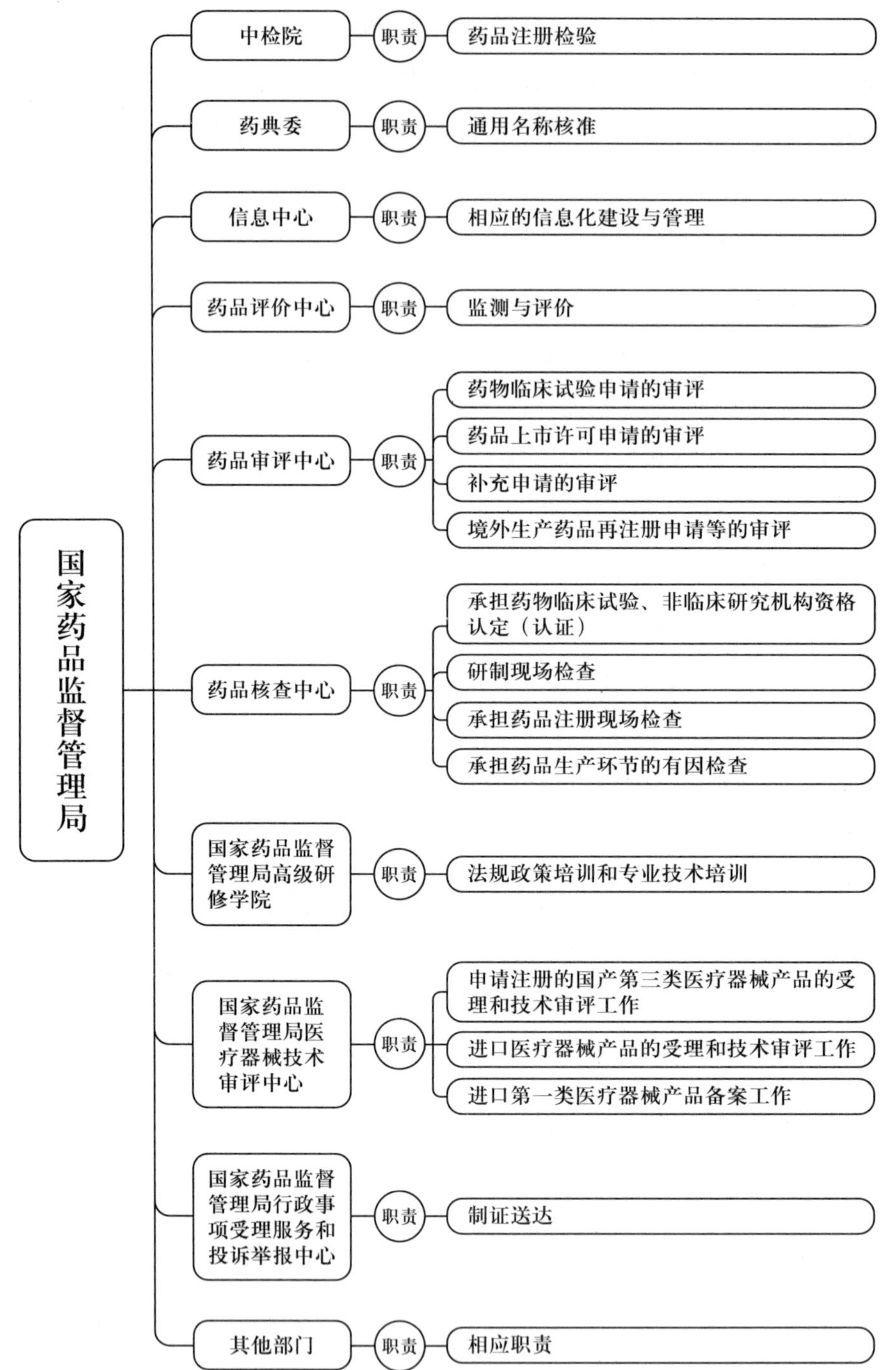

图 1-3　国家药品监督管理局与药品注册和临床试验相关直属单位及其职责

1. 国家药品监督管理局

（1）国家药品监督管理局简介： 国家药品监督管理局主管全国药品注册管理工作，负责建立药品注册管理工作体系和制度，制定药品注册管理规范，依法组织药品注册审评审批及相关的监督管理工作。

（2）主要职责

1）负责药品（含中药、民族药，下同）、医疗器械和化妆品安全监督管理。拟订监督管理政策规划，组织起草法律法规草案，拟订部门规章，并监督实施。研究拟订鼓励药品、医疗器械和化妆品新技术新产品的管理与服务政策。

2）负责药品、医疗器械和化妆品标准管理。组织制定、公布国家药典等药品、医疗器械标准，组织拟订化妆品标准，组织制定分类管理制度，并监督实施。参与制定国家基本药物目录，配合实施国家基本药物制度。

3）负责药品、医疗器械和化妆品注册管理。制定注册管理制度，严格上市审评审批，完善审评审批服务便利化措施，并组织实施。

4）负责药品、医疗器械和化妆品质量管理。制定研制质量管理规范并监督实施。制定生产质量管理规范并依职责监督实施。制定经营、使用质量管理规范并指导实施。

5）负责药品、医疗器械和化妆品上市后风险管理。组织开展药品不良反应、医疗器械不良事件和化妆品不良反应的监测、评价和处置工作。依法承担药品、医疗器械和化妆品安全应急管理工作。

6）负责执业药师资格准入管理。制定执业药师资格准入制度，指导监督执业药师注册工作。

7）负责组织指导药品、医疗器械和化妆品监督检查。制定检查制度，依法查处药品、医疗器械和化妆品注册环节的违法行为，依职责组织指导查处生产环节的违法行为。

8）负责药品、医疗器械和化妆品监督管理领域对外交流与合作，参与相关国际监管规则和标准的制定。

9）负责指导省、自治区、直辖市药品监督管理部门工作。

10）完成党中央、国务院交办的其他任务。

2. 国家药品监督管理局药品审评中心（简称药品审评中心）

（1）药品审评中心简介：药品审评中心是国家药品监督管理局的直属单位，主要负责药物临床试验申请、药品上市许可申请、补充申请和境外生产药品再注册申请等的审评。

（2）主要职责

1）负责药物临床试验、药品上市许可申请的受理和技术审评。

2）负责仿制药质量和疗效一致性评价的技术审评。

3）承担再生医学与组织工程等新兴医疗产品涉及药品的技术审评。

4）参与拟订药品注册管理相关法律法规和规范性文件，组织拟订药品审评规范和技术指导原则并组织实施。

5）协调药品审评相关检查、检验等工作。

6）开展药品审评相关理论、技术、发展趋势及法律问题研究。

7）组织开展相关业务咨询服务及学术交流，开展药品审评相关的国际（地区）交流与合作。

8）承担国家局国际人用药品注册技术协调会（ICH）相关技术工作。

9）承办国家局交办的其他事项。

3. 国家药品监督管理局食品药品审核查验中心（简称药品核查中心）

（1）药品核查中心简介：药品核查中心制定公布药品注册核查实施的原则、程序、时限和要求。药品核查中心在药品审评中心决定启动药品注册研制现场核查后，在审评期间组织实施核查，同时告知申请人，并应当在规定时限内完成现场核查，将核查情况、核查结论等相关材料反馈药品审评中心进行综合审评。

（2）主要职责

1）组织制定修订药品、医疗器械、化妆品检查制度规范和技术文件。

2）承担药物临床试验、非临床研究机构资格认定（认证）和研制现场检查。承担药品注册现场检查。承担药品生产环节的有因检查。承担药品境外检查。

3）承担医疗器械临床试验监督抽查和生产环节的有因检查。承担医疗器械境外检查。

4）承担化妆品研制、生产环节的有因检查。承担化妆品境外检查。

5）承担国家级检查员考核、使用等管理工作。

6）开展检查理论、技术和发展趋势研究、学术交流及技术咨询。

7）承担药品、医疗器械、化妆品检查的国际（地区）交流与合作。

8）承担市场监管总局委托的食品检查工作。

9）承办国家局交办的其他事项。

4. 国家药品监督管理局医疗器械技术审评中心（以下简称国家局器械审评中心）

（1）国家局器械审评中心简介：为了保证医疗器械的安全、有效，保障人体健康和生命安全，促进医疗器械产业发展，国家药品监督管理局设立国家局器械审评中心，来负责需进行临床试验审批的医疗器械临床试验申请，以及境内第三类和进口第二类、第三类医疗器械产品注册申请、变更注册申请、延续注册申请等的技术审评工作。

（2）主要职责

1）负责申请注册的国产第三类医疗器械产品和进口医疗器械产品的受理和技术审评工作；负责进口第一类医疗器械产品备案工作。

2）参与拟订医疗器械注册管理相关法律法规和规范性文件。组织拟订相关医疗器械技术审评规范和技术指导原则并组织实施。

3）承担再生医学与组织工程等新兴医疗产品涉及医疗器械的技术审评。

4）协调医疗器械审评相关检查工作。

5）开展医疗器械审评相关理论、技术、发展趋势及法律问题研究。

6）负责对地方医疗器械技术审评工作进行业务指导和技术支持。

7）组织开展相关业务咨询及学术交流，开展医疗器械审评相关的国际（地区）交流与合作。

8）承办国家局交办的其他事项。

5. 省、自治区、直辖市药品监督管理部门

（1）部门简介： 省、自治区、直辖市药品监督管理部门设置或者指定的药品专业技术机构，承担依法实施药品监督管理所需的审评、检验、核查、监测与评价等工作。省级药品监督管理部门、省级卫生健康主管部门根据药物临床试验机构自我评估情况、开展药物临床试验情况、既往监督检查情况等，依据职责组织对本行政区域内药物临床试验机构开展日常监督检查。对药物临床试验机构监督检查结果及处理情况，应当及时录入备案平台并向社会公布。

（2）主要职责

1）境内生产药品再注册申请的受理、审查和审批。

2）药品上市后变更的备案、报告事项管理。

3）组织对药物非临床安全性评价研究机构、药物临床试验机构的日常监管及违法行为的查处。

4）参与国家药品监督管理局组织的药品注册核查、检验等工作。

5）国家药品监督管理局委托实施的药品注册相关事项。

（二）临床试验相关组织

1. 申办者　申请人获准开展药物临床试验的为药物临床试验申办者（以下简称申办者）。申办者指负责临床试验的发起、管理和提供临床试验经费的个人、组织或者机构。申办者可以将其临床试验的部分或者全部工作和任务委托给合同研究组织，但申办者仍然是临床试验数据质量和可靠性的最终责任人。申办者具有以下职责。

（1）申办者应当把保护受试者的权益和安全以及临床试验结果的真实、可靠作为临床试验的基本考虑。

（2）申办者应当采取适当方式保证可以给予受试者和研究者补偿或者赔偿。

（3）申办者应当建立临床试验的质量管理体系。

（4）申办者可以建立独立的数据监查委员会。

（5）申办者委派的监查员对临床试验实施监查。

（6）申办者负责选择研究者和临床试验机构。

（7）临床试验开始前，申办者应获得临床试验的许可或者完成备案。

（8）申办者负责向研究者和临床试验机构提供试验用药品，并负责药物试验期间试验用药品的安全性评估。

2. 合同研究组织（contract research organization，CRO） CRO 指通过签订合同授权，执行申办者或者研究者在临床试验中的某些职责和任务的单位。主要通过合同形式向生产企业提供新药 / 新医疗器械临床研究服务的专业公司。CRO 可在短时间内组织起一个具有高度专业化的和具有丰富临床经验的临床研究队伍，加速产品的上市周期并能降低整个企业的管理费用。

CRO接受申办者委托的临床试验的部分或者全部工作和任务，并对其工作内容实施质量保证和质量控制，同时接受申办者的监督，但申办者仍然是临床试验数据质量和可靠性的最终责任人。GCP中对申办者的要求同时适用于合同研究组织。

3. 现场管理组织（site management organization，SMO） SMO是协助临床试验机构进行临床试验具体操作的现场管理组织。与CRO代表申办者行使临床试验中部分申办者工作职责不同，SMO主要是代表研究者行使部分研究者工作职责的商业组织。SMO的主要业务是通过派遣临床研究协调员协助研究者执行临床试验中非医学判断性质的具体事务性工作，以确保临床研究过程符合GCP和研究方案的规定。

4. 伦理委员会 伦理委员会指由医学、药学及其他背景人员组成的委员会，其职责是通过独立地审查、同意、跟踪审查试验方案及相关文件、获得和记录受试者知情同意所用的方法和材料等，确保受试者的权益、安全受到保护，应当特别关注弱势受试者。

临床试验在开展之前，临床试验方案需要获得相应的伦理委员会的批准后才能执行。伦理委员会对药物临床试验项目的科学性、伦理合理性进行审查，旨在保证受试者尊严、安全和权益，促进药物临床试验科学、健康地发展，增强公众对药物临床试验的信任和支持。

5. 药物临床试验机构 药物临床试验机构是指具备相应条件，按照《药物临床试验质量管理规范》和药物临床试验相关技术指导原则等要求，开展药物临床试验的机构。药物临床试验机构是药物临床试验中受试者权益保护的责任主体，应具有医疗机构执业许可证，具有二级甲等以上资质，试验场地应当符合所在区域卫生健康主管部门对院区（场地）管理规定，并具有满足试验条件的设备、人员，相适应的诊疗技术能力和床位，以及合适的体系文件等条件。

根据GCP要求，药物临床试验机构应当设立相应的内部管理部门，承担临床试验的管理工作。药物临床试验机构办公室是在临床试验机构内部设立的、负责临床试验机构的临床试验管理工作的部门，组织、协调及监督全院药物及医疗器械的临床试验。

药物临床试验机构开展Ⅰ～Ⅳ期的药物临床试验时会在Ⅰ期临床试验研究室和临床专业组实施。

（1）Ⅰ期临床试验研究室：Ⅰ期临床试验研究室是指在药物临床试验机构中开展健康受试者的Ⅰ期药物临床试验、生物等效性试验的研究室。Ⅰ期临床试验研究室应该具备相应的开展条件，如要有符合要求的场地设备和床位数量，配备专职的医护人员，具有全套监护和抢救设备，符合GCP和《药物Ⅰ期临床试验管理指导原则（试行）》的要求。Ⅰ期临床试验研究室需要在国家药品监督管理局网站上进行备案，并通过首次监督检查才可以正式承接项目。如果Ⅰ期临床研究室建设生物分析实验室，则该生物分析实验室要有符合要求的检测仪器，配备专业的分析人员对临床生物样本进行检测，按照药物非临床研究质量管理规范（GLP）原则管理，具有独立的质量保障人员。

（2）专业组：专业组是指在药物临床试验机构中开展以患者为受试者的药物临床试验的专业

科室，其应当与医疗机构执业许可的诊疗科目相一致。按照《药物临床试验机构管理规定》，专业组应该具备相应的开展条件，并进行备案。专业组通常是指进行药物Ⅱ期、Ⅲ期、Ⅳ期临床试验的专业科室。

（三）临床试验相关人员

1. 研究者 研究者指实施临床试验并对临床试验质量及受试者权益和安全负责的试验现场的负责人。研究者通常指临床试验的主要研究者，他应当监督药物临床试验实施及各研究人员履行其工作职责的情况，并采取措施实施药物临床试验的质量管理，确保数据的可靠、准确。

研究者亦可包含临床试验实施的各研究人员，一般包括研究医生、研究护士、研究药师等临床研究所需的职能角色。例如，研究医生是临床医生或者授权临床医生，需要承担所有与临床试验有关的医学决策责任；研究护士是临床试验的主要参与者，是对临床试验受试者提供严格遵循试验方案的护理相关工作；研究药师对申办者提供的试验用药品进行管理。

2. 临床研究监查员（clinical research associate，CRA） 监查员是申办者和研究者之间的主要联系人。由申办者或CRO委派的监查员应当受过相应的培训，具备医学、药学等临床试验监查所需的知识，能够有效履行监查职责。监查员的主要职责是监督临床试验的进展，并保证临床试验按照试验方案、标准操作规程和相关法律法规要求实施、记录和报告。监查员在每次监查后，应当及时书面报告申办者。申办者应当对监查报告中的问题审核和跟进，并形成文件保存。

3. 临床研究协调员（clinical research coordinator，CRC） CRC是指经主要研究者授权，在临床试验中协助研究者进行项目管理与协调等非医学判断相关工作的人员，是临床试验的参与者、协调者。CRC作为申办者、研究者、受试者三者的联络中心，在临床试验中扮演着重要的、不可或缺的角色，在保障临床试验受试者安全、保证临床试验的质量和加强临床试验各方的沟通、协调等方面起到关键性的作用。

4. 检查人员 药品注册现场核查分为研制现场核查和生产现场检查；药品注册研制现场核查包括药物临床前研究现场核查、药物临床试验现场核查和申报生产研制现场核查。

本书中提到的检查人员是指进行药物临床试验现场核查的人员。该人员来源于国家药品监督管理局会同国家卫生健康委员会建立的药物临床试验机构国家检查员库。检查人员根据监管和审评需要，依据职责对药物临床试验机构进行监督检查。其主要是对临床试验的有关文件、设施、记录和其他方面进行审核检查。

药品监督管理部门检查人员可以对评估药物临床试验重要的记录和报告进行直接查阅，以核实临床试验的过程和数据。不过直接查阅应当按照相关法律法规，采取合理的措施保护受试者隐私，以及避免泄露申办者的权属信息和其他需要保密的信息。

5. 稽查员 申办者为评估临床试验的实施和对法律法规的依从性，可以在常规监查之外开展稽查。稽查员是由申办者选定并独立于临床试验的人员担任，不能是监查人员兼任。

稽查员对临床试验相关活动和文件进行系统的、独立的检查，以评估临床试验相关活动的实施、试验数据的记录、分析和报告是否符合试验方案、标准操作规程和相关法律法规的要求，并在稽查结束后撰写稽查报告。

6. 受试者 受试者指参加一项临床试验，并作为试验用药品的接受者，包括患者、健康受试者。他们是确定药物的疗效与安全性的研究对象，是临床试验能够进行的重要组成人员。

其中值得特别关注的是弱势受试者，弱势受试者指维护自身意愿和权利的能力不足或者丧失的受试者，其自愿参加临床试验的意愿，有可能被试验的预期获益或者拒绝参加可能被报复而受到不正当影响。弱势受试者包括研究者的学生和下级、申办者的员工、军人、犯人、无药可救疾病的患者、处于危急状况的患者、入住福利院的人、流浪者、未成年人和无能力知情同意的人等。仅当研究是处于弱势人群的健康需求或优先权益，同时又无法在非弱势人群中开展时，涉及这些弱势人群的医学研究才是正当的。此外，弱势群体应当切实受益于该项研究获得的知识、实践或干预措施。

受试者在参加一项临床试验前，可以通过与研究者进行充分知情同意的方式来了解其参加临床试验的权利和义务，并通过签署知情同意书来证明受试者是自愿参加该试验。受试者亦可以无理由退出临床试验。

第三节　临床研究协调员的现状及发展情况

一、临床研究协调员的现状

从 20 世纪 90 年代末开始，在少数临床试验比较活跃的医院开始出现临床研究助理。临床研究助理在当时是临床研究护士（CRN）和 CRC 的混合概念，大多为退休护士，承担 CRC/CRN 的工作，从那时直到 2008 年之前，都可以看作是中国 CRC 行业的萌芽阶段，只有国际多中心临床试验和少部分国内的临床试验聘用 CRC。

2009 年到 2014 年，以人力派遣为主要业务的 SMO 纷纷成立，SMO 的数量及 CRC 的数量以几何速度增长，CRC 人数超过 100 人的 SMO 如雨后竹笋，业界甚至将 2014 年称为“CRC 之年”。2009 年到 2014 年，可以看作是中国 CRC 行业的起步阶段，药物临床试验机构开始重视 CRC 的聘用，关注 CRC 的能力和水平。

2015 年国家药监部门药品审评审批改革以来，中国临床试验质量的重要性被提升到新的高度，研究者也越来越意识到 CRC 的重要性，几乎所有的临床试验均需要配备合格的 CRC。2017 年 10 月，中共中央办公厅和国务院办公厅联合印发了《关于深化审评审批制度改革鼓励药品医疗器械创新的意见》，促进了我国创新药物和医疗器械的研发，临床试验数量逐年增长，2020 年我国创新药注册申请数量大幅增长，1类创新药上市申请相比2019年翻了一番［药品审评中心全年受理1类创新药注册申请共1062件（597个品种），较2019年增长51.71%］。CRC的市场需求量也出现急剧增长，截至目前至少5家SMO中CRC超过2000人，最大体量的SMO，CRC数量已经超过4500人。中国SMO的规模和中国CRC行业的规模有了突飞猛进的发展。

中国的CRC行业经历了数量的快速发展阶段，将要进入质量不断稳步提升的阶段，借鉴日本、美国的发展历程，中国的SMO将出现淘汰出局者、合并发展者、规模中上以质优取胜者等。为顺应中国创新药发展的国家战略，在临床试验机构备案、释放临床资源的大背景下，中国的SMO应该开拓现场管理（site managing）职能，而不仅仅是派遣CRC。我国的大部分成熟的药物临床试验机构都非常需要深入合作的SMO公司帮助他们提高效率、升级流程，与时俱进，从而将自己的精力更多地用于创新药的源头创新和评价能力提升上；同时，在完成备案的1149家机构（截至2021年12月13日）中，很多新的机构需要SMO的合作来完善制度、培养人才，让自己尽快在行业中承担项目，不断成长。

尽管经历了高速发展期，但是由于我国CRC行业起步较晚、入职门槛低、培训不到位、CRC水平和能力参差不齐、国内CRC职业定位不明确和流动性较大等这些实际问题还是存在，影响了国内CRC职业的健康发展。

二、临床研究协调员的发展

在临床研究产业链条上，临床研究执行是最为关键的环节，也是投入最多、周期最长、涉及角色最多最复杂的环节。在这个环节上最基础也是最艰难的工作便是医院现场执行，也就是CRC和研究者及研究团队共同完成的临床试验相关工作，从研究中心启动到患者筛选入组、访视、数据采集、文件管理、药物管理、样本管理等工作。如果能在这些具体工作上踏实锻炼数年时间，CRC往往可获得很好的GCP认知、项目执行操作技能、疾病知识、沟通协调能力，形成严谨细致、吃苦耐劳的作风，这些是这个行业非常需要的特质，所以CRC的发展机会很广，职业规划前景看好。

CRC入职后，即定级为CRC1级。通常工作1年左右，CRC1级有机会晋升到CRC2级，2～3年晋升到高级CRC。高级CRC之后合适的时机下部分人会有机会晋升人员主管或者项目管理人员，这对于职业发展来说是上了一个台阶，在临床研究行业有了更好的拓展机会。再经过3～5年的锻炼，其可承担更大的责任，做出更大的贡献，升级到高级经理甚至总监。总之，在当前蒸蒸日上的行业背景下，CRC在最熟悉的临床执行岗位上的直线晋升机会是非常值得期待的，明显超过其他行业或者医院内部的发展机会。

除了直线晋升，有经验的CRC也可以根据自己的工作经验和优势选择不同的发展方向，如临床监查、药物安全警戒、数据管理、项目管理、人事管理、培训管理、质量管理等。

参考文献

[1] National Institutes of Health, Department of Health and Human Services. Code of Federal Regulations:(45 CFR Part 46) Protection of Human Subjects. [R/OL]. (2005-06-23) [2022-01-14]. https://www.wku.edu/compliance/document/45cfr46.pdf.

[2] Hill A B. The Clinical Trial [J/OL]. Brit Med Bull, 1951, 7 (4): 278-282. DOI: 10.1093/oxfordjournals.bmb.a073919.

[3] Hart P D. Letter to the editor: Randomised controlled clinical trials [J].Br Med J, 1991, 302: 1271-1272.

[4] 国家药品监督管理局，国家卫生健康委员会.国家药监局、国家卫生健康委关于发布药物临床试验质量管理规范的公告(2020年第57号)[EB/OL].(2020-04-23)[2022-01-16].https://www.nmpa.gov.cn/xxgk/fgwj/xzhgfxwj/20200426162401243.html.

[5] 刘雅莉，谢琪，刘保延，等.临床试验百年历程概述[J].中国循证医学杂志，2016，16(11):1241-1249.

[6] The James Lind Library. Lind J (1753) [EB/OL]. (2010-05-26) [2022-01-21]. https://www.jameslindlibrary.org/lind-j-1753/.

[7] The James Lind Library. Haygarth J (1800) [EB/OL]. (2010-05-26) [2022-01-21]. https://www.jameslindlibrary.org/haygarth-j-1800/.

[8] Box J F. R. A. Fisher and the design of experiments, 1922-1926 [J]. Am Stat, 1980, 34 (1): 1-7.

[9] Marshall G, Blacklock J, Cameron C, et al. Streptomycin treatment of pulmonary tuberculosis: a medical research council investigation [J].BMJ, 1948, 2 (4582): 769-782.

[10] 郑航.临床试验简史[M].上海：上海交通大学出版社，2020.

[11] 蔡皓东.1937年磺胺酏剂(含二甘醇)事件及其重演[J].药物不良反应杂志，2006，8(3):217-220.

[12] Akst J. The elixir tragedy, 1937 [J]. The Science, 2013, 27 (6): 80.

[13] 张海峰.论国际人权保护中纽伦堡审判的作用[J].辽宁行政学院学报，2012，14(05):53-57.

[14] 国家市场监督管理总局.药品注册管理办法[EB/OL].(2020-03-30)[2022-02-22].https://www.samr.gov.cn/xxgk/fgwj/bmgzh/20200330180501220.html.

[15] 国家药品监督管理局.化学药物制剂人体生物利用度和生物等效性研究技术指导原则[Z/OL].(2005-03-18)[2022-03-10].https://www.nmpa.gov.cn/wwwroot/gsz05106/08.pdf.

[16] European Medicines Agency. Guideline for good clinical practice E6 (R2) [Z/OL]. (2015) [2022-03-10]. https://www.ema.europa.eu/en/documents/scientific-guideline/ich-guideline-good-clinical-practice-e6r2-step-5_en.pdf.

[17] 陈峰，夏结来.临床试验统计学[M].北京：人民卫生出版社，2018.

[18] 国家市场监督管理总局.医疗器械注册与备案管理办法[EB/OL].(2021-08-26)[2022-03-21].http://www.samr.gov.cn/gongbao/content/2021/content_5654783.htm.

[19] 国家药品监督管理局，国家卫生健康委员会.国家药监局、国家卫生健康委关于发布药物临床试验机构管理规定的公告[EB/OL].(2019-11-29)[2022-03-23].http://www.nmpa.gov.cn/gongbao/content/2020/content_5496785.htm.

[20] 国家食品药品监督管理局.药物临床试验伦理审查工作指导原则[EB/OL].(2010-11-02)[2022-04-06].http://www.cfda.gov.cn/gzdt/2010-11/08/content_1740976.htm.

[21] 中关村玖泰药物临床试验技术创新联盟，中国药物临床试验机构联盟.临床研究协调员(CRC)行业指南(试行)[J].药物评价研究，2015，38(3):233-237.

[22] 卜擎燕，熊宁宁，邹建东，等.临床试验的重要角色：临床研究协调员[J].中国临床药理学与治疗学，2006，11(10):1190-1193.

[23] 国家食品药品监督管理局.关于印发药品注册现场核查管理规定的通知［EB/OL］.（2008-05-23）［2022-04-12］. https://www.nmpa.gov.cn/xxgk/fgwj/gzwj/gzwjyp/20080523120001411.html.

[24] World Medical Association. Declaration of Helsinki［EB/OL］.［2022-04-25］. https://www.wma.net/what-we-do/medical-ethics/declaration-of-helsinki/.

案例　TGN 1412 事件

一、案例概述

2006 年在英国伦敦进行的 TGN 1412 的 I 期临床试验所导致的灾难性意外曾一度是医药行业的热点新闻。TGN 1412 是一种人源化单克隆抗体，由德国 TeGenero 公司研发，拟将其应用于类风湿性关节炎等自身免疫性疾病及白血病的治疗。TGN 1412 的临床试验获得了英国药品和保健产品管理局（Medicines and Healthcare Products Regulatory Agency，MHRA）的批准。

2006 年 3 月 13 日，在伦敦 Northwick Park 医院进行的 TGN 1412 首次应用于人体的双盲、随机、安慰剂对照的 I 期临床试验（8 位健康男性受试者入组，其中 6 人为试验药组，2 人为安慰剂对照组），6 位健康受试者在注射了起始剂量的 TGN 1412 后的 90 分钟左右相继出现了严重的全身炎症反应并伴随头痛、肌痛、恶心、腹泻、低血压等不良反应。在随后的 12 ~ 16 小时内，由于受试者先后出现了多器官功能衰竭和弥散性血管内凝血而全部转入重症监护病房（ICU）接受治疗。在给药后的 24 小时内，受试者又相继出现了意料之外的淋巴细胞和单核细胞耗竭。经抢救，6 名受试者虽无死亡，但是反应最严重的 1 例受试者在 ICU 住院治疗 3 个多月后，因药物不良反应导致脚趾和手指缺血坏死而接受了全部足趾的切除术和 3 个手指的部分切除术，而 2 名安慰剂对照组的受试者则未出现任何不良反应。

这就是药物临床试验的“大象人”事件，也就是 TGN 1412 事件，它是免疫治疗长征的里程碑。

二、案例分析

1. 该药物在啮齿动物、灵长类动物和人类细胞均未出现不良反应，为什么在人体试验中却出现了呢？这几种模型试验的成功，并没能预见 TGN 1412 惨剧的发生，原因可能是科学实验不严谨。事实上，早在 2002 年，小鼠 $CD4^+$ T 细胞离开淋巴组织进入循环会失去这种信号，就已经被其他学者证明，这种信号严格依赖于细胞与细胞的接触。

2. TGN 1412 可能激活了非预想的错误 T 细胞，该效应 T 细胞能够释放多种促炎因子，如细胞因子 γ 干扰素、肿瘤坏死因子和白细胞介素 -2。因为血液中这些物质的含量，均在药物施加后几小时内快速增加。英国负责监管临床试验的机构——MRHA 为此再次受到批评。因为，在早期对猴子进行的药物安全性试验中，给药时间为 1 小时，而 I 期临床试验过程中，志愿者的给药时间仅仅 10 分钟。虽然制药公司在进行此次人体试验时，没有直接提供给药时间，但以 MRHA 的专业能力，根据相关的实验数据是完全可以计算出给药时间的。专家认为，对于 TGN 1412 这种主要结合在 T 细胞表面的 CD28 细胞上的完全人源化的单克隆抗体来说，给药时间如此之短，出现威胁人体生命的后果是可以预见的。

三、问题

1. 在这个事件中出现了哪些失误？涉及哪些部门？

【参考答案】出现的失误主要有：①临床前科学实验不严谨；②监管机构监管不力；③研究设计缺陷、方案不完善。

涉及的部门：临床研究设计人员、试验委托方、临床试验单位、药物监管机构等。

2. 通过这件事，如今“建立可靠的体内动物模型和体外细胞因子释放实验来预测细胞因子释放综合征的发生”成为临床前安全性评价的研究热点。——为什么在试验开展之前要有充分的临床前试验的数据？

【参考答案】药物临床试验是在人体上进行的药理毒理试验，因此进行药物临床试验前必须有充分的科学依据，必须周密考虑试验的目的及要解决的问题，权衡对受试者和公众健康预期的受益和风险，同时，选择临床试验的方法也必须符合科学和伦理要求。

临床前研究可以为临床试验的开展提供充分的证据和数据，如药物剂量水平设置、给药周期拟定、观察指标选取、毒理学研究、终末解剖等方面，同时还能提供受试物的药学、药效学、药动学、血浆稳定性、体外代谢特征、安全性特点等信息，为临床试验设计提供参考依据。

3. 研究人员是否应该严格按照方案执行操作？

【参考答案】临床试验的研究者（主要研究者）应该与申办者、数据统计及分析人员就方案设计进行充分的讨论，方案开展的过程中，严格按照方案及标准操作过程执行操作。

思考题

1. 什么是临床试验？什么是药物临床试验质量管理规范？
2. 临床试验发展过程中重要的相关法规有哪些？
3. 创新药物的临床试验分几期？各期的特点是什么？
4. 新药研发到上市需要经历哪些流程？
5. 化学药品注册分类有哪些？

第二章　临床试验相关法律法规解析

学习目标

1. 掌握2020版《药物临床试验质量管理规范》修订的主要内容；《医疗器械临床试验质量管理规范》的主要内容；伦理审查的主要内容和同意开展临床试验项目的主要标准。

2. 熟悉GCP法规中的各参与方职责要点；对《药物临床试验质量管理规范》和《医疗器械临床试验管理规范》的解读；伦理审查的主要类别及相应的审查流程和要求。

3. 了解临床试验相关法规发布背景；药物与医疗器械临床试验机构备案要求；伦理委员会的组成和职责。

第一节　《药物临床试验质量管理规范》解读

一、《药物临床试验质量管理规范》的发展简史

临床试验是新药研究开发过程中的重要一环，发挥着对新药上市前安全性和有效性评价的关键作用。为了保证临床试验过程规范，结果可靠，同时保障受试者的权益和安全，日本和欧洲许多国家在20世纪80年代中期和后期先后效仿美国，制定并实施了《药物临床试验质量管理规范》(Good Clinical Practice，GCP)；90年代初，欧、美、日本共同成立“国际人用药品注册技术协调会”(ICH)，并发布ICH-GCP以便充分维护药品注册指导原则和要求，并对指导原则和要求的解释及应用提供建议，中国国家药品监管部门于2017年6月加入ICH。

我国的GCP法规可以追溯到1998年卫生部颁布的《药物临床试验管理规范(试行)》，国家药品监督管理局成立后对该规范进行了修订，于1999年9月1日正式颁布实施。2003年9月1日国家食品药品监督管理局颁布实施《药物临床试验质量管理规范》。2016年ICH-GCP发布新版，我国亦于2020年修订了GCP(简称2020-GCP)，并于7月1日正式施行。新版的GCP从原来的13章70条调整为9章83条，包括总则、术语及其定义、伦理委员会、研究者、申办者、试验方案、研究者手册、必备文件管理和附则。

二、《药物临床试验质量管理规范》修订的背景

2003 年国家食品药品监督管理局发布施行《药物临床试验质量管理规范》（简称 2003-GCP），对推动我国临床试验规范研究和提升质量起到积极作用。

随着全球新药创制的不断发展和药品审评审批制度的改革深化，国际组织 ICH 于 2012 年、2016 年先后对相关管理规范进行了更新；我国的药品研发也日新月异高速发展着，逐步更加规范化地走进国际舞台，既往 2003-GCP 中一些规定内容已经不再适用，中国国家药品监管部门 2017 年加入 ICH 后，也有义务落实国际规范，故 2003-GCP 亟待修订。具体而言，药物临床试验领域新概念的产生和新技术的应用，如基于风险的质量管理、电子数据等，有待纳入；近年药物临床试验数据核查中发现比较集中的问题，如申办者、研究者、伦理委员会等各方的责任理解不清晰，试验操作不够规范，对于受试者的权益、安全保障不足等，有必要明确和细化要求；此外，为顺应国际上对于药品监管工作的需要，亦须出台相关法律法规。

新修订的《药物临床试验质量管理规范》于 2020 年 4 月 23 日印发，自 7 月 1 日起施行。

三、《药物临床试验质量管理规范》修订的主要内容

（一）修订概况

药物 GCP 为申请药品注册而进行的药物临床试验相关活动应当遵守的规范。2020 年 7 月 1 日起正式实施的《药物临床试验质量管理规范》（简称 2020-GCP）全文共 9 章 83 条，24 000 余字，包括总则、术语、伦理委员会、研究者、申办者、试验方案、研究者手册、必备文件管理、附则，涵盖了药物临床试验的全过程（图 2-1）。

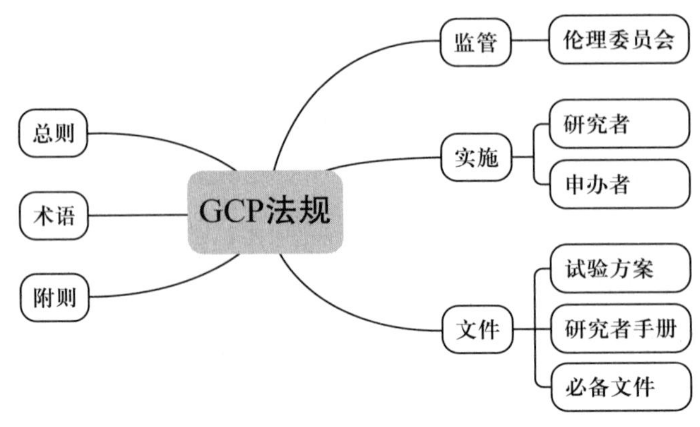

图 2-1　2020-GCP 法规概述

与 2003 版相比较，2020-GCP 的修订保留了总则、研究者、申办者、试验方案、附则 5 个章节；增加了术语及其定义、伦理委员会、研究者手册、必备文件管理 4 个章节；删除了临床试验

前的准备与必要条件、受试者的权益保障、监查员的职责、记录与报告、数据管理与统计分析、试验用药品的管理、质量保证、多中心试验 8 个章节，将其章节涉及内容按照责任主体和试验环节调整到相应的章节；《世界医学大会赫尔辛基宣言》作为总的原则性要求纳入“总则”中，不再附全文；临床试验保存文件则作为指导原则单独另行发布，见《药物临床试验必备文件保存指导原则》（国家药监局 2020 年第 37 号公告）。

新法规在适用范畴上，进行了明确，“本规范适用于为申请药品注册而进行的药物临床试验。药物临床试验的相关活动应当遵守本规范”；在制定目的上，修订为“为保证药物临床试验过程规范，数据和结果的科学、真实、可靠，保护受试者的权益和安全”，新增了“数据”“真实”的描述；在制定依据上，除延续原有的《中华人民共和国药品管理法》及其实施条例外，增加了《中华人民共和国疫苗管理法》，参照国际通行做法，突出以问题为导向，细化明确药物临床试验各方职责要求，与 ICH 技术指导原则基本要求相一致。

（二）修订内容特点

1. 总体特点　2020-GCP 的整体内容上细化明确参与方责任、强化受试者保护、强调建立质量管理体系、优化安全信息报告、规范新技术的应用、参考国际临床监管经验，并体现了卫生健康主管部门医疗管理的要求。

新法规将伦理委员会单独列为一章，载明其组成和运行、伦理审查、程序文件等要求；明确了申办者的主体责任、CRO 的质量实施和控制责任、研究者具有临床试验分工授权及监督职责，以及临床试验机构的管理职责。同时新法规明确“申办者是临床试验数据质量和可靠性的最终责任人”。对于受试者安全和权益的保护，新法规把它分列于各临床试验参与方的责任中，包括要求伦理委员会应当特别关注弱势受试者，申办者制定方案时需明确保护受试者的关键环节和数据，制定相应监查计划，研究者应关注受试者的其他疾病及合并用药等。而质量管理体系的要求，既是对申办者的明确要求，“申办者应当建立临床试验的质量管理体系……基于风险进行质量管理，加强质量保证和质量控制”；也是对于研究者和研究机构的要求，“研究者监管所有研究人员执行试验方案，并采取措施实施临床试验的质量管理……确保源数据真实可靠”。

对于受试者安全性的关注，新版法规在流程上进行了优化，操作性更强，且与国际惯例相接轨，鉴于申办者的主体责任，要求申办者对收集到的各类安全性信息进行分析评估，将可疑且非预期严重不良反应快速报告给所有参加临床试验的相关方。

此外，信息化是时代的发展，也是临床试验的必然趋势，故电子数据管理系统在临床试验中正越来越广泛地应用着。2020-GCP 中强调，“申办者使用的电子数据管理系统，应当通过可靠的系统验证，……保证试验数据的完整、准确、可靠”，并且基于数据的可溯源、及时性等要求，指出“临床试验机构的信息化系统具备建立临床试验电子病历条件时，研究者应首选使用，相应的计算机化系统应当具有完善的权限管理和稽查轨迹”。这些内容参考并借鉴了国外临床监管的经验，符合我国国家卫生健康委员会（简称卫健委）等监管部门的管理要求，并体现了我国加入ICH后的国际化发展趋势和责任。

2. 法规中的各参与方职责要点

（1）伦理委员会（Ethical Committee，EC）：临床试验是多方合作的研究。在各参与方中，伦理委员会是试验开始实施审批的重要监管部门。新法规紧随总则、术语两章，在第三章中，通过第十二至第十五条共计4条进行了相关内容的规定（图2-2）。新版法规对于伦理委员会这一章节，参考了原“受试者权益”的相关内容进行修订，独立成章，参照国际法规体例，强调了伦理委员会的职责和重要性。值得关注的是，新旧两版GCP都强调伦理委员会对受试者的权益保护的审查，新版法规中特别强调“应当特别关注弱势受试者”，在“术语”一章中明确了“弱势受试者”的定义，给出了“公正见证人”的概念，提出伦理委员会需审查受试者是否受到不正当影响，且“伦理委员会应当受理并妥善处理受试者的相关诉求”。

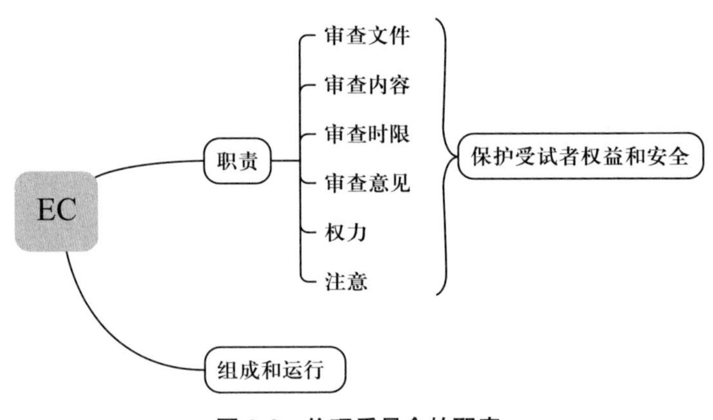

图2-2 伦理委员会的职责

第三章首先对于伦理委员会的职责进行明确，即“保护受试者的权益和安全”，随后通过14项子内容阐述，明确了伦理委员会的职能范畴。2020-GCP要求伦理审查的具体文件类型，包括方案及其修订、知情同意书及其修订，以及受试者招募信息、提供给受试者的其他书面资料、研究者手册、现有的安全性资料、受试者补偿信息文件、研究者资格的证明文件，以及EC履行其职责所需要的其他文件。这些文件都是临床试验立项所必须的文件。需注意的是，方案、知情的历次更新都被要求“审查”，文中列明的其他文件后续更新可以“备案”或“审查”。在审查文件和内容中，2020-GCP中要求伦理委员会特别关注知情同意是监护人代替受试者实施的情况，以及方案中包含紧急情况下受试者或者其监护人无法在试验前签署知情同意书的情况，还提出需要对知情同意书审查时，应审查提供给受试者的其他书面资料需说明给受试者补偿的信息，包括补偿方式、数额和计划。伦理委员会的审查频率应当“根据受试者的风险程度而定，但至少一年审查一次”，伦理委员会有权暂停、终止试验。其次，2020-GCP第十三条规定了EC的组成和运行，需符合卫健委的管理要求，且提出EC的委员“均应当接受伦理审查的培训”，并明确指出“可以根据需要邀请委员以外的相关专家参与审查，但不能参与投票”。最后，第十四、十五两条对于 EC 的文件记录等内容进行了规定，需关注“所有记录应当至少保存至临床试验结束后 5 年”。

（2）研究者：根据 2020-GCP 在第二章“术语”中的定义，“研究者，指实施临床试验并对临床试验质量及受试者权益和安全负责的试验现场的负责人。”该定义与 ICH-GCP 中基本一致，如果一个试验单位是由一组人员实施试验，研究者指这个组的负责人，也称为主要研究者（principle investigator，PI）。故法规中的研究者概念，体现了对主要研究者的责任要求。法规第四章，为研究者专属篇章，通过第十六至第二十八条，共计 13 条 70 多项子条款对研究者和研究机构的资质要求、实施条件、各自责任及临床试验实施过程中的数据要求、文件记录等进行了详细阐述与规定（图 2-3）。值得关注的是，虽然这章标题为“研究者”，但其内容中不仅含有“研究者”人员的职责要求，还有对于“研究中心”，即通常称为 institutional site（简称 Site）的相关规定。中国境内开展药物临床试验的医疗机构需完成国家“药物临床试验机构”备案，方可合法开展试验。研究者亦需在此机构内执业。这是与 ICH-GCP 所不同的，国外有“Site”概念，但无政府统一的管理，临床试验是研究者直接负责制。

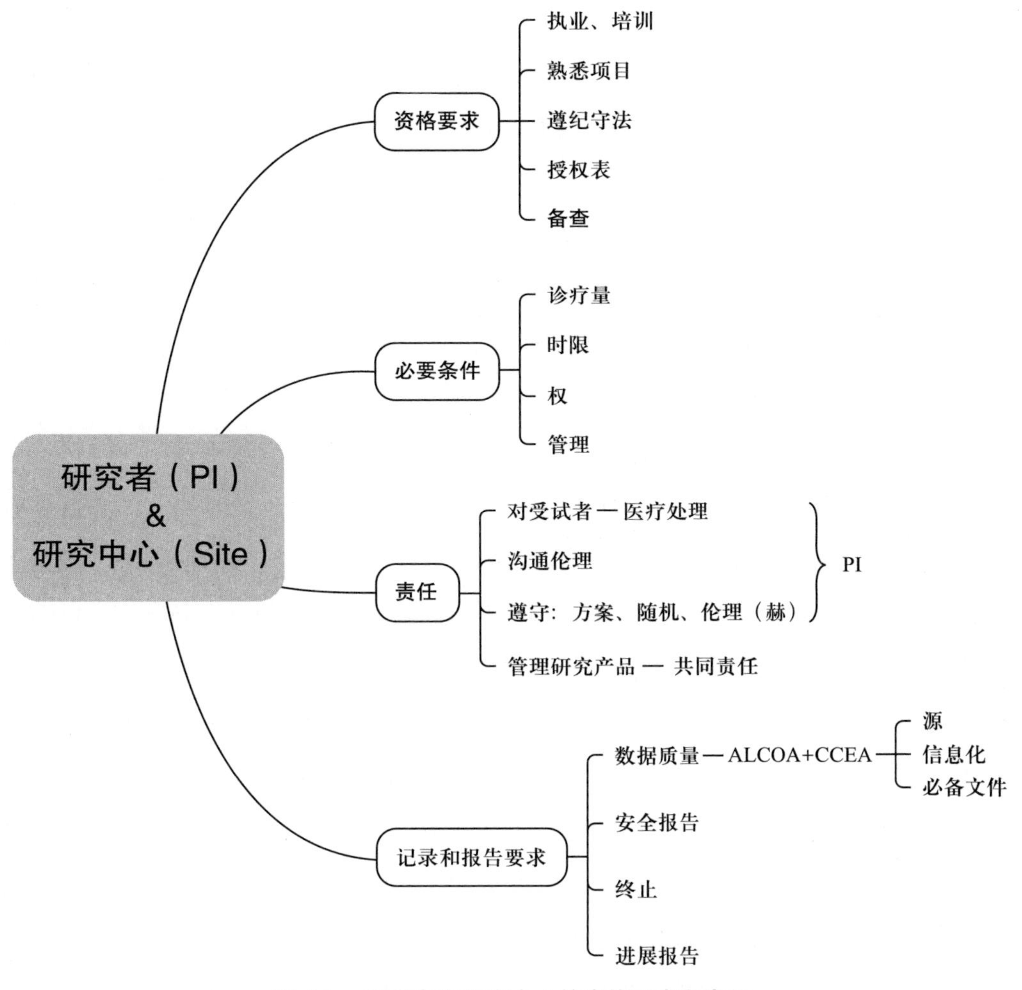

图 2-3 研究者和研究中心的资格要求和责任

在 2020-GCP 中，研究者和研究机构被归为一章，两者紧密联系，资质共生，即第十六条、第十七条所规定的资格要求和必要条件，以及第二十一条中所述的共同的试验用药品的管理责任；但两者作为人和组织，又各自存在不同的职责，如研究者在临床试验中实施知情、诊疗、判断等行为，机构“应当设立相应的内部管理部门，承担临床试验的管理工作”。

在“研究者”章节中，除上述之外，还需要关注以下几方面内容。

1）在权属与项目实施上，“研究者在临床试验期间有权支配参与临床试验的人员，具有使用临床试验所需医疗设施的权限，正确、安全地实施临床试验”；研究者需“确保所有参加临床试验的人员充分了解试验方案及试验用药品，明确各自在试验中的分工和职责，确保临床试验数据的真实、完整和准确”。这些必要条件的规定充分体现了研究者的试验现场负责人身份。

2）在临床试验实施过程中，“未经申办者和伦理委员会的同意，研究者不得修改或者偏离试验方案，但不包括为了及时消除对受试者的紧急危害或者更换监查员、电话号码等仅涉及临床试验管理方面的改动”，即仅涉及管理性质内容的变更并不一定需要伦理审查。“研究者或者其指定的研究人员应当对偏离试验方案予以记录和解释”，即方案偏离（protocol deviation，PD）都要记录、上报和解释。

3）对于知情的实施，遵守《赫尔辛基宣言》是基本的伦理原则，2020-GCP 第二十三条 14 个款项进行了详尽描述，法规载明需对受试者给予“充分的时间和机会了解临床试验的详情”，并在“病史记录中应当记录受试者知情同意的具体时间和人员”。还特别指出，对于儿童受试者，如果已有能力做决定，则“应当以儿童受试者本人的决定为准，除非危及生命……”。

4）对于提供给受试者的资料，法规亦在此章第二十四条中规定了知情同意书及提供给受试者的资料内容，共计 20 项具体内容，涉及试验概况、费用支出、信息保密等。需注意提供给受试者的，不仅仅是知情同意书，还有其他资料，故法规要求的内容也不一定全部都在知情同意书中载明，可以部分列于其他资料中。

5）对于临床试验的数据记录和报告要求，法规明确“研究者应当确保所有临床试验数据是从临床试验的源文件和试验记录中获得的，是准确、完整、可读和及时的”；“源数据应当具有可归因性、易读性、同时性、原始性、准确性、完整性、一致性和持久性……”。源数据的这些要求，和美国食品药品监督管理局（Food and Drug Administration，FDA）及英国、欧盟共同提出的临床试验数据质量要求“ALCOA+CCEA 原则”相一致，即“可归因性（attributable）、易读性（legible）、同时性（contemporaneous）、原始性（original）、准确性（accurate），简称 ALCOA”；以及“一致性（consistent）、完整性（complete）、持久性（enduring）、可获得性（available），简称 CCEA”。该数据质量原则也被列于 2016 年更新后的国际 ICH-GCP 中。

6）对于安全性事件的报告，2020-GCP 要求“研究者应当立即向申办者书面报告所有严重不良事件……研究者收到申办者提供的临床试验的相关安全性信息后应当及时签收阅读，并考虑受试者的治疗……并应当向伦理委员会报告由申办者提供的可疑且非预期严重不良反应”。当然，中国各医疗机构作为临床试验项目的承担组织，都设有专门的管理部门，往往也会需要接收试验项目的相关安全性报告，2020-GCP 中未列明。因此，对于严重不良事件（SAE）和可疑且非预期严重不良反应（SUSAR）的报告详细流程，往往需要参阅并遵循各家研究机构的具体规定。

（3）申办者：指负责临床试验的发起、管理和提供临床试验经费的个人、组织或者机构。2020-GCP中对于“申办者”的定义与ICH-GCP相一致。与2003版的法规相比，新法规把原法规中的“申办者的职责”“监查员的职责”合并为第五章“申办者”，并把旧版法规中的“记录与报告”“数据管理与统计分析”“试验用药品管理”“质量保证”“多中心试验”这5章的相关内容融入了“申办者”章节中（图2-4）。该章紧随“研究者”，通过第二十九至第五十六条，共计28条，8500余字对申办者的概念、责任、团队组成和各方的关系进行了规定。

2020-GCP中特别指出“申办者应当建立临床试验的质量管理体系”，从申办者的视角下加强质量保证和质量控制，并建议可以“建立独立数据监查委员会”，开展“基于风险评估的监查”。这体现了2020-GCP对于ICH-GCP中所提倡的“基于风险的质量管理”理念的融合。此外，法规中还载明了对于药物临床试验过程中的数据质量要求，即监查核对试验过程的“源数据”的可归因性、易读性、同时性、原始性、准确性、完整性，确保统计分析的数据和源数据一致，这与国际FDA、欧盟等共同提出的数据“ALCOA+CCEA原则”相一致。

理解“申办者”这一章的内容，首先需要明确申办者的定义，即申办者不仅仅是试验的发起人，负责提供经费，同时还负责临床试验的管理；与此同时，申办者发起临床试验的基本考虑，即根本出发点，是“保护受试者的权益和安全以及临床试验结果的真实、可靠”。即便将临床试验的部分或者全部工作和任务委托给合同研究组织，但“申办者仍然是临床试验数据质量和可靠性的最终责任人”。秉持着“最终责任人”的要求，法规对于申办者的各项责任义务及权力都进行了规定（图2-4）。下述各个方面的规定值得重点关注。

1）关于质量管理的要求，申办者建立的临床试验质量管理体系“应当涵盖临床试验的全过程”，包括“有效的试验方案设计、收集数据的方法及流程、对于临床试验中做出决策所必须的信息采集”，即对于试验全程都有“管理职责”。而“基于风险进行质量管理”则要求全面考量“系统层面”风险，如设备、人员、操作规程等，以及“临床试验层面”风险，如药物、试验设计、数据收集、知情过程等。同时申办者需要基于医学、统计学因素预先设定“质量风险容忍度”（quality tolerance level，QTL），一旦超过QTL必须及时评估是否需要采取措施，且有相关记录，促使“质量持续改进”。申办者对于试验的质量管理还体现于具体项目的“质量保证”和“质量控制”中，与试验质量相关的“标准操作规程”均是“申办者负责制定、实施和及时更新”。

2）关于申办者的团队，除了“有资质的生物统计学家、临床药理学家和临床医生等”，法规还提出“申办者应当选用有资质的人员监督临床试验的实施、数据处理、数据核对、统计分析和试验总结报告的撰写”，并且“可以建立独立的数据监查委员会”。特别强调，该数据监查委员会（date monitoring committee，DMC）是“独立的”，即独立于临床试验实施的相关人员。此外，“申办者应当指定有能力的医学专家及时对临床试验的相关医学问题进行咨询”。故广义上而言，申

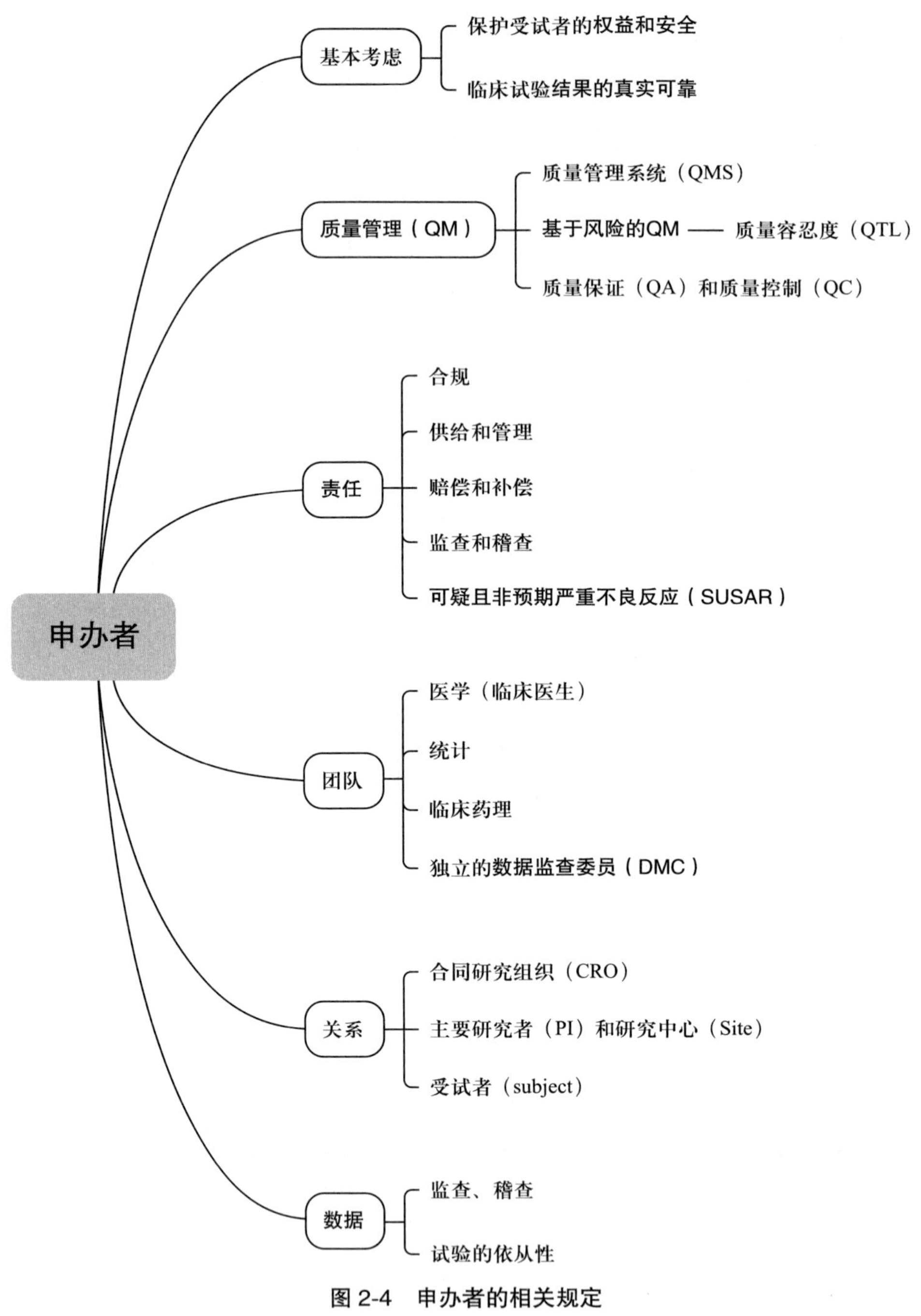

图 2-4　申办者的相关规定

办者团队人员包括了申办者组织的各类相关人员。

3）关于试验各方的关系，2020-GCP 在“申办者”这一章中，对于临床试验的各合作方关系，特别进行了陈述。尽管合同研究组织（contract research organization，CRO）可以接受申办者对其委托的临床试验部分或者全部工作和任务，但“临床试验数据质量和可靠性的最终责任人”仍然是申办者，且委托需有合同明确具体委托事项。同样，样本检测也属于临床试验的部分工作。“研究者”是由申办者有条件选择的，该条件包括研究者个人及研究机构的相关资质。申办者和研究者、研究机构之间，也需合同约定各方责权利。对于“受试者”，申办者的责任不仅是“免费向受试者提供试验用药品”，“试验用药品”包括试验产品和对照品、联合用药等，其责任还包括“应当承担受试者与临床试验相关的损害或者死亡的诊疗费用，以及相应的补偿”，并且需“及时兑付给予受试者的补偿或者赔偿”，而“提供给受试者补偿的方式方法，应当符合相关的法律法规”。此外，“申办者应当保证临床试验的依从性”。故其在行使管理职责与权利时，发现临床研究各方中任何不遵守试验方案、标准操作规程或者是法律法规时，“申办者应当立即采取措施……”。对于其他方的违背，申办者可以终止其继续参加临床试验。

4）关于临床试验的数据，申办者的质量管理体系的主要作用就是确保“试验的实施、数据的产生、记录和报告均遵守试验方案和相关法律法规”，确保“数据是可靠的，数据处理过程是正确的”。如何确保，主要是“申办者的监查和稽查”。监查的主要内容通过第五十条“监查员的职责”进行阐述，“核实研究者提供的所有医学报告、记录和文件都是可溯源的、清晰的、同步记录的、原始的、准确的和完整的、注明日期和试验编号的”。这与法规对研究者的数据产生质量要求是一致的，也与国家数据质量 ALCOA+CCEA 原则一致。对于多中心的研究，法规要求申办者应当确保参加临床试验的各中心使用相同的试验方案、相同的病例报告表（case report form，CRF），以及确保各中心研究者之间的沟通。

此外，鉴于现代信息化的不断发展与推广，如电子捕获数据（electrical data capture，EDC）系统的普及，法规特别在“申办者”这章中载明“电子数据管理系统应当具有完整的使用标准操作规程，覆盖电子数据管理的设置、安装和使用……”且原数据修订需“保留轨迹”，如发生数据转化，则需保证“数据转化过程的可见性”。

5）关于安全性信息，2020-GCP 中明确了研究者、申办者在临床试验期间安全性信息报告的标准、路径及要求，即研究者向申办者报告所有 SAE，申办者对收集到的各类安全性信息进行分析评估，将 SUSAR 快速报告给所有参加临床试验的相关方。

第二节　《医疗器械临床试验质量管理规范》解读

一、《医疗器械临床试验质量管理规范》的发展简史

我国国家医药管理局早在 1996 年和 1997 年就发布了《医疗器械产品临床试用暂行规定》和《医疗器械产品临床验证暂行规定》，提出“新型医疗器械在投入市场前，应进行临床试用。临床试用分为临床研究和临床验证两种方式”。“验证”适用于已有国（行）标产品，“研究”适用于长期植入人体和生物医学机制无定论者。法规中把医疗器械分为六类：有源植入人体的器械、无源植入人体的器械、放射性诊断器械、避孕器械、放射性治疗器械，以及其他器械。对不同类别的器械提出了不同的“最短试用期”“最少病例数量”“参与试用产品数量”的参考要求，并给出了“临床试用报告”的主要内容要求。1997 年，国家医药管理局医疗器械行政监督司出版了《中

国医疗器械监督管理指南》(97 增订版)。

此后，历经 2001—2002 年,《医疗器械临床试验管理办法》(送审稿)中正式提出了“医疗器械临床试验”的概念，国家监管部门于 2004 年正式发布《医疗器械临床试验规定》(2004 年国家食品药品监督管理局令第 5 号)，用 7 章 3800 余字对医疗器械的“临床试验”和“临床验证”的相关要求进行了规定。

2016 年国家发布了《医疗器械临床试验质量管理规范》(简称 2016- 器械 GCP)，该法令在前述法规的基础上，参考了药物 GCP 及国内外的相关法律法规，大幅扩增改版了既往的法规内容，提出“医疗器械临床试验，是指在经资质认定的医疗器械临床试验机构中，对拟申请注册的医疗器械在正常使用条件下的安全性和有效性进行确认或者验证的过程”，并用 11 章约 14 000 字阐述了医疗器械临床试验的相关要求。

近年来，随着医疗器械审评审批制度改革不断深入，2016- 器械 GCP 中的部分内容已经不能满足当今临床试验发展需要。配合新修订的《医疗器械监督管理条例》《医疗器械注册与备案管理办法》《体外诊断试剂注册与备案管理办法》实施，积极转化适用国际医疗器械监管协调文件，故监管部门对 2016- 器械 GCP 进行了修改和补充，于 2022 年 3 月末，国家药品监督管理局(国家药监局)和国家卫生健康委员会(国家卫健委)联合发文，2022 年 5 月 1 日起正式施行新版《医疗器械临床试验质量管理规范》(简称 2022- 器械 GCP)。

二、《医疗器械临床试验质量管理规范》的主要内容

(一)概况

我国现行的实施医疗器械临床试验所需遵守的法规文件为国家药监局和国家卫健委 2022 年 3 月发布，当年 5 月 1 日起正式实施的《医疗器械临床试验质量管理规范》(简称 2022- 器械 GCP)。法规全文共 9 章 66 条，包括总则、伦理委员会、医疗器械临床试验机构、研究者、申办者、临床试验方案和试验报告、多中心临床试验、记录要求和附则。涵盖了医疗器械临床试验的全过程，包括临床试验的方案设计、实施、监查、核查、检查，以及数据的采集、记录、分析总结和报告等(图 2-5)。

总体而言，2022- 器械 GCP 将 2016 版中的临床试验前准备、受试者权益保障、试验用医疗器械管理等章节内容划归到临床试验各参与方职责章节中，从而明确和强调各方职责：一是突出申办者主体责任，引入了风险管理理念，明确规定申办者的质量管理体系应当覆盖医疗器械临床试验的全过程；二是强化医疗器械临床试验机构要求，临床试验机构应当建立临床试验管理组织架构和管理制度；三是强调研究者职责，研究者应当按照《医疗器械临床试验质量管理规范》和相关法律法规的规定实施医疗器械临床试验。此外，2022 版法规把体外诊断试剂纳入《医疗器

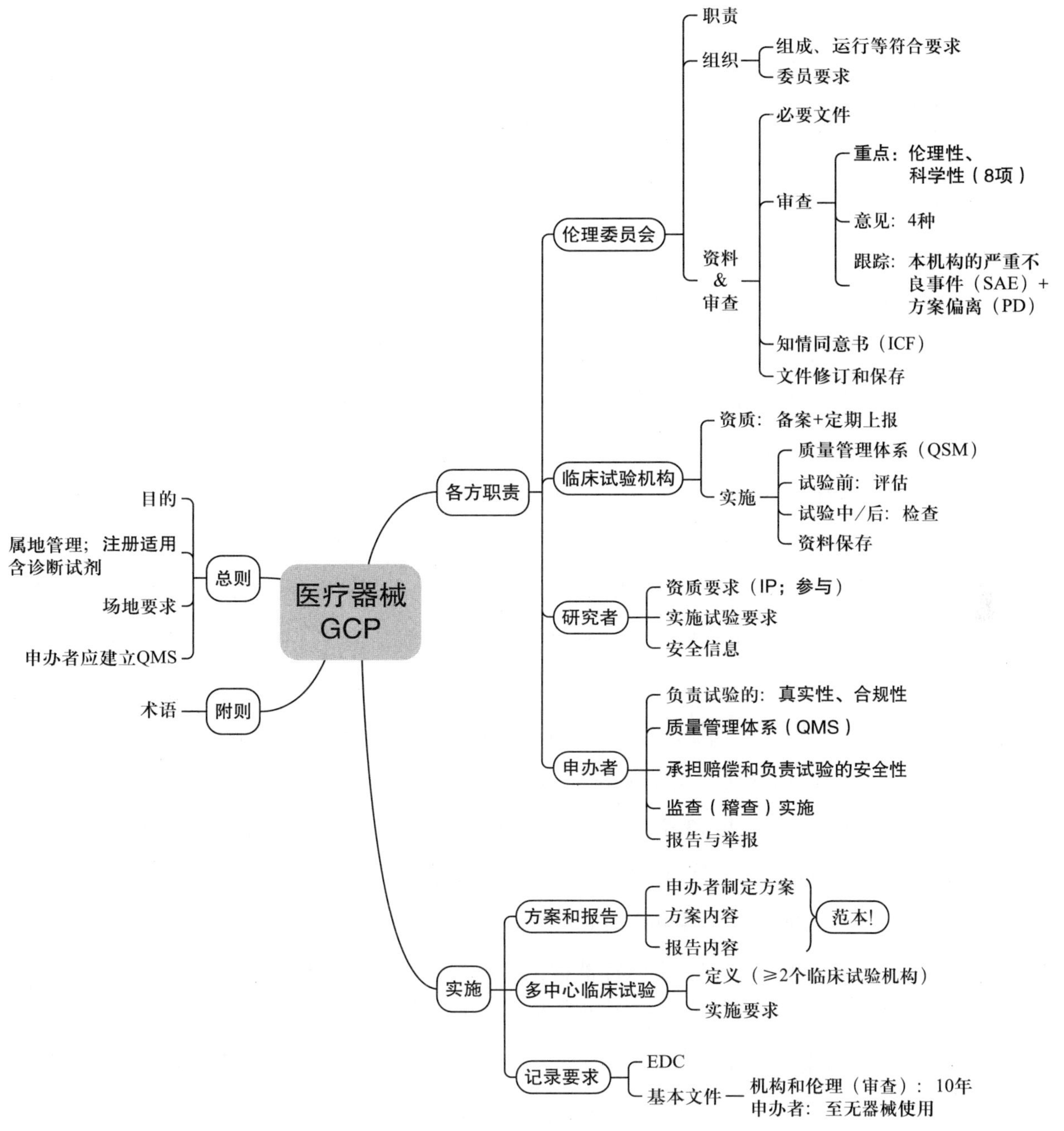

图 2-5　2022- 器械 GCP 概要

械临床试验质量管理规范》管理，调整优化了安全信息上报流程，使得实施更可行、便利。

（二）法规内容

如图 2-5 所示，2022- 器械 GCP 法规的 9 章内容分为两大部分：总则和附则两章为宏观介绍与规定，属于各方均需知晓遵守的普适内容；其他 7 章则分别从项目监管、各方职责、实施过程等不同方面，具体规定了临床试验各方的相关准则。各章主要内容分述如下。

第一章——“总则”，共 7 条，载明了本法规的立法目的、依据、适用范围，并明确了各监管部门的职责。特别需要了解，法规适用于“为申请医疗器械（含体外诊断试剂，下同）注册而实施的医疗器械临床试验相关活动”，配合机构备案制，且把体外诊断试剂的管理纳入本法。

第二章——“伦理委员会”，共10条，主要阐述了伦理委员会的职责、组织，以及资料和审查的相关内容。2016-器械GCP中要求“医疗器械临床试验机构伦理委员会应当至少由5名委员组成”，但2022-器械GCP中修订为“伦理委员会的组成、运行、备案管理应当符合卫生健康管理部门要求”。对于需审查的资料及审查重点，新法规增加了对弱势群体的保护关注及“受试者入选、排除是否科学和公平”的审查；另一方面，法规载明伦理委员会需要审查“研究者报告的本临床试验机构发生的严重不良事件等安全性信息”，以及“临床试验方案的偏离对受试者权益和安全的可能影响”等，从而切实保障受试者权益。

第三章——“医疗器械临床试验机构”，共6条，是2022-器械GCP新列出的章节。该章明确医疗器械临床试验机构应当具有相应的临床试验管理部门，承担医疗器械临床试验的管理工作，并配合落实了器械GCP机构备案制的管理要求，提出了建立质量管理制度，“妥善保存临床试验记录和基本文件”。

第四章——“研究者”，共12条，强调了研究者应具备的条件和承担的职责。法规分别提出了主要研究者和参与研究者的资格条件，并明确其在试验前、试验过程中、试验后的相关职责，特别关注“医疗器械临床试验中发生不良事件时，研究者应当为受试者提供足够、及时的治疗和处理”，此处不强调“相关”。此外，对于严重不良事件（SAE）等安全信息的报告流程，法规要求研究者报申办者、临床试验机构、伦理委员会，对安全性信息报告流程进行了调整优化和简化。

第五章——“申办者”，共13条，是法规中篇幅最长的章节。该章修订后突出申办者的主体责任，明确要求“申办者应当对医疗器械临床试验的真实性、合规性负责”，要求申办者的质量管理体系（QMS）应当覆盖医疗器械临床试验的全过程。值得关注的是，法规要求申办者进行项目的省级备案；负责赔偿，并“负责医疗器械试验期间安全性信息的评估和报告”；此外还规定了申办者的监查、组织稽查、报告试验完成、举报监督机构等职责要求与权利。

第六章——“临床试验方案和试验报告”，共5条，概述了方案和报告的一般要求、主要内容、签章要求等。其中，对临床试验方案增加了“风险受益分析”“试验设计要素”等内容。原2016版法规中对于方案内容的具体描述，在新版中进行优化，方案和报告均给出了相应范本。

第七章——“多中心临床试验”，共3条，明确多中心定义及实施要求。

第八章——“记录要求”，共7条，载明了临床试验记录的基本原则，并对病例报告表填写、电子数据采集做出要求。需特别关注：①“医疗器械临床试验基本文件按临床试验阶段分为三部分”，法规发布后1周即发布了“基本文件目录”；②临床试验机构和伦理委员会均需保管各自相关文件“至医疗器械临床试验完成或者终止后10年”，“申办者应当保存临床试验基本文件至无该医疗器械使用时”。

第九章——“附则”，共3条，规定了相关术语的含义、法规施行日期等。需注意法规特别声明“本规范不适用于按照医疗器械管理的体外诊断试剂”，且各类申请审批文书格式范本，药监局会另行制定。

此外，2022 年国家药监局发布了《国家药监局关于实施〈医疗器械临床试验质量管理规范〉有关事项的通告》，其中发布了《医疗器械临床试验方案范本》《医疗器械临床试验报告范本》等 6 个文件。临床试验项目实施过程中，需按照现行法规文件进行提交。

（三）实施要求

1. 做好新旧制度文件衔接工作 国家药监局 2022 年 3 月 30 日发文要求，自 2022 年 5 月 1 日起，尚未通过伦理审查的医疗器械临床试验项目，应当按照新法规进行调整后开展临床试验；对于已经通过首次伦理审查的项目，可以按照原相关文件要求开展工作。故伦理审查时间节点对于项目实施规范很重要！

2. 同步执行相关范本要求 为配合 2022- 器械 GCP 法规实施，进一步指导临床试验开展，国家药监局于新法规发布后 1 周配套发布了相关的文件模板，包括《医疗器械临床试验方案范本》《医疗器械临床试验报告范本》《体外诊断试剂临床试验方案范本》《体外诊断试剂临床试验报告范本》《医疗器械 / 体外诊断试剂临床试验严重不良事件报告表范本》《医疗器械 / 体外诊断试剂临床试验基本文件目录》，与《医疗器械临床试验质量管理规范》同步实施。

3. 积极推进新法规的实施工作 国家药监局要求各省级药品监督管理部门应当加强 2022- 器械 GCP 新法规的宣贯培训工作，督促本行政区域内医疗器械临床试验申办者和临床试验机构落实新法规要求，提高临床试验质量，确保临床试验过程规范，结果真实、准确、完整和可追溯。

第三节 《药物临床试验机构管理规定》解读

一、《药物临床试验机构管理规定》的发展简史

我国于 1999 年发布的《药品临床试验管理规范》中提及“研究者必须在有良好医疗设施、实验室设备、人员配备的医疗机构进行临床试验，该机构应具备处理紧急情况的一切设施，以确保受试者的安全。实验室检查结果必须正确可靠”。该法规中提及了“试验机构”的概念，但无专属定义。随后 2003 版《药物临床试验质量管理规范》发布；次年 2 月，国家药品监管部门发布了《药物临床试验机构资格认定办法（试行）》，提出“实施药物临床试验机构的资格认定”。该法规规定了药物临床试验机构资格认定的申请条件、受理要求、现场检查程序、审核公告、监督管理等多方面内容。2009 年国家药品监管部门发布《关于开展药物临床试验机构资格认定复核检查工作的通知》，并制定了《药物临床试验机构资格认定复核检查标准》。

2019 年，国家药品的监督管理经历了重大变革，《药品管理法》《药品注册管理办法》等法规都发布了修订版，药物研发中临床阶段的相关要求也发生了变化。2019 年 11 月 29 日，国家

药监局和国家卫健委共同制定并发布了《药物临床试验机构管理规定》(简称 2019-GCP 机构管理),当年 12 月 1 日起实施。法规中正式提出“药物临床试验机构应当符合本规定条件,实行备案管理。仅开展与药物临床试验相关的生物样本等分析的机构,无需备案”。

二、《药物临床试验机构管理规定》的主要内容

(一)概况

药物临床试验机构是指具备相应条件,按照《药物临床试验质量管理规范》和药物临床试验相关技术指导原则等要求,开展药物临床试验的机构。与此同时,临床试验机构亦是医疗机构中下属的药物临床研究工作专职管理部门,负责药物临床试验的组织监督与协调管理,是具有中国特色的临床试验管理部门。《药物临床试验机构管理规定》自 2019 年 12 月 1 日起施行,共 5 章 28 条(图 2-6)。

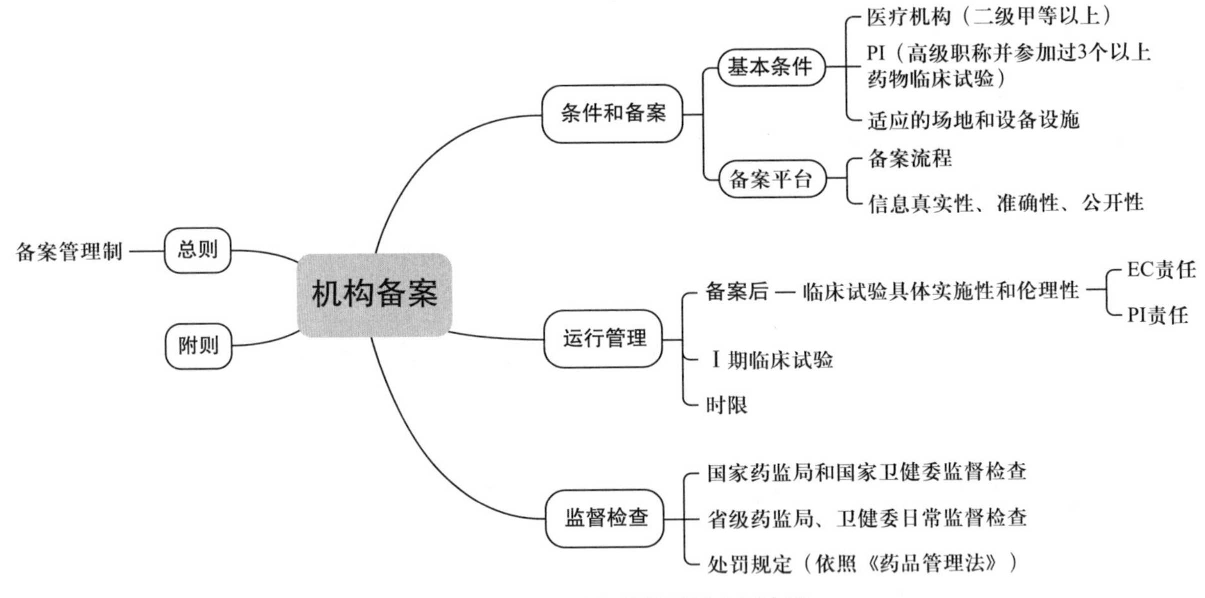

图 2-6　2019-GCP 机构管理主要内容

(二)法规内容

整部法规共 5 章内容,各章主要内容如下。

第一章——“总则”,共 4 条,分别对《药物临床试验机构管理规定》制定目的、依据、适用范围做出规定,并明确了各监管部门的职责。值得关注的是,法规载明“仅开展与药物临床试验相关的生物样本等分析的机构,无需备案”。

第二章——“条件和备案”,共 6 条,明确药物临床试验机构应具备的条件:①具有医疗机构执业许可证,且二级甲等以上资质;②具有与开展药物临床试验相适应的诊疗技术能力、场所、人员、伦理、制度等相关配套条件,亦明确药物临床试验机构要在国家药品监督管理部门负

责建立的“药物临床试验机构备案管理信息平台”（简称备案平台）进行备案，以及如何备案等相关信息。

第三章——“运行管理”，共7条，要求药物临床试验机构备案后，开展临床试验需在备案地址和相应专业内进行，“确保研究的科学性，符合伦理，确保研究资料的真实性、准确性、完整性，确保研究过程可追溯性，并承担相应法律责任”。法规明确药物临床试验机构是药物临床试验中受试者权益保护的责任主体，并要求药物临床试验机构应当于每年1月31日前在备案平台填报上一年度开展药物临床试验工作总结报告。

第四章——“监督检查”，共6条，明确药物临床试验机构需接受的监督检查人员、内容、方式等。简而言之，国家药品监督管理局会同国家卫生健康委员会建立“国家检查员库”，省级监管机构对于本行政区域内的机构“开展日常监督检查”，新机构或新专业“应当在60个工作日内开展首次监督检查”。此外，明确了相关处罚措施。

第五章——“附则”，共5条，规定了机构备案号的格式，军队、武警等特殊机构的监督检查职责，特殊药物的试验开展要求，收费情况，以及实施日期（自2019年12月1日起施行），既往3个相关法规同时废止。

第四节　《药物临床试验伦理审查工作指导原则》解读

为了加强对机构伦理委员会药物临床试验伦理审查工作的指导，规范伦理审查工作，切实保护受试者的安全和权益，2010年11月国家食品药品监督管理局组织制定并发布了《药物临床试验伦理审查工作指导原则》（以下简称《指导原则》），旨在促进我国药物临床试验伦理审查能力的提升，充分发挥机构伦理委员会在保护受试者安全和权益中的作用，规范药物临床试验工作的开展。

一、《药物临床试验伦理审查工作指导原则》制定背景

开展药物临床试验需要遵循两大基本原则——研究的科学性和伦理性。伦理委员会的审查工作是保护受试者的安全与权益、保证药物临床试验伦理合理性的重要举措之一，在药物临床试验中发挥着重要作用。针对涉及人体的生物医学研究和临床试验，世界各国发布了伦理指南与法规性文件。

在我国，2003年颁布的《药物临床试验质量管理规范》中赋予伦理委员会对计划开展的药物临床试验项目进行伦理审查及批准的重要职能。此后，国内各医疗机构纷纷成立了伦理委员会，并对药物临床试验进行伦理审查。但伦理委员会的操作规程、临床试验主要伦理问题的审查要点等还没有相应的指南性文件可参考。从整体情况来看，伦理审查的水平参差不齐，作用发挥有限，甚至流于形式，伦理委员会的审查工作与国际规范还有很大差距。

随着药物临床试验的国际化和产业化进程，在中国开展的国际多中心药物临床试验越来越多，为保护我国受试者的权益和安全，伦理委员会的审查工作需要与国际规范接轨。因此，国家药品监督管理部门组织制定了《药物临床试验伦理审查工作指导原则》，旨在促进伦理委员会伦理审查能力的提高，规范伦理审查工作。

二、《药物临床试验伦理审查工作指导原则》主要内容

《指导原则》的制定是在我国 GCP 的基础上，参考了国际上的有关规定，重点是对伦理审查中的关键环节提出了明确的要求和规定，主要明确了伦理委员会伦理审查的目的，组织管理的要求和条件，伦理审查的程序、方式、内容要点和要求，跟踪审查的形式和要求，以及文件档案的管理要求。其内容共有 9 章 52 条，分为总则、伦理委员会的组织与管理、伦理委员会的职责要求、伦理审查的申请与受理、伦理委员会的伦理审查、伦理审查的决定与送达、伦理审查后的跟踪审查、伦理委员会审查文件的管理、附则。伦理审查的主要内容、伦理委员会存档的文件目录和术语表均以附件的形式列出。

三、《药物临床试验伦理审查工作指导原则》内容解读

（一）总则

总则部分主要介绍了制定的依据、目的和工作要求。《指导原则》制定的主要依据是《药物临床试验质量管理规范》（GCP）、世界医学会《赫尔辛基宣言》、国际医学科学组织理事会《涉及人的生物医学研究国际伦理准则》的相关内容，保证了其既能符合我国的相关规定，也能遵守国际的准则规范。伦理委员会对药物临床试验的科学性、伦理性进行审查，旨在保证受试者的尊严、安全和权益，促进药物临床试验科学、健康地发展，增强公众对药物临床试验的信任和支持。伦理委员会的审查工作应当是独立开展的，不受任何管理者及利益相关方的影响，但应当遵守国家相关法律法规的规定，并接受药监部门的检查与督导。

（二）伦理委员会的组织与管理

医疗机构在成立伦理委员会时，应首先明确其组织构架、主管部门、职责、委员的资质要求及任职条件和任期、办公室工作职责，建立遴选与任命委员及秘书的程序。为了确保伦理审查工作的独立性，一般可将伦理委员会设为医院的常设机构，并根据其需要承担的职能确定工作职责，委员的任职条件、任期等内容可根据医院的实际工作情况确定，任命程序通常是经医院党委会或院长办公会讨论后确定。医疗机构应当向伦理委员会提供必要的工作支持，包括必备的办公条件等。

伦理委员会的委员可以采用招聘或推荐的方式产生，委员的组成应符合国家的相关管理规定，委员由医学、药学、法律及其他非医药专业背景的专家和外单位人员共同组成，要求性别均衡且不少于5人，确保委员有能力和经验来对临床试验的科学性和伦理性进行审查。伦理委员会的组成和工作不应也不能受到任何参与试验者的影响。

伦理委员会的委员应该在开始参加伦理审查工作前签署保密协议和利益冲突声明，并同意伦理委员会公开其姓名、职业和隶属关系。委员有义务参加各类与伦理相关的培训，包括但不限于GCP、药物临床试验伦理审查及伦理委员会标准操作规程等的培训。

考虑到伦理委员会委员的专业背景无法涵盖所有专业，为了提高审查工作的质量，伦理委员会可以聘请独立顾问或委任常任独立顾问来共同参与伦理审查工作。独立顾问可以就临床试验中的一些问题向伦理委员会提供咨询意见，但其不具有投票表决权。

伦理委员会应制定标准操作规程，以确保伦理审查工作有规章制度可循，标准操作规程应至少包含以下内容：标准操作规程与伦理审查申请指南的制定、伦理委员会的组织管理、伦理审查的流程与审查方式、伦理审查会议的管理及伦理文件与档案的管理等。

（三）伦理委员会的职责要求

伦理委员会应当根据自身审查工作的需要来不断完善其管理制度和研究标准操作规程（SOP），使其可以承担相适应的职责，履行保护受试者的安全和权益。伦理委员会最重要的职责就是对申请人提交的药物临床试验项目的伦理问题进行独立、公平、公正和及时的审查。当然，审查的对象可以是本研究机构内的，也可以对其他机构委托的项目进行审查。

伦理委员会对药物临床试验进行伦理审查可行使的权力主要包括：①批准/不批准一项药物临床试验；②对批准的临床试验进行跟踪审查；③终止或暂停已经批准的临床试验。

医疗机构内设立的伦理委员会，在成立后应当及时向国家药品监督管理部门和所在地省级药品监督管理部门备案，备案时至少应提交委员会的组成及委员简历、章程、管理制度和SOP，每年还应提交年度工作情况。

（四）伦理审查的申请与受理

伦理委员会应当制定伦理审查申请/报告指南，提供审查申请所需要的表格及材料清单、知情同意书模板，并就受理审查申请的相关事宜做出明确的规定，主要包括：①明确提交伦理审查必须的材料清单和所需文件的形式及份数；②明确受理申请的基本要求、提交申请的途径、时限和程序；③明确提交和受理更改申请、补充申请的基本要求、时限、程序等。伦理委员会办公室在收到审查申请后，对提交的材料不齐全或不符合要求的，应当一次性告知申请人需要补正的内容，在正式受理后，应当告知其预期的审查时间。

提交伦理审查申请，主要的材料清单应包含如下内容：①伦理审查申请表（签名并注明日期）；②临床试验（研究）方案和方案修订版（注明版本号和版本日期）；③知情同意书及其修订版（注明版本号和版本日期）；④招募受试者的方式和信息；⑤提供给受试者的其他书面资料；⑥病例报告表；⑦研究者手册；⑧主要研究者履历；⑨国家药监部门药物临床试验批件（或受理通知）；⑩试验药物合格检验报告；⑪其他研究机构伦理委员会的审批意见；⑫伦理委员会履行其职责所需要的其他文件。

（五）伦理委员会的伦理审查

伦理委员会开展伦理审查工作，一般来说审查形式有三种：会议审查、快速审查和紧急会议审查，其中会议审查和紧急会议审查总体的流程及要求都一致，只是在适用条件上有所区别，快速审查有其特定的审查流程及要求。

（1）会议审查：召开伦理审查会议时，参会委员应满足法定到会人数。具体要求：最少到会委员人数应超过委员总数的一半，并不少于5人，到会委员的专业应包含医药专业、非医药专业、外单位人员及不同性别的人员。

会议由主任委员（或主任委员授权的委员）主持，必要时可邀请独立顾问参会并提供咨询意见，独立顾问不参与投票表决。伦理委员会对审查的项目一般应建立“主审制”，即对每个临床研究项目根据委员的专业相关性及伦理问题相关的原则，指定1 ~ 2名委员进行主审，其中一名为医药专业背景的委员，侧重审查研究的方案，另一名为非医药专业背景的委员，侧重审查研究的知情同意书。

伦理审查会议的流程为研究者 / 申办者参加会议并阐述研究方案及其他需要说明的问题，汇报结束后先由项目的主审委员进行提问质询，再由其他委员进行提问质询，质询结束后研究者 / 申办者离会，由主持人组织各位委员对研究进行讨论，尽可能讨论充分并达成基本一致的意见，再进行实名投票表决。完成投票表决后由伦理委员会秘书对表决情况进行统计并将审查决定在会议上通报，秘书应归纳会议讨论内容和审查决定，形成会议记录。会议记录应有批准程序。

伦理审查的主要内容应包括如下方面：①研究方案的设计与实施；②试验的风险与受益；③受试者的招募；④知情同意书告知的信息；⑤知情同意的过程；⑥受试者的医疗和保护；⑦隐私和保密；⑧涉及弱势群体研究的伦理学考虑。

为保证伦理审查和伦理会议的质量，要对伦理审查进行质量控制，审查会议应按照规定的程序和议程进行，讨论应充分，确保委员都能充分发表各自不同的意见。在审查时应特别关注试验的科学、安全、公平、受试者保护、知情同意、利益冲突等问题。

（2）快速审查：会议审查是伦理委员会主要的审查方式，但在以下情况下，也可以实施快速审查。①对已批准临床试验方案的较小修正，不影响试验的风险受益比；②尚未纳入受试者，或已完成干预措施的试验项目的年度 / 定期跟踪审查；③预期的严重不良事件的审查。

快速审查一般由1 ~ 2名委员负责审查，应优先选择项目初始审查时的主审委员进行审查。

快速审查同意的试验项目应在下一次伦理委员会会议上进行通报。

当有下列情形之一的，快速审查项目应转入会议审查：①审查为否定性意见；②两名委员的意见不一致；③委员提出需要会议审查。

（3）紧急会议审查：当试验在开展过程中出现重大或严重问题，危及受试者安全时，伦理委员会应召开紧急会议进行审查，必要时应采取相应措施，保护受试者的安全与权益。紧急会议审查的流程与要求一般与常规会议审查相同。

（4）对多中心临床试验伦理审查：药物临床试验，尤其是Ⅱ、Ⅲ期临床试验，往往都设计成多中心的临床试验，多中心临床试验的伦理审查应以审查的一致性和及时性为基本原则。针对多中心临床试验，可以建立协作审查的工作程序：①组长单位伦理委员会负责审查临床试验方案的科学性和伦理合理性。②各参加单位伦理委员会在认可组长单位伦理委员会的审查意见的前提下，负责审查该项试验在本机构的可行性，包括本机构研究者的资格、经验与是否有充分的时间参加临床试验，人员配备与设备条件。参加单位伦理委员会有权批准或不批准在其机构进行的研究。参加单位的伦理审查方式，可以各自根据自身的工作实际在SOP中制定。③参加单位伦理委员会审查认为必须做出的修改方案的建议，应形成书面文件并通报给申办者或负责整个试验计划的试验机构，供其考虑和形成一致意见，以确保各中心遵循同一试验方案开展研究。④各中心的伦理委员会应对本机构的临床试验实施情况进行跟踪审查。基于对受试者的安全考虑，各中心的伦理委员会均有权中止试验在其机构中继续进行。⑤组长单位对临床试验的跟踪审查意见应及时通报给各参加单位备案。

（六）伦理审查的决定与送达

开展伦理会议审查 / 紧急会议审查时，应以实名投票表决的方式做出决定，以超过全体委员半数的投票意见作为伦理委员会的审查决定。当审查形式为快速审查时，以2名快速审查委员的一致意见作为伦理委员会的审查决定。

会议审查在做出审查决定时，应符合以下条件：①申请文件齐全；②到会委员符合法定人数的规定；③遵循审查程序，对审查要点进行全面审查和充分讨论；④讨论和投票时，申请人和存在利益冲突的委员应离场；⑤未参加审查会议的委员不得由其他委员代替投票。

同意开展的临床试验项目，必须至少符合以下标准：①对预期的试验风险采取了相应的风险控制管理措施；②受试者的风险相对于预期受益来说是合理的；③受试者的选择是公平和公正的；④知情同意书告知信息充分，获取知情同意过程符合规定；⑤如有需要，试验方案应有充分的数据与安全监察计划，以保证受试者的安全；⑥保护受试者的隐私和保证数据的保密性；⑦涉及弱势群体的研究，具有相应的特殊保护措施。

伦理委员会的审查决定，一般有以下几种：①同意；②必要的修正后同意；③必要的修正后重审；④不同意；⑤终止或暂停已经批准的临床试验。

伦理委员会秘书应在会后及时整理会议记录，并根据会议记录和审查决定形成书面的伦理审查批件/意见，经主任委员（或被授权人）签名并伦理委员会盖章后生效。伦理审查批件/意见在生效后应及时传达给申请人。伦理审查批件/意见的信息主要包括以下内容。

（1）研究基本信息：①试验项目信息，包括项目名称、申办者、审查批件/意见号；②临床试验机构和研究者；③会议信息，包括会议时间、地点、审查类别、审查的文件，其中临床试验方案、知情同意书等主要文件均应注明版本号及版本日期；④伦理审查批件/意见的签发日期；⑤伦理委员会联系人和联系方式。

（2）审查意见和决定：①审查决定为“同意”时，应同时告知伦理委员会实施跟踪审查的要求；②审查决定为“必要修正后同意”和“必要修正后重审”时，详细说明修正意见，并告知再次提交修正材料复审的要求和流程；③审查决定为“不同意”和“终止或暂停已经批准的临床试验”时，必须充分说明理由，并告知申请人可就有关事项做出解释或提出申诉。

（七）伦理审查后的跟踪审查

伦理委员会应对所有批准的临床试验进行跟踪审查，直至试验结束。跟踪审查主要包括：修正案审查、年度/定期跟踪审查、严重不良事件审查、不依从/违背方案审查、提前终止试验审查、结题审查。跟踪审查结束后应将审查决定及时传达给申请人。

修正案审查指试验过程中试验方案的任何修改，均应提交伦理委员会进行审查，获得批准后方可实施。修正案审查提交的主要材料包括：修改的内容及原因、修改方案对预期风险和受益的影响、修改方案对受试者权益与安全的影响。

伦理委员会对修改后的方案进行审查，重点评估试验的风险和受益，做出审查意见。某些紧急情况下，为避免对受试者造成紧急伤害而修改方案，研究者可以在提交伦理审查批准前实施，事后及时向伦理委员会作书面报告。

年度/定期跟踪审查指伦理委员会在初始审查时应根据试验的风险程度，决定年度/定期跟踪审查的频率，至少每年1次。研究者应按时提交研究进展报告，报告的内容主要包括（但不限于）：试验的进展，受试者纳入、完成、退出的情况，严重不良事件的上报及处理，可能影响研究风险受益的情况。伦理委员会在审查研究进展情况后，再次评估试验的风险与受益。

严重不良事件审查指对申办者和（或）研究者报告的严重不良事件进行审查，包括严重不良事件的情况、对试验风险受益的影响及本中心受试者的医疗保护措施等。

不依从/违背方案审查指对临床试验进行中发生的不依从/违背方案事件的审查。申办者和（或）研究者就事件的原因、影响及处理措施予以说明，伦理委员会审查该事件是否影响受试者的安全和权益、是否影响试验的风险受益。

提前终止试验审查指对试验提前终止的审查。申办者和（或）研究者报告试验提前终止的原因，以及对受试者的后续处理，伦理委员会审查受试者的安全和权益是否得到保障。

结题审查指对临床试验结题报告的审查。申办者和（或）研究者报告试验的完成情况，伦理委员会审查受试者安全和权益的保护。

（八）伦理委员会审查文件的管理

伦理委员会应有独立的档案文件管理系统及档案存放场地，存档的文件主要包含管理文件和项目审查文件两类。

管理文件主要包括：①伦理委员会的章程、管理制度、标准操作规程和伦理审查申请指南；②伦理委员会的任命文件、委员的履历与培训记录，以及委员签署的保密协议和利益冲突声明；③伦理委员会的年度工作计划和总结。

项目审查文件主要包括：①申请人提交的所有申请材料；②伦理审查工作表、会议签到表、投票单、会议记录、伦理委员会批件 / 意见等。

伦理审查文件应至少保管至临床试验结束后 5 年，或根据相关要求延长保存期限。所有文件在需要查阅和复印时应有相应规定，以保证文件档案的安全和保密性。

※ 知识链接　（法规学习）

1.《药物临床试验质量管理规范》(2020 版)

◆　法规原文（国家药品监督管理局 2020 年第 57 号公告）

https://www.cfdi.org.cn/resource/news/12269.html

◆　相关规定《药物临床试验必备文件保存指导原则》(国家药品监督管理局 2020 年第 37 号公告）

https://www.cfdi.org.cn/resource/news/12410.html

◆　新版法规的官方解读，国家药品监督管理局发布“《药物临床试验质量管理规范》解读”

https://www.nmpa.gov.cn/zhuanti/ypzhcglbf/ypzhcglbfzhcjd/20200429172901364.html

2.《医疗器械临床试验质量管理规范》(2022 版)

◆　法规原文（国家药品监督管理局 2022 年第 28 号公告）

https://www.nmpa.gov.cn/xxgk/ggtg/qtggtg/20220331144903101.html

◆　法规的官方解读，国家药品监督管理局发布“《医疗器械临床试验质量管理规范》解读”

https://www.nmpa.gov.cn/xxgk/zhcjd/zhcjdylqx/20220331162219160.html

3.《药物临床试验机构管理规定》(2019 年发布)

◆　法规原文（国家药品监督管理局 2019 年第 101 号公告）

https://www.nmpa.gov.cn/xxgk/ggtg/qtggtg/20191129174401214.html

◆　法规官方解读，NMPA 发布“药物临床试验机构管理规定（一）”“药物临床试验机构管理规定（二）”

https://www.nmpa.gov.cn/xxgk/zhcjd/tjzhc/20191217173801344.html

https://www.nmpa.gov.cn/xxgk/zhcjd/tjzhc/20191217174101692.html

4.《药物临床试验伦理审查工作指导原则》（2010 年发布）

◆ 法规原文（食药监注〔2010〕436 号）

http://www.gov.cn/gzdt/2010-11/08/content_1740976.htm

参考文献

［1］苏娴.ICH 管委会成员国药物临床试验质量管理规范相关法规启示［J］. 中国医药科学，2020，10（24）：251-253.

［2］李小芬，吴莹，李刚. 新版 GCP 实施后药物临床试验现场核查的关注点及常见问题浅析［J］. 中国新药与临床杂志，2021，40（09）：638-642.

［3］隋广嶷，柳萍，胡洪涛，等. 伦理委员会针对 2020 版《药物临床试验质量管理规范》变化的应对措施［J］. 中国医学伦理学，2021，34（10）：1296-1301.

［4］程毅，李丽华，布格拉·米吉提，等. 基于风险的医疗器械临床试验伦理审查和质量管理［J］. 中国医学伦理学，2021，34（03）：314-318.

［5］郭薇，谢林利，曹丽亚，等. 加入 ICH 对我国药物临床试验机构工作的影响和思考［J］. 中国药房，2019，30（11）：1445-1448.

案例

一、案例概述

问题类别	问题描述	处理决定	备注
存在真实性问题	某公司生产的人类免疫缺陷病毒抗体 / 丙型肝炎病毒抗体 / 乙型肝炎病毒表面抗原 / 梅毒螺旋体抗体联合检测试剂盒（免疫层析法）在某医院开展临床试验中，医疗机构留档的电子照片拍摄时间、地点与临床试验实际时间、地点不一致，临床试验数据无法溯源	1）该项目不予注册，并自不予注册之日起 1 年内不予再次受理； 2）责成省级药品监督管理局切实履行对该企业和相关临床试验机构的属地监管责任，依法依规调查处理。调查处理结果报国家局	国家药监局关于 2020 年医疗器械临床试验监督抽查中真实性问题的公告（2021 年第 11 号）
存在真实性问题	某公司生产的人类 CYP2D6*10、CYP2C9*3、ADRB1（1165G>C）、AGTR1（1166A>C）、CYP3A5*3、NPPA（T2238C）、ACE（I/D）基因检测试剂盒（PCR- 熔解曲线法）在某医院开展临床试验中，试验数据无法溯源： 1）未在荧光定量 PCR 仪器（该试验操作设备）操作系统中查询到该临床试验的使用痕迹记录； 2）记录的临床试验样本检测时间与其他样本检测时间有部分重叠	对上述注册申请项目不予注册，并自不予注册之日起 1 年内不予再次受理	国家药监局关于 2019 年医疗器械临床试验监督抽查中真实性问题的公告（2020 年第 22 号）

续表

问题类别	问题描述	处理决定	备注
存在真实性问题	某公司的中红外 1550 激光点阵治疗仪在某部队医院开展的临床试验中，未按医疗器械注册申报提交的临床试验方案中随机对照要求开展试验。注册申请提交的临床试验资料与临床试验机构保存的试验资料不一致	1）不予注册的决定，并自不予注册之日起 1 年内不予再次受理； 2）责成北京市局对企业按照相关规定处理，并向国家局报告处理结果； 3）将该医院开展的医疗器械临床试验存在的问题函告中央军委后勤保障部卫生局	国家药监局关于 2018 年第二批医疗器械临床试验监督抽查情况的公告（2019 年第 38 号）
存在真实性问题	某公司的一次性使用疼痛治疗包在某医院开展的临床试验中，17 例受试者入组时间由早于伦理委员会批准时间改为晚于伦理委员会批准时间，临床试验数据无法溯源	1）不予注册的决定，并自不予注册之日起 1 年内不予再次受理； 2）责成江苏省局对企业按照相关规定处理，并向国家局报告处理结果 3）责成河南省局对该医院按照相关规定处理，函告相关卫生行政管理部门并向国家局报告处理结果	
违反其他临床试验有关规定	某公司的一次性使用疼痛治疗包在某医院开展临床试验期间，该医院无医疗器械临床试验机构资质		
违反其他临床试验有关规定	某公司的生物骨修复材料在 A、B 两医院开展的临床试验中，两家临床试验机构伦理委员会批准时间及首例病例筛选时间均早于医疗器械注册检验报告的部分检测项目时间	不予注册	
存在合规性问题	未提供《医疗器械临床试验备案表》；知情同意书签署不规范；未按临床试验方案规定做筛选检查；主要疗效指标随访超过临床试验方案规定的时间窗；漏记不良事件和严重不良事件；受试产品的运输、交接和储存记录不完整等	国家局将结合注册申报资料和临床试验监督检查情况进行综合分析，按照相关规定开展审评审批	

二、案例分析

上述案例列举了我国国家药品监督管理局近 3 年来的医疗器械监督抽查情况公告。本部分以医疗器械临床试验的问题案例为代表，分析不严格执行法规要求的后果和经验教训。医疗器械临床试验的实施需要遵守《医疗器械临床试验质量管理规范》，相关医疗机构还需严格遵守《医疗器械临床试验机构条件和备案管理办法》，在项目实施过程中并可参照《国家药监局综合司关于印发医疗器械临床试验检查要点及判定原则的通知》（药监综械注〔2018〕45 号）的相关内容，检查项目实施的质量。药物临床试验与此类似，需重点学习并遵守的法律法规和相关文件包括：《药物临床试验质量管理规范》《药物临床试验机构管理规定》，并可参阅《药品注册核查要点与判定原则（征求意见稿）》，以及各类临床试验的指导原则等。

从上述案例可以看出：①真实性问题是检查重点，存在此类问题的所有项目都“不予注册”，且“自不予注册之日起1年内不予再次受理其注册申请”。对于企业而言，产品的研发效率是企业发展的生命线，每晚一天都意味着更多的市场竞争和支出。故上述处理决定无疑是对企业的严酷惩罚。②存在问题的企业和医疗机构，同时受到相应的严肃处理，被责成其上级管理部门进行处理并上报国家局。故医疗机构作为临床试验实施的第一现场，需认真落实其质量管理的责任，任由申办者不管质量只重效率地违规开展试验，最终必然共同受到惩罚。③其他违反临床试验有关规定问题，包括合规性问题等，都需要引起申办企业和临床试验机构的高度重视，依然会被通告处理，严重者亦“不予注册”。

三、问题

1. 医疗机构开展临床试验时第一必要条件是什么？

【参考答案】第一必要条件是机构备案，合规。

2. 什么类型问题会在最终完成临床试验后无法获批？

【参考答案】存在真实性问题，以及严重合规性问题（如在非备案机构开展试验）。详见相关“核查要点”。

3. 实施临床试验中需遵守什么法规？

【参考答案】遵守药物 / 器械 GCP。

4. 药物 / 医疗器械临床试验中的主体责任各是由谁承担？

【参考答案】均为申办者承担主体责任。

5. 我国药物 / 医疗器械临床试验的现行“质量管理规范”（GCP 法规）都是什么时候开始施行？

【参考答案】2020-GCP 为 2020 年 7 月 1 日起正式施行，2022- 器械 GCP 为 2022 年 5 月 1 日起正式施行。

思考题

1. 药物临床试验如发生受试者与临床试验相关的损害，应该怎么处理与赔偿？

2. 2020-GCP 中要求知情同意书中需载明哪些内容？

3.《药物临床试验质量管理规范》与《医疗器械临床试验质量管理规范》在严重不良事件上报流程规范中的异同点有哪些？

4. 机构备案制度中对于 PI 的临床研究资质要求是什么？

5. 伦理委员会在审查一项新的临床试验项目时，审查的主要内容包括哪些？

第三章　临床研究协调员的基本素养与要求

学习目标

1. 掌握沟通、科研诚信、利益冲突、试验方案的基本概念；CRC 职业的基本条件、CRC 的工作职责；临床试验方案包括的内容。

2. 熟悉 CRC 在临床试验中的作用和应具备的能力；CRC 进行有效沟通的基本步骤；CRC 在科研诚信中的职责及对科研不端行为的识别；临床试验方案的批准和制定流程。

3. 了解科研诚信的制度化建设；试验方案的设计方法和消除试验误差的方法。

第一节　临床研究协调员的职业条件与工作内容

目前，国家没有对临床研究协调员（CRC）职业做相关规定及要求，但是在行业内部已经对 CRC 的职业规定了一些基本的条件。2015 年中关村玖泰药物临床试验技术创新联盟 / 中国药物临床试验机构联盟发布了《临床研究协调员（CRC）行业指南（试行）》。指南从 CRC 职业基本要求、培训、等级评估、工作要求、监督管理等方面规范了行业行为。2020 年广东省药学会发布了《药物临床试验 CRC 管理 · 广东共识》对 CRC 的分类、资质与技能、聘用的方式、职责范围、培训和考核等做了相关规定。根据目前的从业状况，本节将对 CRC 职业的基本条件、CRC 的工作内容、CRC 应该具备的能力和 CRC 的作用等进行简单阐述。

一、临床研究协调员职业的基本条件

CRC 职业的基本条件包括但不限于以下方面。

（一）学历与专业要求

医学、药学、护理等相关专业大专及以上学历。

（二）职业道德要求

1. 基本职业道德 遵纪守法，爱岗敬业；质量为本，诚实守信；文明工作，服务热情；严谨细致，一丝不苟。

2. 职业道德守则 按照GCP的要求，工作中认真保护受试者的权益和安全，确保“三个依从性”符合要求——对临床研究的法律法规的依从性、对临床试验方案的依从性、对临床试验研究标准操作规程（standard operating procedure，SOP）的依从性；对职责内的临床试验的质量与规范性负责，对试验项目主要研究者负责；严格遵守《临床研究保密协议》的所有条款。

（三）基础知识的要求

1. 法律法规基本知识 接受相关法律法规与国际指南的培训，包括以下几个方面。

（1）《中华人民共和国药品管理法》及其实施条例等法律法规。

（2）《药品注册管理办法》《药品不良反应报告和监测管理办法》等部门规章。

（3）《药物临床试验质量管理规范》《药物临床试验伦理审查工作指导原则》《医疗卫生机构开展临床研究项目管理办法》等相关指导原则。

（4）《赫尔辛基宣言》、WHO-GCP、ICH-GCP等国际指南与规范。

2. 医药护理基础知识 具备医学、药学与护理学基础知识。

3. 药物临床试验基本知识 接受国家主管部门与行业组织举办的药物临床试验基本知识培训。

4. 计算机使用相关知识 熟悉基本的办公软件和信息系统的使用。

二、临床研究协调员的分类

（一）根据教育背景及执业注册等分类

1. 护士临床研究协调员 一般是指在医院任职，在国家药物临床试验机构或者主要研究者领导下专职从事临床试验实施及管理的本医疗机构的注册护士，可以从事CRC的工作及护士的工作。不是本医疗机构的注册护士不能从事护士相关工作。

2. 非护士临床研究协调员 是指协助研究者或护士临床研究协调员完成各个不同试验的非医学判断的相关工作，可以是有医学、药学或护理学背景的人员。

（二）根据归属分类

1. SMO提供 该模式也称为服务外包模式。研究者把职责（非医疗判断部分）外包至SMO/第三方，由SMO/第三方派遣CRC参与研究单位的试验工作。实际工作中，申办者往往将整个临床试验的 CRC 工作外包给某个 SMO，然后与各个临床试验机构签订三方协议，由 SMO 提供 CRC 服务。该协作方式对于申办者而言，便于申办者掌控。同时，SMO 提供的 CRC 往往会具备比较系统的 GCP 方面的培训。然而，CRC 是协助研究者工作的，CRC 的工作最终由研究者来负责。在这种模式下，CRC 的实际管理在于 SMO。研究机构和 PI 均是被动地接受 SMO 派驻的 CRC，研究机构除了对 CRC 进行备案外，很难真正对 CRC 进行管理，而主要研究者又普遍不具有对 CRC 工作质量控制的意识。最终，使研究机构面临很大的风险。研究机构控制该风险的最好方式为由研究机构甄选提供 CRC 的 SMO，由研究机构与 SMO 签订聘用合同。

2. 机构聘用 国内已有部分研究机构采用机构自行聘用 CRC 的模式。CRC 为机构的正式工作人员，当研究者承接项目时，在签署临床试验合同的同时，与机构签署 CRC 服务协议。一个 CRC 可以同时承接 3 ~ 4 个在本院开展的项目。这样的聘用模式对机构而言，人员固定，便于管理，项目质量有保障。而且，CRC 本身为本院工作人员，在协调临床试验的过程中更加易于开展工作。然而，医院内本身编制的原因，机构 CRC 的人员编制往往受限制，难以满足实际需求。而且，CRC 通常为研究护士或药师，由于脱离了常规的护理或药学工作，在职称的评定过程中会面临困难。CRC 考虑自身发展，容易流动，不稳定。

3. 主要研究者聘用 最初常见的为 PI 聘用研究生、科研秘书等作为其项目的 CRC。该类 CRC 近似于院内工作人员，对工作环境和人员比较熟悉，有利于开展工作。然而，该类人员由于自身有本职工作，CRC 作为兼职工作，有时候无暇顾及，造成试验质量难以得到保障。该类模式已经逐渐消失。目前还有一些 PI 观察到某些 SMO 公司的 CRC 工作认真负责，工作能力强，自行聘用 CRC 为其工作。总体上，PI 自行聘用的情况，目前越来越少。

三、临床研究协调员的工作职责

CRC 的定义指出 CRC 必须经主要研究者授权，在临床试验中协助研究者进行非医学性判断的相关事务性工作。因此 CRC 工作内容主要是依据国家相关法规、研究方案、医院及公司 SOP 要求，经过研究者授权后，协助研究者完成临床试验的各项工作。2010 年，美国国立卫生研究院临床中心首次明确了 CRC 主要负责试验协调和数据管理，包括受试者招募及注册工作，维护试验执行的一致性和数据的完整性，履行管理机构的要求及完成相关报告。国际性组织临床研究专业学会（ACRP）对一项 CRC 工作分析调查结果显示，CRC 的工作涉及 11 大类 128 项任务，主要进行非医学性判断的工作，主要工作内容包括：要参与试验方案的可行性分析；熟悉试验前各科室准备工作（如设备、标准操作规程、医院就诊流程）；协助研究者招募合适受试者，在试验开始前做好受试者的知情同意工作；帮助研究者管理药物，做好药物分发和回收登记；临床试验中，CRC 要协助研究者进行受试者随访，并记录不良事件（AE）；根据研究者填写的原始文件资料，及时记录在病例报告表（CRF）上，保证病例报告表及原始文件数据的一致性和完整性；实验室检查标本的管理；临床试验结束后协助研究者完成 CRF 数据答疑、文件整理归档等工作。

我国对 CRC 的工作职责并没有相应的规定，一般根据临床试验的进程可以将 CRC 工作内容分为四个阶段：临床试验准备阶段、临床试验进行阶段、临床试验结束阶段和临床试验完成阶段（图 3-1）。CRC 具体工作职责包括但不限于以下描述。

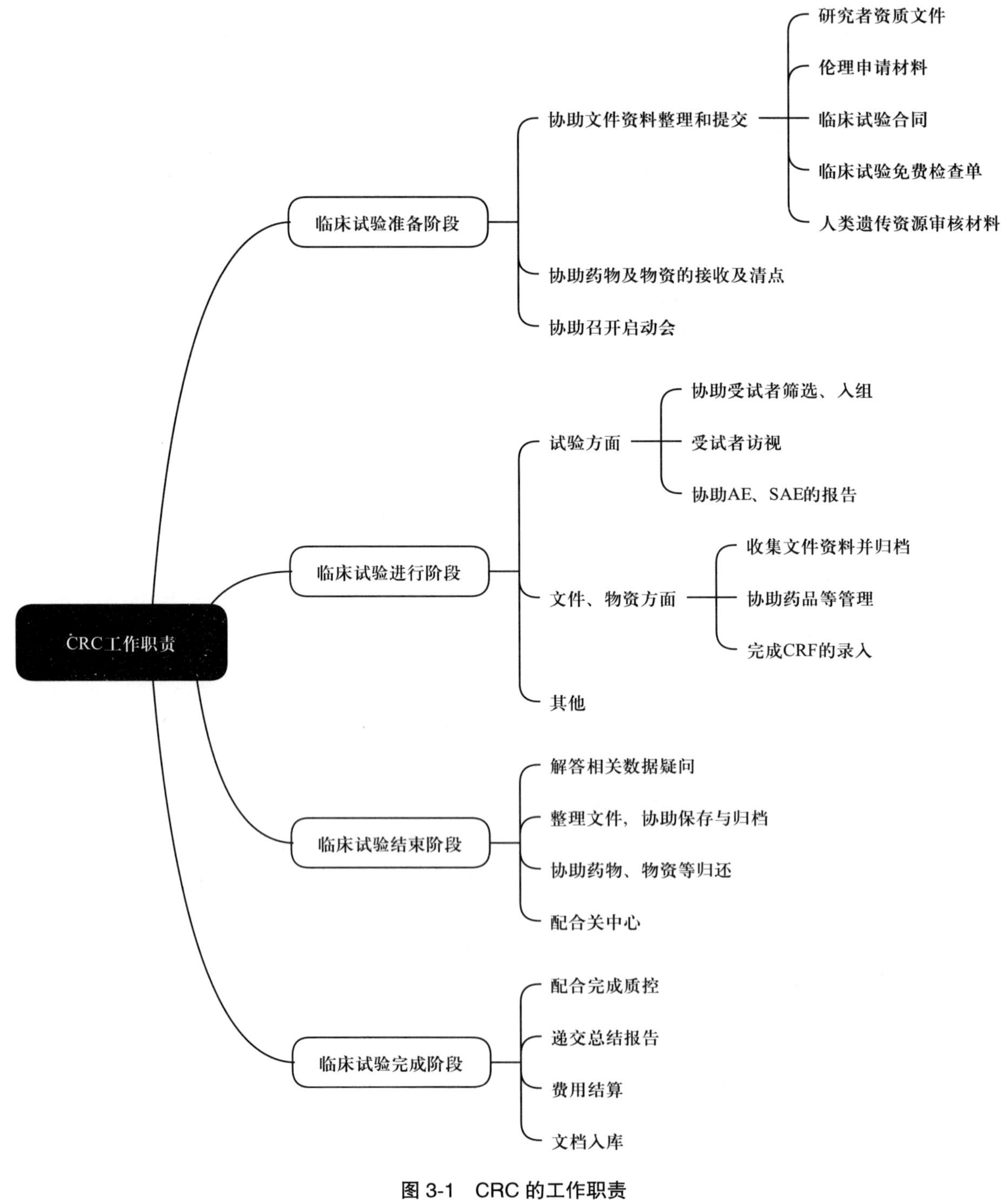

图 3-1　CRC 的工作职责

（一）临床试验准备阶段

CRC 协助完成以下工作：

1. 协助准备研究者的资质文件，如个人简历、GCP 培训记录及执业证书等；
2. 协助准备伦理申请材料，提交伦理审查，跟进伦理审核进度及获取伦理批件；
3. 协助临床试验合同的准备和送审；
4. 协助临床试验免费检查单的管理；
5. 协助人类遗传资源审核材料的递交；
6. 在授权的范围内协助临床试验药物及物资的接收及清点；
7. 协助申办者 /CRO 组织召开临床试验项目启动会，收集和存档启动会相关文件；
8. 协调及组织研究中心研究团队成员参加项目启动会。

（二）临床试验进行阶段

CRC 协助完成但不限于以下已被 PI 授权的工作：

1. 根据方案要求协助研究者进行受试者的筛选和入组。受试者必须充分知情并完成知情同意书的签署后，才能执行临床试验的相关操作；
2. 根据方案要求，协调安排受试者访视，做好访视准备工作；
3. 协助研究者按照方案规定的随访访视流程完成受试者访视；
4. 协助试验药物的领取、发放、回收，并提醒被授权研究者做好相关记录；
5. 协助研究者进行不良事件与严重不良事件的报告，但不得擅自进行医学判断和医学处置；
6. 提醒研究者及时完成原始病历的记录及相关报告审阅；
7. 协助收集临床试验相关文件，完成归档；
8. 及时准确地完成病例报告表（CRF）的录入及不涉及医学判断的数据疑问解答；
9. 协助接待试验项目的监查、质控、稽查；
10. 协助研究者进行内部和外部如中心药房、检验科、中心实验室、阅片中心等的沟通；
11. 经 PI 授权的其他工作，如标本运送、影像学资料传输。

（三）临床试验结束阶段

CRC 协助完成以下工作：

1. 解答不涉及医学判断的数据疑问；
2. 整理试验文件，协助研究者 / 研究护士进行文件保存与归档；
3. 协助完成研究药物的归还，完成相关文件的收集归档；
4. 协助配合关中心等相关工作。

（四）临床试验完成阶段

CRC 协助完成以下工作：

1. 配合完成质控；
2. 递交总结报告；
3. 费用结算；
4. 文档归档入库。

四、临床研究协调员的重要作用和地位

（一）CRC 在临床试验中的重要作用

CRC 全程参与临床试验的工作，同时又是研究者、患者、申办者乃至临床研究机构各部门之间的协调者、联系人。如果试验过程中受试者依从性不佳、相关辅助科室沟通不力、参与试验人员忘记按时完成相关操作，即使一个临床试验方案设计得非常高明，如果在执行层面漏洞百出，也无法保证试验的高质量完成，甚至导致试验失败。因此由于负责执行、监督和推动整个临床试验的进程，CRC 被称为临床试验的灵魂人物，是临床试验中不可或缺的力量，为保障临床试验受试者的安全、保证临床试验的质量和加强临床试验各方的沟通协调起到关键性的作用。有研究者认为，CRC 的表现是临床试验成败的关键。

临床研究协调员通过在临床试验中承担协助获取知情同意、数据收集和（或）协助试验管理等工作，对确保临床试验的伦理合理性、科学性及试验数据的可信度方面起重要保证作用。

1. 协助研究者维护受试者权益 CRC 是受试者权益的保护伞。研究者需严密遵循试验方案，根据方案中规定的时间点，进行有效和准确数据的及时采集；CRC 从患者角度出发，帮助患者权衡利弊，对临床检查资料、实验室检查值的异常变化可及时发现，并协助研究者予以相应处理；与患者共同面对可能出现的不良反应，理性认识临床试验的风险及利益，降低患者的“人体试验”的感觉；CRC 通过宣教资料，使受试者加强自身对疾病的管理、正确认识所患疾病；通过对保险规则、法规等情况的了解，减少受试者的试验成本；就诊前 CRC 协调临床检查、药剂等部门，方便受试者就诊和随访。

2. 协助研究者确保临床试验的科学性 主要体现在以下几个方面的工作。

（1）受试者招募与筛选过程中协助研究者严格对照入选与排除标准，确保入组合格的受试者；按要求实施登录保证随机化。

（2）防止或减少对方案的偏离：①协调医生、患者的日程安排，确保在方案要求的就诊时间窗内合理安排受试者就诊与临床检查。②各项临床检查的管理：按照检查与标本管理的要求，特别是有中心实验室检查的项目，对标本的预处理与运送的管理要求较高。经统一培训的 CRC 是

保证中心实验室检查过程顺利进行的重要环节。中心实验室检查结果通常由 CRC 最先阅读，一旦发现异常值或异常变动可及时传达给研究者。③ CRC 由于熟悉方案，对试验进程有较好的把握，从而对研究者进行建议、提醒等。

（3）对受试者的关爱使得受试者对试验的依从性增强，减少中止、脱落病例。

（4）协助研究者及时发现、追踪、报告不良事件，使得药物安全性评价趋于正确、合理。

3. 提高临床试验数据质量的可信度　除保证入组合格的受试者减少对方案的偏离外，CRC 作用还体现在以下几个方面。

（1）确保数据统一性：在 CRC 的指导与监督下，患者尽可能在同一条件下接受物理或实验室检查；对于主观评价项目（如疼痛程度）、患者日志的填写等由经过统一培训的 CRC 的指导得出的数据可信度较强。

（2）确保数据完整性：为每位患者每次就诊准备的流程安排制作诊疗记录表，保证数据收集无遗漏。

（3）确保数据录入及时与正确：有 CRC 的试验常能保证原始资料及时地转录到书面或电子 CRF。转录过程中发现问题及时与研究者商讨，减少日后对数据发出的疑问。

（4）配合检查与稽查：既往医疗单位因担心受试者的信息或原始资料泄露、人力缺乏等因素不愿接待稽查或检查人员，CRC 可将稽查或检查材料准备妥当，发现问题与研究者及时沟通并进行解答，配合稽查、检查人员的现场工作，使其顺利进行。

（二）CRC 在临床试验中的重要地位

CRC 在研究中的地位可以概括为“辅助、中心、协调”。“辅助”是指 CRC 在临床试验中是作为研究者的“助理”，听从研究者的指挥，向研究者汇报工作；试验中做决策（如是否入组受试者、不良事件的因果关系判断、是否中止试验用药等）的还是研究者。“中心”是指临床试验中患者、申办者与研究者的关系中 CRC 位于中心；“协调”是指 CRC 与三者发生联系并起协调作用（图 3-2）。在 CRC 的实际工作中还包括与药物临床试验机构办公室、药剂科、医技检查部门、伦理委员会、门诊部、住院部、CRO、SMO 等之间的协调。

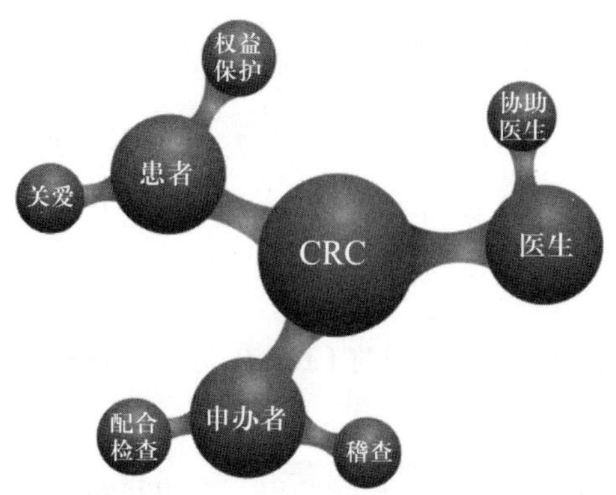

图 3-2　CRC 工作模式及作用

五、临床研究协调员需要具备的能力

从 CRC 的工作内容及 CRC 的重要性可以看出，要做好 CRC 工作应该具备多重能力。

（一）组织管理能力

临床试验项目运行管理是综合性管理过程，包括：时间管理，如项目时间进度、受试者的招募；过程管理，如试验药品管理、文档管理和不良事件管理；财务管理，如项目预算管理、支付与分配管理；质量管理，如质控检查、培训。这些过程都需要 CRC 的参与，因此 CRC 要有很好的组织统筹和管理能力，对财、物都需要学会如何管理；对人员、会议、培训等要学会如何去统筹组织。

（二）团结协作能力

临床试验需要研究团队共同协作完成，需申办者、CRO、SMO、研究机构、辅助部门和药监部门等多方合作。而在医疗机构中，一个临床试验也需要多学科或多科室的共同合作，如检验科、病理科、影像科、病案科和伦理委员会等多方的协作，CRC 作为临床试验工作的桥梁和纽带，需要和相关的部门及人员共同协作，发现问题及时与研究人员联系、与各部门进行合作，积极配合各部门解决相关问题，充分发挥主观能动性，去完成试验各环节中 CRC 的工作职责。

（三）沟通应变能力

CRC 需要有良好的沟通和交流能力。首先对于受试者，CRC 能够通过交流让受试者理解临床试验，了解试验的整个过程，通知受试者及时随访，告诉受试者试验药物的使用方法等。在医疗机构工作中，CRC 要与研究团队、机构办公室、伦理办公室、辅助医技科室的有关人员接触、交流，解决试验中出现的各类问题。此外 CRC 还要与申办者进行交流和沟通，以便让临床试验能够更加顺利地进行。

（四）学习决策能力

临床试验的政策法规在不断地更新，临床试验项目涉及的领域也各不相同，这些都需要 CRC 有很好的学习能力。CRC 应该能够自主地、快速地去学习新的政策规范，学习新的疾病相关的知识及试验方案的相关内容。这样 CRC 在工作中能够及时发现试验是否规范，是否按照方案在进行。同时 CRC 在协助临床医生完成项目时也应该具有一定的事务判断和决策能力。

※ 知识链接一　国内外 CRC 的现状及工作内容的区别

欧美 CRC 以护士出身居多（约占 60%），其次是药师（占 15% ~ 20%）；而在日本，药师约占 68%，护士仅约 30%。从其 CRC 的学历来看，本科约占一半，其次是大专、硕士研究生，大专以下及博士研究生很少。目前在欧美、日本等临床研究水平一流的地区和国家，没有 CRC 参与的临床机构就不能实施药物临床试验。ACRP 举办的 CRC 资格认证考试在欧美及亚洲的 15 个国家和地区开展，日本临床药理学会与 SMO 协会也有类似认证制度，但均要求至少有 2 年以上的

CRC 从业资格。

在国内，CRC 有护理背景的约占 40%，药学背景的为 46% 左右，其他为生物、医学背景等。本科学历约占 78%，专科学历约占 16%。中国目前的 CRC 基本属于边工作边培训模式，由于没有专门的培训机构，多数 CRC 工作人员的培训是由所在公司组织完成的，国家层面的认证目前还没有统一的标准。

在美国 CRC 的工作几乎遍及医疗过程中各个细节，CRC 直接受聘于医院，经专门机构培训认证后持证上岗，属医院工作人员，他们的酬劳来自所参与的临床试验项目，由主持临床试验项目的医生负责签发。医院中设有专门的部门管理他们，并为他们提供办公场所，他们可以在医院各部门、临床试验负责人和患者间游刃有余地进行协调工作。他们可以为患者预约门诊，按照试验负责医生的安排引导患者完成特殊检查，收集检查结果并报告医生。此外，他们还会定期和试验负责医生召开有关临床试验的讨论，将试验过程中发现的问题上报伦理委员会，如果需要调整试验方案，他们还需要将调整部分重新上报伦理委员会备案。在临床试验中，CRC 作为第三方还担负监督医生和试验申办者、保障患者利益不受侵害的重要责任。

国内有研究对 13 项 CRC 核心工作内容进行对比发现：国内的 CRC 在填写病例报告表、病例报告表答疑、研究文件管理、协助并接待临床监查员、（严重）不良事件报告与跟踪这五项核心工作内容上的涉及度较低，而在协助研究者筛选受试者、实验室检验报告单收集与管理、实验室生物样本运输与管理、协助研究者安排受试者访视五项核心工作内容上的涉及度较国外 CRC 高（表 3-1）。

表 3-1　国内外 CRC 核心工作内容对比

序号	CRC 核心工作内容	参与比例（%）			
		国内 CRC		国外 CRC	
1	填写病例报告表	68.6	*	89.2	*
2	病例报告表答疑	58.3	*	75.7	*
3	研究文件管理	70.8	*	89.2	*
4	协助并接待临床监查员	79.8	*	74.1	*
5	（严重）不良事件报告与跟踪	69	*	94.6	*
6	协助研究者筛选受试者	56.9	*	25.0	
7	实验室检验报告单收集与管理	63.2	*	20.0	
8	实验室生物样本运输与管理	53.3	*	20.0	
9	协助研究者安排受试者访视	73.9	*	27.8	
10	研究中心内部、外部的沟通与协调	58.7	*	NA	
11	协助研究者招募受试者	42.6		78.4	*
12	受试者注册随机	NA		94.4	*
13	稽查接待准备及参与稽查	NA		52.8	*

注：* 代表国内或国外 CRC 核心工作内容；NA 代表国内或国外 CRC 未涉及的工作内容

※ 知识链接二

CRC 在Ⅰ期药物临床试验与Ⅱ、Ⅲ期药物临床试验中工作内容有所不同，笔者将工作的异同点进行了梳理，仅供参考（表 3-2）。

表 3-2　CRC 在Ⅰ期药物临床试验与Ⅱ、Ⅲ期药物临床试验中工作内容的异同点

分类	项目	Ⅰ期药物临床试验（肿瘤药物除外）	Ⅱ、Ⅲ期药物临床试验
受试者	性质	多数为健康人群	患者
	入组	批量入组	逐个入组
给药	目的	观察安全性及药动学参数的测定	治疗效果的评价
	方式	在试验场所批量给药	受试者回家完成给药
生物样本采集	采集方式	需要密集采血	一般不需要
	注意点	采血时间严格控制、工作人员训练有素	一般不需要
随访	时间	一般时间较短	时间较长

第二节　临床研究协调员的沟通技能

临床研究协调员（CRC）是在临床试验中被主要研究者授权，协助研究者进行非医学判断的相关事务性工作，是临床试验的参与者、协调者。他们协助研究者在遵循临床试验管理规范和相关法规的前提下，更好地开展临床试验项目。CRC 的工作贯穿了整个临床试验的始终，它琐碎且要落实到细致之处，方案是其精魂，沟通是其脉络，法规是其骨骼和肌理。CRC 在工作中不可避免需要和研究者、护士、受试者、药物临床试验机构和伦理委员会、临床研究监查员（CRA）等相关人员沟通配合，良好有效的沟通也是 CRC 协调临床试验开展的必备职业技能。沟通的概念、模式、心态、步骤及 CRC 如何做好沟通见图 3-3。

一、沟通的概念

沟通（communication）是人与人之间、人与群体之间思想与感情的传递和反馈的过程，以求思想达成一致和感情的通畅。在实际工作过程中，不能有效沟通是造成工作效率低下的一个非常重要的原因。沟通有三大要素，包括一个明确的目标，达成共识，沟通信息、思想和情感。要有一个明确的目标，只有有明确的目标才叫沟通。如果没有目标，就不是沟通而是闲聊。达成共识指沟通结束以后一定要形成一个双方或者多方都共同承认的一个认识或者协议。沟通信息、思想和情感，即沟通的内容不仅仅是信息还包括更加重要的思想和情感。

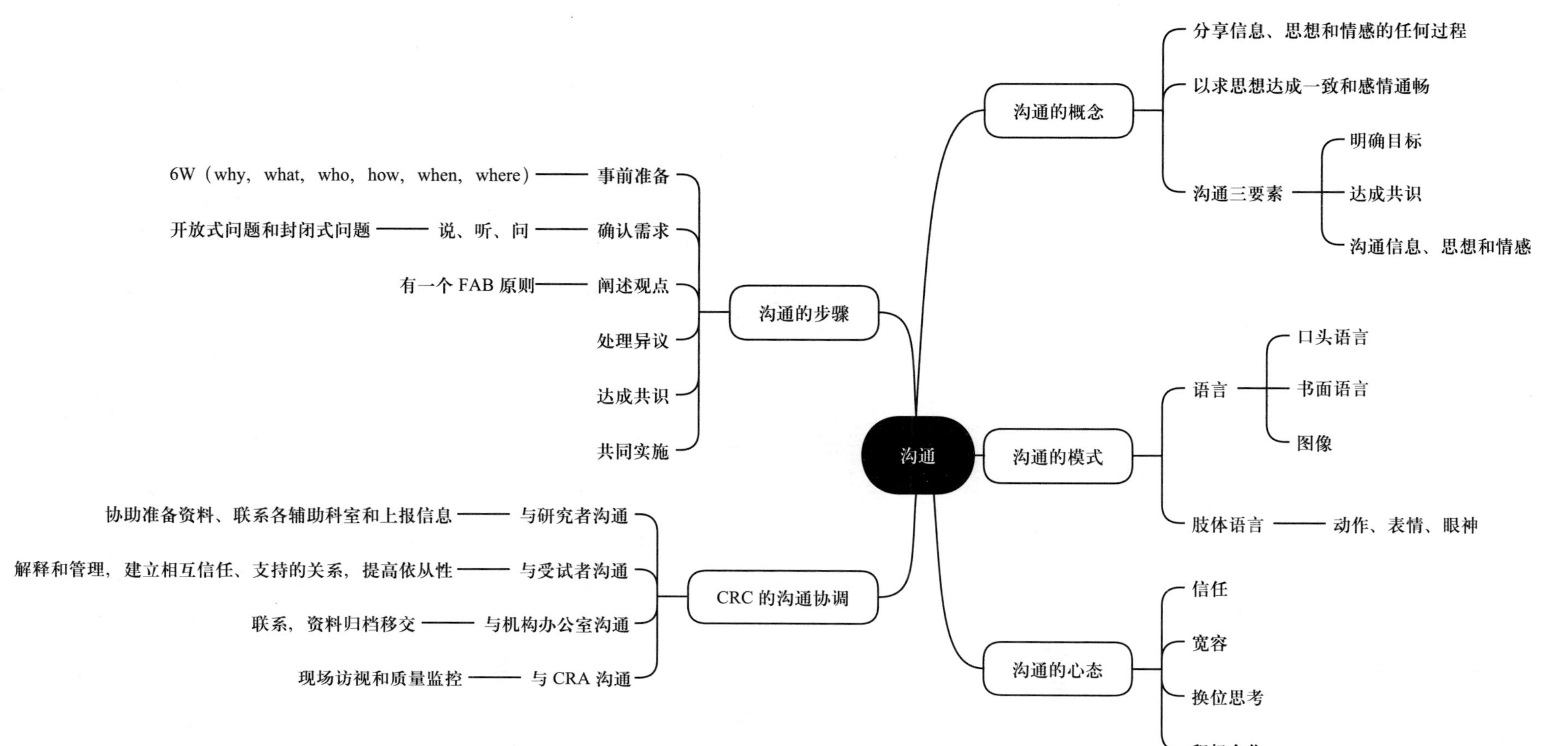

图 3-3　沟通的概念、模式、心态、步骤及 CRC 如何做好沟通略图

二、沟通的基本模式

沟通的模式有语言和肢体语言这两种，语言更擅长沟通的是信息，肢体语言更善于沟通的是人与人之间的思想和情感。语言是人类特有的一种非常好的、有效的沟通方式。语言的沟通包括口头语言、书面语言、图片或者图形。口头语言包括面对面的谈话、开会等。书面语言包括信函、传真，以及用得很多的 E-mail 等。图像包括一些幻灯片和电影等。这些都统称为语言的沟通。肢体语言以非语言行为作为载体，包括动作、表情、眼神。很多时候，即使协调员没有说话，对方也能了解协调员的意图。如微笑表示友善礼貌，皱眉表示怀疑和不满意。

三、沟通的心态

沟通的过程是一个互动的过程，提高沟通效率和效果首先要解决沟通的心态。信任是沟通过程中最重要的因素，离开了信任，任何沟通都很难实现。在实际沟通中，对于沟通中的原则问题，很多人会带着非常强烈、主观的自我印象解决，试图用自己的思想去代替对方的想法。这种做法非常不利于沟通，难以解决问题。取而代之的是有较好的宽容心，学会理解对方的立场和处境。在思考问题的时候，在认知层面和情感层面对问题要有共同的心理体验，拥有同理心和同情心，才能拥有宽容的心态。每个人所处的环境、自身所具备的知识经验和所处的层级不同，获取信息的量和考虑问题的角度不同，考虑问题的层次也会不一样，因此在沟通过程中应当学会不同的思考方式。积极合作的心态是双方都积极地去解决这个问题，共同研究一个很好的解决问题的方法，而不是去推卸责任，也不是一方告诉另一方，更不是一方命令另一方。

四、沟通六步骤

在工作中要完成一次有效的沟通分为六个步骤，包括事前准备、确认需求、阐述观点、处理异议、达成共识和共同实施。

（一）事前准备

在沟通前，需要明确沟通目的（why）、沟通内容（what）和沟通对象（who），选择有效的沟通方式（how）、合适的沟通时间（when），还需要考虑在什么样的环境和场合下（where）沟通。想一想，在工作中，经常通过哪些方法与别人沟通？有电话、E-mail、传真，也有面对面的交谈等方式。CRC 应充分考虑对方的情绪，选择恰当的沟通时间；制订计划，预测可能遇到的异议和争执，决定怎么与别人沟通，先说什么，后说什么。

（二）确认需求

在沟通过程中，首先要确认对方的需求是什么。如果不明白这一点就无法最终达成一个共识。沟通过程中有三种行为：说、听、问。要了解别人的需求、了解别人的目标，就需要通过提问来达到。提出的问题有开放式问题和封闭式问题。两者的区别主要有：封闭式问题是把问题缩小在个人可以控制的范围内，达到引领对方的目的，从而把矛盾冲突降到最低，一般只用“是”或“不是”来进行回答。开放式问题是对方可以尽情地去阐述、描述自己观点的问题，可以帮助收集更多的信息。所以，注意在沟通的过程中，区分两种不同问题的特点，通过正确提问来提高沟通的效果。例如，一开始沟通时，希望营造一种轻松的氛围，所以在开始的时候问一个开放式问题；当发现话题跑偏时可问一个封闭式问题；当发现对方比较紧张时，可问开放式问题，使气氛轻松。另外，要避免多重问题即一口气问了对方很多问题，使对方不知道如何回答。而在听别人说话的时候，一定要有一些回应的动作。通常在听之前会和讲话者有一个眼神上的交流，显示给予充分注意，这就告诉对方：我准备好了，你可以说了。在听的过程中适当地去点头，或者说：“我也这样认为的。”“不错。”也会给对方带来非常好的鼓励。当没有听清楚、没有理解对方的话时，要及时提出，一定要完全理解对方所要表达的意思，做到有效沟通。

（三）阐述观点

阐述观点是怎样把观点更好地表达给对方，让对方能够明白。阐述观点有一个 FAB 原则：F 指属性（feature），即一种能看得到、摸得着的东西；A 指作用（advantage），就是这种属性将会给人带来的作用或效果；B 指利益（benefit），是指作用或者效果会给人带来的利益或好处。采用 FAB 顺序表达时，观点就具体化了，这样，对方更容易听得懂，而且印象深刻。如向受试者介绍一个口服冲剂：这个药是颗粒状的（F），可以分次和加水溶解（A），服用起来方便、起效也比较快（B）。

（四）处理异议

当遇到异议时不要轻易打断或反驳对方。相反，如果自己的观点得不到对方认可也不必焦躁，要态度良好地虚心听取别人的批评和意见，并通过点头、赞美、微笑给对方积极的回应和暗示。处理异议的方法可以尝试“借力打力”，即在沟通中遇到了异议，首先了解对方的观点，再用一个对自己有利的对方的观点来做进一步的交流。

（五）达成共识

沟通的结果就是最后达成了一个共识。沟通是否完成，取决于最后是否达成了共识。在这里，要善于发现对方的支持。支持是帮助工作更有效和使工作状态感觉更好的任何事情，对合作者的工作给以回报，对别人的帮助表示感谢，并积极转达各方面的反馈意见。

（六）共同实施

达成的沟通结果需要大家共同按照协议去实施。如果没有按照协议去实施，那么对方会觉得协调员不守信用，就失去了对协调员的信任。信任是沟通的基础，如果失去信任，那下一次沟通就变得非常困难。所以在沟通后，对所达成的协议一定要努力按照协议去实施。

因此，在每次沟通前，要先想一想以下信息：沟通目的，需要沟通的信息内容，沟通参与者是谁，将选择何种形式与其沟通，选择什么时候沟通，选择在何处沟通。

五、临床研究协调员的沟通协调作用

（一）与研究者沟通

协助准备研究者的资质文件，如个人简历、培训证书；协助准备伦理委员会所需资料并递交伦理审查申请。伦理审查申请通过并签署试验协议后，准备医院启动会资料（如研究者声明、研究者履历、职责分工表等），交接检验单、研究资料、应急信件，向各辅助科室发放试验启动通知，并且在启动会上进行院内标准操作规程、GCP 基本原则和试验注意事项的培训。启动会后，记录并整理该会上提出的问题并协调医院各部门或申办者予以解决。在受试者筛选与入组时，与研究者共同探讨、判断入组试验的适合性。试验过程中如发生严重不良事件，CRC 将协助研究者按规定时间上报伦理委员会、机构办公室、申办者等。

（二）与受试者沟通

CRC 有较多的时间与受试者进行贴心交流与沟通，可向受试者充分解释药物临床试验过程中的相关问题，详细分析试验中可能出现的风险与利益，尽可能免除受试者疑虑，让受试者积极配合药物临床试验；与受试者建立相互信任、支持的关系，把受试者的安全放在首位，并尽量使受试者最大程度受益；对受试者参加药物临床试验表示敬意和感谢。受试者在使用试验药物后，非常关心症状的改善程度及实验室相关检查结果，CRC 能在第一时间将检查结果告知受试者，一旦出现异常结果及时通知复查，并将受试者的情况及时向研究者汇报，及时发现问题并及时处理。在药物临床试验期间，CRC 通过建立和发放联系卡，方便受试者咨询；建立受试者复查、随访手册，并以短信或电话的形式提醒其按时随访，这样大大提高了受试者的依从性，避免了受试者过早脱落及失访。其间要注意避免出现医学上的判断。

（三）与机构办公室沟通

CRC 在试验全流程中都需要与机构办公室保持良好的沟通，当试验出现任何问题时应及时、如实向机构汇报，采取合适的措施解决试验中的问题。CRC 也要按试验项目、GCP 要求，及时将试验产生的资料归档，如已签署的知情同意书、已填写的病例报告表、新版方案、伦理批件等，和研究者及申办者/CRO保持联系，以核对研究中心关闭需要的文件已完整并归档，与机构档案管理员进行资料移交核对工作。

（四）与CRA沟通

在药物临床试验的过程中，CRC对于文档资料的管理做到细致入微，保证每份文件完整、准确、真实、安全。建立相应的保存、查阅、借阅制度，有利于日常的管理，方便CRA现场访视和监查等工作。当CRA对项目有疑问时，CRC应给予全面解答，及时向CRA反馈项目中存在的问题或难点，以便项目顺利开展。

CRC的工作像是根系发达的大树，从前期协助伦理资料递交，项目正式启动，受试者的入组、随访，原始数据的收集、整理，病例报告表的录入，到最后的中心关闭，CRC的工作涉及非医学判断性的方方面面。总的来说，CRC的工作需要不断地学习行业知识和法规、有效地沟通和解决项目中出现的问题、总结和归纳项目经验。遇到问题需要思考、沟通、解决，每次问题解决过程都是一次再学习和成长的过程。CRC的工作一件一件做完，耐心坚持下去会清楚地看到自身的成长。随着中国药物研发的不断发展和规范，未来CRC行业会更好、更快地发展，CRC将逐渐成为临床研发领域中有特色的技术型人才。

第三节　临床研究协调员的科研诚信

“诚信”一般指实事求是、诚实、守信、不欺骗、不弄虚作假、言行与思想一致。科研活动作为对未知规律和事物的探索，对其科学知识的获取和交流必须以诚信为基础。纵观科学发展历史，可以清晰地看出，求真务实、为真理献身的科学精神不仅是推动科学事业发展的不竭动力源泉，也是引领人类文明进步的重要标杆。诚信对于科学家至关重要，对临床研究协调员也是如此。具备高尚的道德操守应该是科研人员本质的关键一面，也应是其倾心竭力需要达到的。加强诚信教育、提高诚信意识、完善诚信体系建设是良好科研环境发展的重要目标。

一、科研诚信与科研不端行为

科研诚信，是指科研工作者要实事求是、不欺骗、不弄虚作假，还要恪守科学价值准则、科学精神及科学活动的行为规范。

2009年8月26日，我国学术界对“科研诚信”进行了界定，主要是指科技人员在科技活动中弘扬以追求真理、实事求是、崇尚创新、开放协作为核心的科学精神，遵守相关法律法规，恪守科学道德准则，遵循科学共同体公认的行为规范，即在开展科学研究或学术研究时保持真实性和可靠性。从事医学科研活动的人员应当大力弘扬科学家精神，追求真理、实事求是，遵循科研伦理准则和学术规范，尊重同行及其劳动，防止急功近利、浮躁浮夸，坚守诚信底线，自觉抵制科研不端行为。

对于科研不端行为，美国公共卫生署规定是指伪造、篡改、剽窃或在研究的申请、执行或报告过程中严重偏离科研行为准则的行为，但不包括无意的错误和在数据解释或判断中出现的正常差异。这也普遍成为国际所认可的定义。但在中国，科研不端行为比在美国有更多、更宽泛的定义。《科研活动诚信指南》罗列了以下 12 类：①在研究经费申请、科研课题验收、涉及人类受试者或实验动物的研究申请材料中提供虚假信息、假冒他人署名或伪造证明材料；②在研究记录、研究报告、论文、专著、专利等材料中不真实地描述实际使用的材料、仪器设备、实验过程，或不适当地改动、删除数据、记录、图像及结果，使研究过程结果不能得到准确的反映；③在未注明出处或未经允许的情况下，使用他人的研究计划、假说、观点、方法、结果或文字表述（抄袭剽窃）；④对研究对象违反伦理道德的处理，包括涉及人类受试者或实验动物的研究中，违反知情同意、保护受试者隐私和实验动物保护等方面的伦理规范；⑤论文一稿多投，或故意重复发表；⑥侵害他人的署名权、优先权等正当权益，或有意妨碍他人研究结果的正常发表或获得其他形式的承认；⑦在同行评议中，故意对他人的项目申请、科研成果等作出有失客观、公正的评价；⑧为顺利发表论文，在署名时冒用导师或其他学者的名义；⑨对已知他人的科学不端行为故意隐瞒或给予配合；⑩对自己或他人不端行为的举报进行打击报复；⑪恶意或不负责任地举报他人存在科研不端行为；⑫其他严重偏离科学共同体公认的科研诚信和学术道德规范的行为。

二、科研诚信的制度化建设

科研越活跃，越易暴发不端事件。近年来，我国科研诚信建设在制度规范、教育引导、监督惩戒等方面取得了显著成效，但不可否认也面临着巨大挑战。国内剽窃、伪造、篡改等学术不端事件频发，如大学毕业论文抄袭、国际论文涉及造假被撤稿等。我国针对科研诚信问题出台了一系列政策文件。如中华人民共和国科学技术部（简称科技部）等 15 个部门 2016 年联合发布了《国家科技计划（专项、基金等）严重失信行为记录暂行规定》；中共中央、国务院 2018 年印发了《关于进一步加强科研诚信建设的若干意见》，对进一步推进科研诚信制度化建设等方面做出部署，2019 年印发了《关于进一步弘扬科学家精神加强作风和学风建设的意见》《科研诚信案件调查处理规则（试行）》；科技部 2020 年公布了《科学技术活动违规行为处理暂行规定》，将“科研伦理”“惩戒学术不端”写入政府工作报告，标志着国家对科研诚信建设的重视再度提升；2021 年 1 月，国家卫健委、科技部、国家中医药管理局共同修订了《医学科研诚信和相关行为规范》，充分显示政府对治理学术不端、营造科研诚信氛围的高度重视。

三、利益冲突

利益冲突是指个人的利益与其职责之间的冲突，即存在可能过分影响个人履行其职责的经济或其他的利益，其普遍存在于科学研究活动中。近年来，随着产 - 学 - 研的深入合作，临床试验中的利益关系愈发复杂。利益冲突对临床试验的消极影响已经引起医药领域的关注，如方案设计时劣化对照产品的选择、受试者招募时私自放宽筛选标准、试验实施时破坏随机 / 违背方案、数据收集时篡改数据等，严重背离了临床研究的科学精神，影响试验数据的真实性，损害受试者的权益。更为严重的是，试验数据的失真致使疗效和安全性不可控的药物及医疗器械流入市场，将会严重威胁患者及公众的生命健康安全。

《药物临床试验质量管理规范》（GCP）等法规中尚未对利益冲突的界定、管理程序和审查的具体内容等做出明确规定，实际执行中缺乏指导性，容易流于形式。当前利益冲突的管理，工作主要集中于利益冲突的宣教，提高研究者对利益冲突的敏感性及识别能力。机构通过对研究人员上报利益冲突的意愿及行为进行调查，以期发掘制约研究人员主动性的影响因素，并针对性地采取措施防范。

药物临床试验中利益冲突的防范主要包括：①建立透明、规范、公正的利益冲突管理程序，强化执行力度。根据利益冲突的定义、分类、基本情形等内容，制定具有可操作性的利益冲突审查办法，明确管理对象、管理流程、利益冲突的报告时间及相应的处理、防范与监管措施，切实保障受试者的健康、安全与合法权益。制定并细化利益冲突管理流程，包括利益冲突报告流程、利益冲突惩处流程等，明晰各方职责，提高利益冲突管理效率。②充分发挥伦理委员会在利益冲突审查中的作用。伦理审查是保护受试者的重要举措之一，要切实提升伦理委员会成员、独立顾问等的伦理审查能力。③借助严格的回避制度规避潜在的利益冲突。回避制度是指研究者、申办者、伦理委员会成员等在药物临床试验项目中履行其职责时，涉及其本人或直系亲属相关利益，为避免因参与该项目影响其公正性或受到质疑等不良影响，而回避不参加该项目的相关规定。通过设立回避制度，加强研究者、申办者、伦理委员会成员等自我约束意识，切实保障公正性。④通过信息公开接受第三方的有效监督。利益冲突会影响决策的公开透明度，将利益公开并接受监督，是有效防止利益冲突的关键一环。实行利益信息公开，能使研究者、申办者、伦理委员会与临床试验机构等采取相关政策主动规避利益冲突，将利益冲突风险最小化，同时充分发挥政府部门、社会公众等的监督作用，并有针对性地对利益冲突行为做出相应的调查与处理。⑤建立健全规范的惩处机制，实施责任追究。建立对违反利益冲突相关规定的惩处机制，对于违反重大利益冲突规定并造成严重后果的行为，应责成有关单位进行调查，并做出相应的处罚措施。

四、临床研究协调员与科研诚信

对科研相关规范的了解程度是主要影响科研诚信的因素之一，由于对学术不端行为及科研政策不了解、不熟悉而无意发生的学术不端行为，在一般专业技术人员中比较普遍。临床试验归属于科学研究，因此 CRC 作为临床试验团队中的一员，工作在临床试验第一线，要加强对科研规范等方面的学习和了解，才能在实践中履行相应的职责，维护科研诚信、防止学术不端，营造诚实守信的学术环境。

科研档案是指在研究实施及过程管理中形成的，具有保存价值的文字、图表、数据等各种形式和载体的文件材料以及标本、样本等实物。科研档案就是具有保存价值的科研活动的原始记录，是科研诚信体系的重要组成部分、科研诚信体系运行的基础。临床试验的相关文档也属于科研文档，CRC 要自觉做好临床试验文件材料的管理和归档工作，做好原始记录交接。进行研究数据记录和报告时，能及时甄别发现临床试验中出现的问题，如原始数据缺失或与事实不符，并提醒协助研究者及时解决，保证临床试验数据真实、准确、完整，提高临床试验质量。在临床研究中，CRC 经常要与受试者进行沟通。在每次沟通时 CRC 同样应本着科研诚信的原则，如实并充分向受试者说明和解释药物临床试验过程中的相关问题，详细分析试验中可能出现的风险与利益，不得隐瞒或使用欺诈等手段影响受试者的参与决定，与受试者建立相互信任、支持的关系，把受试者的安全放在首位。

此外，CRC 应主动宣传科研诚信，协助加强整个临床研究团队成员科研诚信的意识，共同预防科研诚信不端行为的发生。

※ 知识链接　2021 版《医学科研诚信和相关行为规范》解读

2014 年 9 月，国家卫生和计划生育委员会与国家中医药管理局联合发布了《医学科研诚信和相关行为规范》(以下简称《规范》)，在提高广大医学科研人员诚信意识、遵守诚信原则、养成良好科研行为习惯等方面发挥了积极的引导作用。《规范》发布以来，党中央、国务院对加强科研诚信建设提出了一系列新的要求，为更好贯彻落实《规范》的内容，在医学科研领域进一步加强科研诚信建设，2021 年 1 月，国家卫生健康委、科技部、国家中医药管理局共同修订了《规范》(详见附录七)。2021 版《规范》共 4 章，34 条，具体包括总则、医学科研人员诚信行为规范、医学科研机构诚信规范、附则(图 3-4)。各章主要内容如下。

第一章——“总则”，共 4 条，分别对《规范》目的、依据、适用范围做出规定，明确了《规范》适用于所有从事医学科研活动的人员和所有开展医学科研工作的机构。

第二章——“医学科研人员诚信行为规范”，共 18 条，明确了医学研究活动应当遵循的基本规范。涵盖科研项目的申请、预实验研究、实施研究、结果报告、项目检查、执行过程管理、成

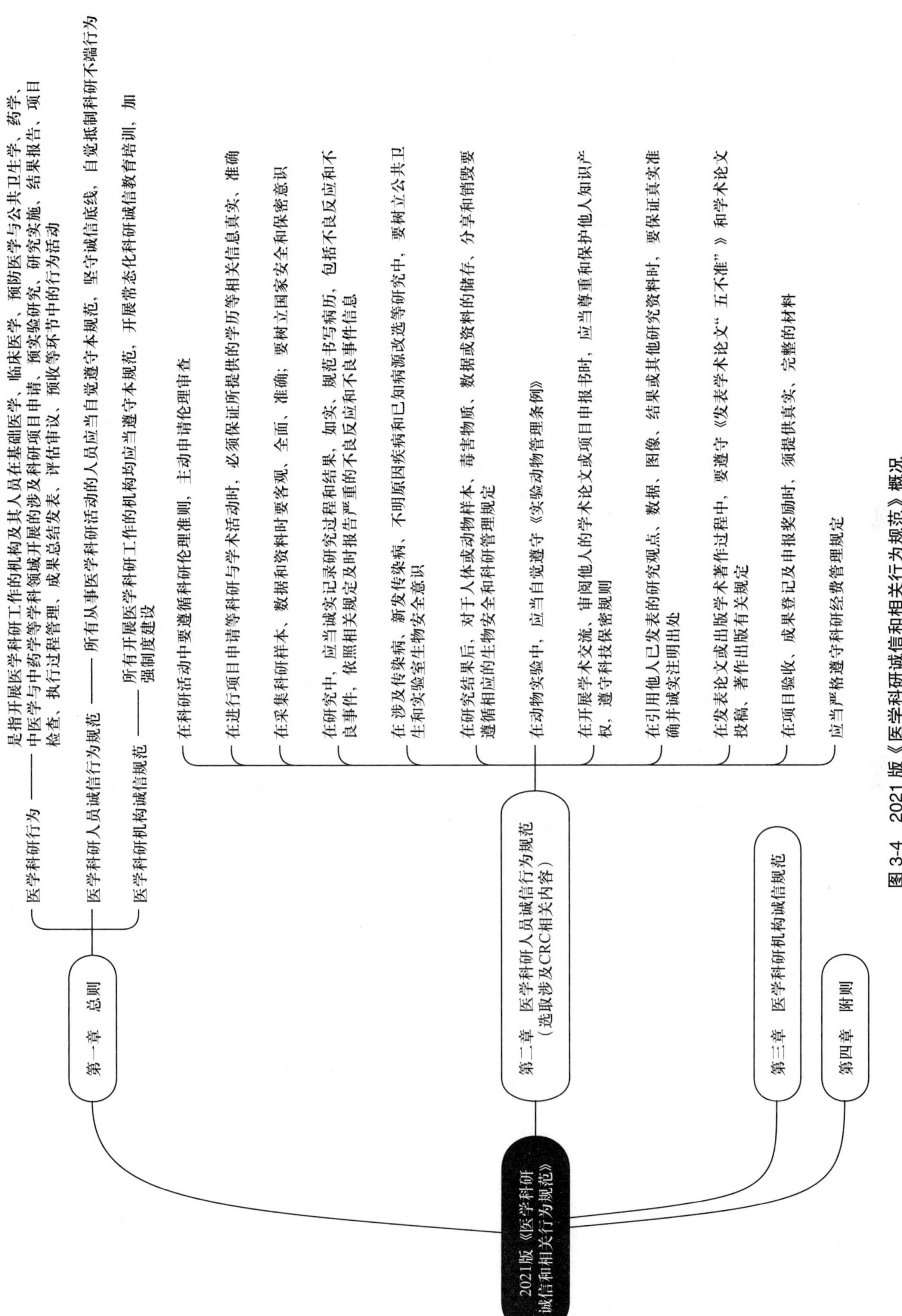

图 3-4 2021 版《医学科研诚信和相关行为规范》概况

果总结及发表、评估审议、验收等科研活动全流程。强调医学研究要牢固树立生物安全意识，在从事致病病原研究过程做到依法合规。确定医学科研活动有关记录和数据由所在单位集中保存的原则。并提出科普宣传中不得向公众传播未经科学验证的现象和观点，在疫情防控期间应当严格遵守疫情防控管理要求等准则。同时，根据当前医学科研诚信面临的新挑战，《规范》明确提出，同意署名的导师、项目负责人对发生的科研不端行为在承担管理、指导责任的同时还要承担同等责任。

第三章——“医学科研机构诚信规范”，共 11 条，突出了医学研究机构科研诚信主体责任。①要求建立健全内部管理体系；②加强内部管理制度；③加强成果管理，建立科研成果全流程追溯机制；④淡化论文发表数量、影响因子等与人员奖励奖金、临床医生考核等的关系；⑤建立科研人员职业培训和教育体系，加强对医学科研人员诚信教育；⑥对特殊领域如传染病、生物安全等的研究成果进行评估。医学机构对科研不端行为的处理意见应当予以公布等规范要求和医学科研机构集中妥善管理医学科研相关原始数据、生物信息、图片、记录等以备核查等管理要求。

第四章——“附则”，共 1 条，规定了《规范》的实施日期：“自发布之日起施行”。

第四节　临床研究协调员如何读懂临床试验方案

临床试验方案是指说明临床试验目的、设计、方法学、统计学考虑和组织实施的文件。试验方案通常还应当包括临床试验的背景和理论基础，这些内容也可以在其他参考文件中给出。试验方案可以用来指导参与临床试验的所有研究者如何启动和实施临床试验，也是试验结束后进行资料统计分析的重要依据。本节主要结合 CRC 工作内容介绍 CRC 应如何读懂临床试验方案。

一、临床试验方案包括的内容

我国《药物临床试验质量管理规范》（GCP）2020 年 7 月 1 日施行版第六章规定，临床试验方案的主要内容应包括以下 15 条：基本信息；研究背景资料；试验目的；试验设计；临床和实验室检查项目；受试者的选择和退出；受试者的治疗；访视和随访计划；有效性评价；安全性评价；统计内容；质量控制和质量保证；伦理学问题；数据的采集与管理流程、系统，数据管理的步骤、任务、质量保障措施；直接查阅源文件、数据处理、记录保存、财务和保险（表 3-3）。

表 3-3 临床试验方案框架

1. 基本信息 标题、编号、版本号及日期 申办者信息 研究者信息 参与试验单位的信息 2. 研究背景资料 试验药物介绍 非临床研究和临床研究数据 潜在的风险和获益 给药途径、剂量、方法及疗程 研究人群 背景资料及参考文献 3. 试验目的 4. 试验设计 主要终点 次要终点 对照组选择 试验设计描述 随机化和盲法 治疗方案 药品剂型、包装、标签 药品管理流程 试验时长和随访安排 暂停、终止试验标准 盲底和揭盲 源数据记录 5. 临床和实验室检查项目 6. 受试者的选择和退出 入选标准 排除标准 退出标准及程序	7. 受试者治疗 试验用药 合并用药 受试者依从性 8. 访视和随访计划 试验期间 试验终点 不良事件评估 试验结束后随访 9. 有效性评价 有效性指标及其评价、记录、分析方法和时间点 10. 安全性评价 安全性指标及其评价、记录、分析方法和时间点 不良事件的记录、报告、随访 伴随疾病的记录、报告 11. 统计 样本量的确定 显著性水平 统计假设 统计方法 统计分析的受试者人群 12. 质量控制和质量保证 13. 伦理学问题 14. 数据采集与管理 15. 记录保存、财务和保险

二、临床试验方案的批准与制定

根据 GCP 规范的要求，在临床试验设计中，申办者应选用有资质的生物统计学家、临床药理学家和临床医生等参与试验，包括设计试验方案和 CRF、制订统计分析计划、分析数据、撰写中期和最终的试验总结报告。不少的试验方案中会加入预试验环节，设计的内容也会明确根据预试验的结果进行调整。预试验是指在正式开始研究工作之前，按研究设计内容，先做一些小量样本的试验，目的是为检查方案设计中有无需要修正的地方，同时也可熟悉和摸清研究条件，可以探索样本量、药物的安全性和药物的剂量。在临床试验开始前，申办者应当向药品监督管理部门提交相关的临床试验资料，并获得临床试验的许可或者完成备案。在临床试验准备阶段，申办者和研究者通过召开方案讨论会来共同讨论、确定试验方案，并签字及注明日期。由主要研究者向机构办公室提出立项申请，并向伦理办公室提出伦理审查申请，在通过伦理委员会审查并得到批准后该试验方案方可实施。更新版本的试验方案应经伦理委员会批准后再实施。研究者应仔细核实最新方案版本号与伦理委员会批件上的方案版本号是否一致。在申办者与各方签署合同后进行相关文件资料、药物及物资的交接，随后可召开方案启动培训，实施临床试验。

三、从方案摘要中掌握核心内容

某临床试验方案摘要，包含该试验方案的核心内容：试验分期、研究目的（包括主要目的、次要目的、探索性目的）、研究内容、受试者选择、受试者数量、试验设计、治疗处理、应收集的数据和统计内容等，其中试验设计是 CRC 读懂临床试验方案中最关键的部分（表 3-4）。

表 3-4　某临床试验方案概要

研究名称	一项在血糖控制不佳的中国 2 型糖尿病（T2DM）患者中开展的采用 A 药（10 mg 和 20 mg）每日一次口服联合胰岛素治疗 24 周的Ⅲ期、随机化、双盲、安慰剂对照、平行分组研究
申办者	XXX 制药有限公司
研究中心	多中心试验
试验分期	Ⅲ期
试验目的	评价接受胰岛素治疗的 2 型糖尿病患者加用 A 药的疗效和安全性
试验设计	一项比较 A 药（10 mg 或 20 mg）与安慰剂作为稳定胰岛素联合治疗的随机化、双盲、多中心、安慰剂对照、平行分组研究 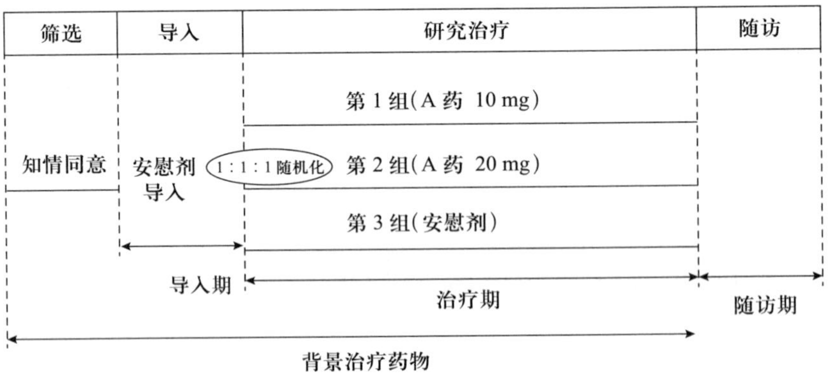 筛选　导入　研究治疗　随访 知情同意 安慰剂导入 1:1:1 随机化 第 1 组(A 药 10 mg) 第 2 组(A 药 20 mg) 第 3 组(安慰剂) 导入期　治疗期　随访期 背景治疗药物
试验终点	主要终点： ● 治疗 24 周后糖化血红蛋白（HbA1c）相对于基线的变化 次要疗效终点： ● 治疗 24 周后，HbA1c<7.0% 的患者百分比 ● 第 24 周的空腹血糖相对于基线的变化 次要安全性终点： ● 低血糖事件的发生
入组人群	本研究受试者：尽管采用了饮食控制和体育锻炼，并且接受了胰岛素治疗，但血糖控制依然不佳的中国 T2DM 患者。随机患者 273 例，各治疗组患者均为 91 例

续表

入选标准	1. 年龄在 18 ~ 75 岁（含 18 岁和 75 岁） 2. 诊断为 2 型糖尿病的中国患者 3. 7.5%≤HbA1c≤11.0% ……
排除标准	1. 诊断为 1 型糖尿病 2. 有糖尿病酮症酸中毒或者高渗（非酮性）昏迷病史 3. 第 1 次访视前 3 个月内有心肌梗死、脑卒中或者短暂性脑缺血发作 4. 已知对 A 药有超敏反应 ……
试验药品	A 药
剂量	每日 10 mg 或 20 mg
给药方式	口服
对照药品	安慰剂
剂量	不适用
给药方式	口服
治疗持续时间	2 周安慰剂导入期 24 周双盲治疗期 1 周随访期
统计学方法	主要分析是采用基于受限最大似然法的重复测量混合效应模型比较治疗 24 周后 HbA1c 相对于基线的平均变化，分析包括以下各项：治疗、背景治疗和访视作为固定分类效应；基线 HbA1c 和基线的肾小球滤过率作为线性协变量；治疗 - 访视相互作用；以及基线 HbA1c- 访视相互作用

临床试验设计是临床研究的第一个环节，将在很大程度上影响临床研究的科学性和试验数据的可靠性。一个好的临床研究，除了创新性之外，很重要的一点就是临床试验设计的规范性。临床研究涉及面复杂，需要尽最大可能减少或避免偏倚，呈现临床真实信息。因此临床试验设计最基本的要求是有效控制混杂与偏倚，减少试验误差。临床试验中消除试验误差的方法主要有随机法、盲法和对照法。表 3-4 所示临床试验所采取的方法就包括随机、双盲及安慰剂对照，以下为相关方法的具体介绍。

（一）随机法

1. 随机法的目的和意义　在研究设计中，常采用随机化的方法来抵消干扰因素的影响。随机化是指将病例或试验对象按相同的概率进入试验药组或对照药组，病例的分配完全按照随机编排的序号入组，不受试验者主观意志和客观条件的影响，其目的是排除分配误差。需要注意的是，随机不等于随便，研究者只有做到真正随机才能达到预期的目的。

2. 随机化方法　常见的有简单随机化、区组随机化和分层随机化方法。

简单随机化也称为完全随机化，包括抛硬币法或掷骰子法、抽签法、随机数字表法，可通过随机数字表或统计软件产生随机码。在临床试验中，为了保证各组例数相等以使在统计中检验效能最高，通常采用简单随机化方法中的排序法。

区组随机化是先把受试者划分成相同或不同的若干区组，同一区组内受试者的性质相同或相近，如同一段时间入院的患者、体重相近的患者，然后对每个区组内的受试者进行随机分配，各区组长度不同时也称可变区组随机化，这是在临床试验中最常用的随机分配方法。区组的长度是指一个区组中的对象数目，至少是组数的2倍以上。

分层随机化是临床试验中希望某些会严重影响结果的因素在各组的分布尽可能均衡使用的随机方法。分层的因素需要根据不同的疾病或者治疗而定，通常不能太多，因为因素一多组合就多，因此要精选分层的因素。

3. 随机管理 在临床试验中通常通过随机编码来实现，确保受试者被纳入某治疗组无规律可循，以有助于减少临床试验中的偏差。在紧急情况下，这种随机编码技术也可以实现只破解一位受试者的盲性状态，而无须妨碍其他受试者的盲性状态。在盲法试验中随机分配表原则上应当由不参加试验的统计师制作，称为第三方统计师。随机分配表、制作随机表的各种参数都作为盲底放入密闭签章的信封中保存。在揭盲之前，应当对所有参加试验人员和受试者保密。

随机结果的管理通常包括如下几方面。

（1）中立方保管：持有随机编码的人员不参加任何临床试验结果的评判和与受试者直接接触，如药剂师根据随机编码顺序通知研究者、受试者或者直接发给受试者相应的研究药物或安慰剂。

（2）信封式保管：每个受试者的随机入组信息装入不同的信封或者同一个信封。这种密闭信封可以在统计师完成随机编码后，一式两份，分别由申办者指定的人员和研究者保管。研究者只有在需要破盲的紧急情况下才能打开信封。申办者的密闭信封只有在所有临床试验数据库锁定和需要开始做解盲统计分析时才能打开。

（3）中央大随机管理：统计师完成随机编码后，将随机编码文件交给中心合同研究组织（CRO），如互动语音应答系统组织（IVRS），由他们根据随机编码编制相应的计算机程序。一旦受试者入组，研究者需要通过IVRS系统获得入选受试者的随机编码和相应的研究药物。紧急破盲要求和管理也通过IVRS来控制。

4. 随机化的时间 尽量接近给予处理的时间，以免在处理前由于某些因素受试者被排除而破坏随机化。在具有导入期的试验中，应当在导入期后进行随机化。

（二）盲法

盲法是按照试验方案的规定，不让参与研究的受试者或研究者，或其他有关工作人员知道受试者所接受的是何种处理（试验药或对照药），从而避免他们对试验结果的人为干扰，是为了控制临床试验过程中和解释结果时产生偏倚的有效措施之一。临床试验根据设盲的程度分为双盲、单盲和非盲（开放）试验。设盲是指临床试验中使一方或多方不知道受试者治疗分配的程序或方法。根据设盲的不同，盲法试验可分为单盲法试验、双盲法试验和双盲、双模拟法试验。

1. 单盲法试验　一般指受试者不知道治疗分配程序的试验，即除了受试者本人不知道接受何种处理外，其他参与试验的研究人员都知道受试者接受何种处理。单盲试验消除了受试者心理因素的主观影响，能客观反映药物的疗效和安全性，如试验药与对照药外观虽有区别，但患者不知道哪种为试验药、哪种为对照药；但由于药物外观有区别，医护人员无法设盲。在实际工作中，由于参与评价药物疗效和安全性的医务人员往往就是研究者本人，容易造成研究者对对照药物作用产生主观的偏向。当还打算对其他人员设盲时，需要在方案中说明对这些人员设盲的方法。

2. 双盲法试验　试验中的受试者、研究者、参与疗效和安全性评价的医务人员、监查员、数据管理人员及统计分析人员都不知道治疗分配方案，即都不知道哪一个受试者接受哪一种处理。双盲法试验能够将偏倚降低到最低限度，能避免为了获得所希望的试验结果而任意选择和挑选病例、修改病例报告表等弊端。双盲法试验的前提是申办单位能够提供外观与气味等均无区别的 A 与 B 两种药，医护人员与患者均不知 A 与 B 哪个是试验药或对照药。

3. 双盲、双模拟法试验　双盲、双模拟用于 A 与 B 两种药的外观或气味均不相同又无法改变时，可制备两种安慰剂，外观或气味分别与 A 或 B 相同。分组服药时，服 A 药组加服 B 药安慰剂，服 B 药组加服 A 药安慰剂，即两组均分别服用一真一伪两种药，外观与气味均无不同（表 3-5）。

表 3-5　双盲、双模拟法试验的服药方法

服药分组	服药种类
试验药组	A 药 +B 药安慰剂
对照药组	B 药 +A 药安慰剂

临床试验中反映疗效和安全性的主要变量受主观因素影响较大时，如神经精神病科中的各种量表（简易精神状态检查量表、神经功能缺损量表、生活能力量表等），必须使用双盲试验；即使主要的变量是客观指标（如生化指标、血压测量值），为科学、客观地评价疗效和安全性也应该使用双盲设计。

4. 揭盲　在双盲试验中，任何非规定情况所致的盲底泄露，称为破盲。如果应该保持盲态的人员出现无意或故意发现盲底的情况，该人员将不能继续参与此试验项目，同时视不同情况进行相应的后续处理。而有些情况，如个别受试者出现严重不良事件（serious adverse event，SAE），治疗医生认为有必要了解该病例试验期间的处理时，从伦理方面考虑此要求是合理的。由于整个盲底在试验进行过程中不许打开，此时仅仅涉及一个病例的揭盲，因而有了应急信件，即生物统计学家根据随机安排表的编盲结果，为每一个受试者编号填写包含受试者处理信息的应急信件，并加以密封（一般为不透光的无碳复写纸保密信件）。因而，紧急情况下一个应急信件的打开仅仅涉及一个病例的揭盲。

应急信件内容为该编号的受试者所分入组的应急用药情况。应急信件应随相应编号的试验药物发往各临床试验中心，由该中心负责保存，非必要时不得拆阅。在发生紧急情况如SAE、意外妊娠，或患者需要抢救必须知道该患者接受的是何种处理时，由研究人员按试验方案规定的程序拆阅应急信件进行紧急揭盲。试验方案中要对严重不良事件，以及事先无法预料的意外情况做出规定，包括如何紧急揭盲、如何处理、如何报告等。

应急信件一旦拆阅，该编号病例将终止试验，研究者应将终止原因记录在病例报告表中。所有应急信件在试验结束后随病例报告表一起收回，以便试验结束后盲态审核，分析破盲的原因、范围和时间，作为对疗效及安全性评价的参考。应急信件拆阅情况应当尽可能地少，应急信件拆阅率超过20%时，一般意味着双盲试验的失败。

揭盲即编码的公开，在报告试验分析结果时需要公开各位受试者所接受的是哪一种处理。当试验组与对照组的例数不相等时，只有一次揭盲；当试验组与对照组的例数相等时，试验方案中一般规定采用两次揭盲法。两次揭盲都由保存盲底的有关人员执行，并有其他有关人员参加。数据文件经过盲态审核并认定正确无误后将被锁定，进行第一次揭盲。第一次揭盲是在统计分析前公开随机分配表的药物编码分类（如A药或B药），以便与数据文件联接后进行组间比较的统计分析。在统计分析结束并完成临床总结报告后公开药名的编码为第二次揭盲，此次揭盲表明A、B两组中哪一组为试验组，哪一组为对照组。两次揭盲的优点在于第一次揭盲并不公开哪一组是试验组，可以更加客观地解释病例反应，防止个人的看法和偏见影响结果判定。

（三）对照法

临床试验之所以设立对照，除了有利于贯彻随机化与盲法外，是由于各种治疗方法的效果随着所选病例、治疗季节等各种因素的影响而不同，若无对照很难鉴别试验药物的真实效果。对照可以是盲法，也可以是非盲法；可以是平行对照，也可以是交叉对照。临床试验中的对照组设置通常有安慰剂对照、空白对照、阳性对照、剂量对照、多组间对照和外部对照。

1. 安慰剂对照 安慰剂是一种伪药物，其外观如剂型、大小、颜色、重量、气味、口味等都与试验药物尽可能保持一致，但不包含试验药物的有效成份。安慰剂对照常常是双盲试验，设置安慰剂对照的目的在于克服研究者、受试者、参与评价疗效和安全性的工作人员等由于心理期望等因素，在诊断、报告和测量评估时所引起的信息偏倚。设置安慰剂对照还可以消除疾病自发改变（如疾病自然进展及向均数回归现象）的影响，能够直接度量在试验条件下试验药物和安慰剂之间的差别，可以分离出由试验药物所引起的真正的效应。当然，设置安慰剂对照并不意味着对照组就没有任何处理。当一种标准治疗已经被证实能够降低死亡率、复发率等时，受试者肯定能获益，从而不能中断，只能继续保持。此时安慰剂对照试验的方案设计为所有受试者都接受这种标准治疗方法，在此基础上试验组接受试验药物，对照组接受安慰剂，这种研究成为加载研究是可行的。

2. 空白对照　空白对照是指对照组不施加任何处理措施。由于通常是非盲的，容易引起试验组和对照组受试者心理差异及护理与观察上的区别对待，从而可能影响到试验结果的正确评价。因而，采用空白对照时，尽可能让试验相关过程，如入选病历、护理工作、结果观察及统计分析等都处于“盲态”，隐藏病例所在分组信息。

3. 阳性对照　临床治疗患者实践中医生常在不同治疗方式中进行选择。在一种新的治疗方法出现时，可以与已知效果的药物或现有的标准方法进行比较，称为阳性对照。将试验药物设计成几个剂量，而受试者随机分入其中一个剂量组中，随后观察结果，这样的对照形式称为剂量-反应对照。当然，不同服药方式，如一天1次与一天2次相比等也可以归为此类。剂量-反应对照主要用于研究剂量和疗效或不良反应的关系，或者仅用于说明疗效。剂量-反应对照可以包括安慰剂对照即零剂量，也可以包括阳性对照（一个或多个剂量组）。同一个临床试验也可以采用多个类型的对照组形式。例如，在一个阳性药物的临床试验中，增加一个安慰剂对照组，就形成试验药物同时与安慰剂和阳性药物进行对照的试验。

4. 外部对照　外部对照通常又称为历史对照，是将试验药物结果与研究者本人或既往文献的研究结果进行对照比较。外部对照只适用于一些特殊目的或特殊情况。

（四）试验设计的类型

在临床试验设计方案中，统计设计类型的选择至关重要，因为它决定了样本量的大小、统计分析方法、研究过程及其质量控制。因此，方案中会根据研究目的和条件的不同选择不同的统计设计方法。最常用的设计方法包括平行组设计、交叉设计、析因设计和序贯设计等。合理的研究设计有助于合理安排试验，提高研究质量；控制误差，使结果保持较好的稳定性；用较少的观察例数，获取尽可能丰富的信息。

1. 平行设计　平行设计是最常用的临床试验设计类型，即将符合入选要求的受试者按照随机化方法分配进入试验组和对照组，分别接受试验治疗和对照治疗，并收集其有效性及安全性信息，通过比较说明干预效果（图3-5）。

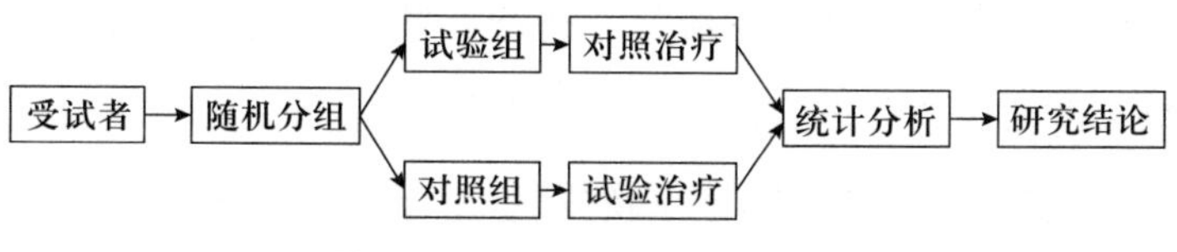

图3-5　平行设计方法路线图

2. 交叉设计　每个受试者顺序接受两种或两种以上的处理，在不同处理之间有洗脱间期，即每个受试者先后作为不同处理组的成员，既接受治疗又作为对照。受试者接受不同处理的顺序如果由随机化决定，则可以很好地保证受试者特征等在各处理组间相同。交叉设计常用于同一药物两种或多种不同配方的试验设计（图3-6）。

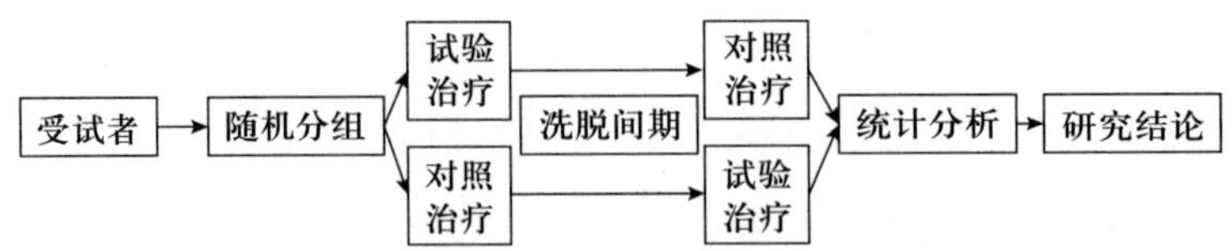

图 3-6 交叉设计方法路线图

3. 析因设计 多数处理因素交叉形成不同的处理组合，对它们同时进行评价。如有 A 和 B 两种药，交叉形成四种处理组合：A、B 两药合用，单用 A 药，单用 B 药，以及 A、B 两药均不用，将受试者分配到这四个处理组中，可以同时评价 A 或 B 药的独立作用及 A、B 两药的交互作用（图 3-7）。

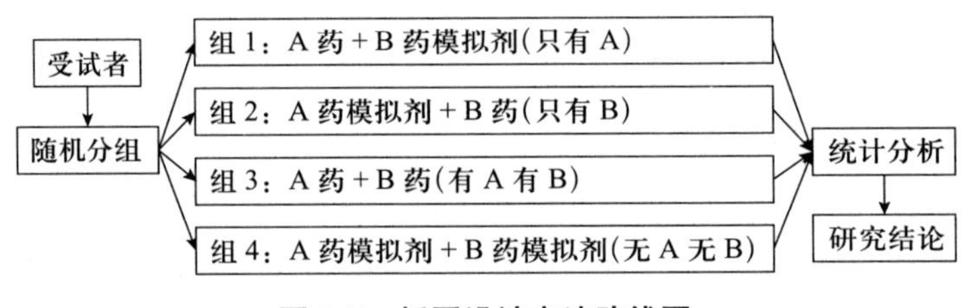

图 3-7 析因设计方法路线图

4. 序贯设计 相对于事先固定样本的试验而言，该设计中陆续或序贯进入的每一批受试者获得结果数据后，及时对主要指标进行分析，一旦可以做出结论就停止试验。这样可以避免样本浪费，又不至于样本过小而得不到应有的结论，这种试验设计尤其适合于临床科研，主要用于急性病或易显效的病症的疗效研究、来源困难或贵重药品的效应和毒性研究。

目前在临床试验中还用到的设计方法包括：剂量梯度法、富集法、机动法、激将法、组合法、桥接研究和适应性设计等。

四、方案详细内容中需关注的内容

CRC 在解读全部方案时，有一些是需要重点关注的内容。

1. 方案设计的前提因素，包括注册类型、批件、申办者、PI 等。

2. 研究目的，包括对照药的选择、适应症、盲法、统计（报告）的主要结果。

3. 具体病例选择，包括入选及排除标准，退出及剔除标准。

4. 安全性相关，包括安全性监查指标及安全性评价，不良事件（AE）、严重不良事件（SAE）、可疑且非预期严重不良反应（SUSAR）的定义界定与时间界定，特殊 AE、剂量限制性毒性的定义，AE 评估使用评价标准。

5. 治疗相关，包括合并用药相关规定，如临床试验前和试验中允许的合并用药（包括急救治疗用药）或者治疗，以及禁止使用的药物或者治疗；评价受试者依从性的方法。

6. 疗效相关，包括疗效评价指标，疗效评价的方法与标准。

7. 基线相关，包括基线统计情况。

8. 试验流程，包括疗程、周期、需完成的各项检查项目和允许各项检查的时间窗，流程与入排标准的一致性，流程与方案正文的表述一致性，流程与 CRF 采集数据的一致性。表 3-6 为上述示例临床试验方案流程，该表十分清晰明了地显示了各个访视周期（V1—V9）需要完成的检查项目及时间安排，X 表示此次访视需要完成该项检查。由表 3-6 可以看出：在筛选期完成知情同意、人口统计学、病史询问、入排标准的核对、生命体征检查、糖化血红蛋白检测及安全性实验室检查；在导入期需要再次核对人口统计学及入选 / 排除标准，并完成体格检查、生命体征检查、自我血糖监测、安慰剂导入药物分发及安全性试验室检查。在随机化后给予试验药物的分发，此后每个周期的随访，需完成生命体征、糖化血红蛋白、自我血糖监测及试验药物分发，在 V3、V6、V8 还需要完成安全性实验室检查；在整个试验期间均需进行伴随治疗，并观察记录及报告 AE/SAE。

9. 试验用药物的用法及用量，包括药物的规格、保存、配置、使用的要求及说明；如为口服用药，则有对漏服、补服的规定；如为注射用药，则有对暂停要求、重新使用药物的条件与标准；药物剂量调整的标准；与饮食相关的规定。

10. 病例数设计、各中心分配。

11. 原始病例需收集的主要信息；与本中心诊疗常规比较需重点关注和提醒的信息。

12. 统计计划。

13. 项目进度。

14. 方案一致性，包括方案中内容的描述与图、表的表述是否一致，摘要与正文是否一致。

15. 标本的采集与处理要求。

表 3-6　某临床试验流程

试验期	筛选	导入期	随机化治疗期						随访
访视	V1	V2	V3	V4	V5	V6	V7	V8	V9
周	−3	−2	0	4	8	12	18	24	25
研究日	−21	−14	1	29	57	85	127	169	176
访视时间窗	± 7 天	−7 天	0	± 7 天	± 7 天	± 7 天	± 7 天	+7 天	+7 天
知情同意	X								
人口统计学	X	X							
病史	X								
入选 / 排除标准	X	X	X						
体格检查		X						X	
生命体征检查	X	X	X	X	X	X	X	X	X

续表

试验期	筛选	导入期	随机化治疗期						随访
糖化血红蛋白检测	X		X	X	X	X	X	X	
自我监测血糖		X	X	X	X	X	X	X	X
安慰剂导入药物分发		X							
随机化			X						
安全性实验室检查	X	X	X			X		X	X
试验药物分发			X	X	X	X	X		
AE/ SAE	X	X	X	X	X	X	X	X	X
伴随治疗	X	X	X	X	X	X	X	X	X

注：X 表示此次访视需要完成该项检查

五、阅读方案的方法及与方案相关的工作

对于冗长的方案，CRC 首先需要阅读与工作密切相关的内容，培养带着问题去阅读方案的习惯。为避免读完就忘，可以尝试多读、多问、多总结。对于部分无法理解的方案语句，除在研究背景部分寻找相关知识外，可以查阅文献或向专业人士咨询以寻求解释。通过参加方案讨论会、项目启动培训进一步读懂、理解方案。可以将原试验方案的内容转化为日常临床工作常用的工具。如按照试验流程设计相关的工作流程表（如药物相关记录表、标本相关记录表）。

CRC 首先要熟悉方案，在方案讨论制订过程中可以从自身协调的工作环节判断方案的可行性，提出参考意见，并理解试验方案要在获得伦理委员会批准后才能实施。未经申办者同意及伦理委员会的批准，研究者不得擅自修改或违背临床试验方案。除非是为了及时减少受试者的紧急危害，或仅涉及临床试验管理方面的改动，如更换监查员、电话号码。

所有的研究者都要遵从试验方案，如果不依从或者依从性差会造成方案偏离和方案违背，影响临床试验的质量。所有参与临床试验的受试者在宣教后也要认真遵从研究方案的规定和要求；如果不依从或者依从性差，可以由研究者判断要求其退出试验。

一般试验方案中不规定方案偏离和方案违背。但是 CRC 要了解伦理委员会、申办者或 CRO 对方案偏离和方案违背的定义和处理，通常方案偏离指研究者管理下，任何的改变和不遵循临床试验方案设计或流程，且没有得到机构审查委员会批准的行为。只要没有严重影响受试者的权益、安全性和获益，或研究数据的完整性、精确性和可靠性，这种属于轻微的方案偏离。方案违背是方案偏离的一种，它可影响到受试者的权益、安全性和获益，或研究数据的完整性、精确性

和可靠性，可理解为方案违背比方案偏离严重。

※ 知识链接

临床试验研究的对象除了药物，还有体外诊断试剂及医疗器械。医疗器械类的临床试验方案与药物临床试验方案所包含的内容相似，而体外诊断试剂类的临床试验方案相对比较简单，由于体外诊断试剂不与受试者直接接触，不会涉及关于受试者的治疗、访视及随访，亦不会对受试者造成直接的伤害，因此发生不良事件的风险极小。

体外诊断试剂类临床试验的研究步骤如下。

1. 召开临床试验启动会，临床试验研究人员接受培训，熟悉试验产品操作及试验流程；
2. 由临床试验研究人员判断受试者是否可以纳入研究；
3. 临床试验研究人员进行临床试验预试验，熟悉并掌握该产品所适用的仪器、操作方法、技术性能等；
4. 临床试验研究人员按照试验方案进行临床试验；
5. 研究者完成数据汇总表的填写；
6. 对考核试剂的检测结果进行统计分析，客观评价；
7. 研究者完成临床试验报告；
8. 按临床试验机构要求整理文件；
9. 临床试验完成。

其中与药物临床试验最大的区别为第 3 点，即研究者需要进行临床试验预试验，从而掌握体外诊断试剂所适用的仪器、操作方法等，CRC 所要做的就是按照试验方案的规定协助研究者完成这些研究步骤。

参考文献

[1] 中关村玖泰药物临床试验技术创新联盟，中国药物临床试验机构联盟．临床研究协调员（CRC）行业指南（试行）[J]．药物评价研究，38（3）：233-237.

[2] 广东省药学会．药物临床试验 CRC 管理・广东共识（2020 年版）[J]．今日药学，2020，30（12）：799-801.

[3] 梁晓坤．临床研究协调员规范化培训手册 [M]．北京：北京大学医学出版社，2019.

[4] 江波，杨丹丹，胡殷，等．药物临床试验机构 CRC 管理模式及管理难点探讨 [J]. 中国临床药理学与治疗学，2016，21（2）：181-183.

[5] Shields A M，LaRue E M. Transitioning from clinician to clinical research coordinator [J].Nursing，2010，40（Suppl）：26-27.

[6] 刘璐，周吉银．临床试验中临床研究协调员的来源、职责、问题及对策 [J]．国际药学研究杂志 [J]．2018，45（7）：512-516.

[7] 徐懿萍，王译锋，殷卫红．基于伦理委员会视角的临床研究协调员角色定位及其职责探讨 [J]．中国医学伦

理学，31（8）：1044-1047.

［8］范颂华．肿瘤药物临床试验中临床研究协调员的辅助作用［J］．中国卫生产业，2015，3，78-79.

［9］张蓉．比较“药物临床试验资格认定复核检查标准”与“药物临床试验机构资格认定标准”区别［J］．中国临床药理学杂志，2010，26（10）：128-129.

［10］卜擎燕，熊宁宁，邹建东，等．临床试验的重要角色：临床研究协调员［J］．中国临床药理学与治疗学，2006，11（10）：1190-1193.

［11］顾旻轶．CRC：确保临床试验质量［J］．中国医院院长，2011（17）：76-77.

［12］Holaday B，Mills D M. Clinical research and the development of new drugs：issues for nurses［J］.Dimens Crit Care Nurs，2004，23（4）：179-186.

［13］顾琼华．研究护士在国内新药临床试验中的现状与进展［J］．上海护理，2011，11（1）：64-66.

［14］李树婷，刘洋，高志刚，等．中国临床研究助理的生态环境及现场管理组织发展报告［J］．中国新药杂志，2018，27（1）：1266-1272.

［15］胡牧，支修益．中美临床试验协调员工作现状比较分析［J］．中国医院管理，2012，32（2）：69-70.

［16］樊登．可复制的沟通力：樊登的10堂表达课［M］．北京：中信出版社，2020.

［17］张岩松．人际沟通实用教程［M］．北京：北京交通大学出版社，2021.

［18］李鹏岗，杨莉．临床研究协调员职业发展综述［J］．中国临床研究，2016，29（9）：1285-1289.

［19］岑华芳，吴跃翰．浅谈临床研究协调员（CRC）/研究护士在药物临床试验中护理管理的作用［J］．中国医药指南，2015，13（11）：290-291.

［20］李腾辉，向瑾．探索公立医院临床研究协调员培养及管理新模式［J］．中国临床药学杂志，2020，29（03）：206-210.

［21］李鹏岗，杨莉．中国临床研究协调员核心工作内容调查［J］．中华医学科研管理杂志，2019（02）：151-157.

［22］樊兴芳，王涛．专职CRC在临床试验中的应用现状调查［J］．现代医药卫生，2016，32（11）：1615-1617，1621.

［23］张桂蓉，邹建东．专职临床研究协调员（CRC）在医院重大临床试验中的应用探讨［J］．中华医学科研管理杂志，2017，30（04）：252-254.

［24］国家自然科学基金委员会．关于印发《关于加强我国科研诚信建设的意见》的通知［EB/OL］．（2009-11-23）［2022-04-13］．https://www.nsfc.gov.cn/publish/portal0/tab442/info62169.htm.

［25］科学技术部科研诚信建设办公室组织．科研活动诚信指南［M］．北京：科学技术文献出版社，2009.

［26］刘美满，周霞．13所三级甲等医院308名临床护士护理科研诚信状况调查分析［J］．护理学报，2012，19（23）：8-11.

［27］闫晴．区块链赋能科研诚信管理的理论证成与制度创新［J］．科技进步与对策，2020，38（23）：114-120.

［28］赵勇．梳理国内外重大学术不端事件带来的启示［J］．科学新闻，2021，23（03）：33-35.

［29］王安轶，胡丽云．我国政府科研诚信规范的历史演进与对策研究［J］．科研管理，2021，42（09）：10-16.

［30］科技部，国家发展改革委，教育部，等．关于印发《国家科技计划（专项、基金等）严重失信行为记录暂行规定》的通知［EB/OL］．（2016-04-07）［2022-04-13］．https://www.most.gov.cn/xxgk/xinxifenlei/fdzdgknr/fgzc/gfxwj/gfxwj2016/201604/t20160407_125044.html.

［31］中华人民共和国中央人民政府．中共中央办公厅 国务院办公厅印发《关于进一步加强科研诚信建设的若干意见》［EB/OL］．（2018-5-30）［2022-04-16］．http://www.gov.cn/zhengce/2018-05/30/content_5294886.htm.

［32］中华人民共和国中央人民政府．中共中央办公厅 国务院办公厅印发《关于进一步弘扬科学家精神加强

作风和学风建设的意见》[EB/OL].(2019-6-11)[2022-04-16].http://www.gov.cn/zhengce/2019-06/11/content_5399239.htm.

[33] 科技部，中央宣传部，最高人民法院，等.关于印发《科研诚信案件调查处理规则(试行)》的通知[EB/OL].(2019-10-09)[2022-04-17].[EB/OL].http://www.most.gov.cn/xxgk/xinxifenlei/fdzdgknr/fgzc/gfxwj/gfxwj2019/201910/t20191009_149114.html.

[34] 科技部.科学技术活动违规行为处理暂行规定[EB/OL].(2020-08-09)[2022-04-20].http://www.gov.cn/zhengce/zhengceku/2020-08/09/content_5533566.htm.

[35] 国家卫生健康委，科技部，国家中医药管理局.《关于印发医学科研诚信和相关行为规范的通知[EB/OL].(2021-02-21)[2022-04-22].http://www.gov.cn/zhengce/zhengceku/2021-02/21/content_5588061.htm.

[36] 汪秀琴，熊宁宁，刘沈林，等.临床试验的伦理审查：利益冲突[J].中国临床药理学与治疗学，2004，9(3)：358-360.

[37] 李琪，陈晓丽，郑富豪.分析临床科研诚信利益相关主体关系[J].中国卫生标准管理，2018，9(17)：22-26.

[38] 郭晋敏，杨楚，张莉，等.临床试验研究人员报告利益冲突的意向及行为分析[J].中国医学伦理学，2020，33(02)：185-191.

[39] 廖绮霞，刘俊荣.药物临床试验中的利益冲突及其防范[J].中国医学伦理学，2020，33(06)：716-720.

[40] 佘彬，陈雁，张瑞明.临床研究协调员在药物临床试验过程中的工作职责与经验[J].华西医学，2012，27(6)：812-814.

[41] 王婷，张志华，罗芳梅，等.我院药物临床试验机构对临床研究协调员履职的监管模式[J].儿科药学杂志，2020，26(12)：52-55.

[42] 周瑾，杜红丽，陈磊，等.药物临床试验中临床研究协调员绩效考核指标体系的构建[J].中国新药与临床杂志，2019，38(03)：147-151.

[43] 蔡盈芳.从某论文事件调查过程看科研档案在科研诚信建设中的重要作用[J].中国档案，2021，10(23)：60-61.

[44] 国家药品监督管理局.国家卫生健康委关于发布药物临床试验质量管理规范的公告(2020年第57号)[EB/OL].(2020-04-23)[2022-05-06].https://www.nmpa.gov.cn/xxgk/fgwj/xzhgfxwj/20200426162401243.html.

[45] 刘川.药物临床试验方法学[M].北京：化学工业出版社，2011.

[46] 夏培元，修清玉，马金昌.药物临床试验实施与质量管理[M].北京：人民军医出版社，2009.

[47] 肖顺贞.护理科研实践与论文写作指南[M].北京：北京大学医学出版社，2011.

[48] 邓伟，贺佳.临床试验设计与统计分析[M].北京：人民卫生出版社，2015.

案例　科研诚信

一、案例概述

科技教育司（2022年2月22日）公布了部分机构医学科研诚信案件调查处理结果11条，其中第八条的内容：某医院盛某某为通讯作者、姚某某为并列第一作者，某医学院附属医院苏某为第一作者发表的论文，经查，存在篡改数据、编造研究过程的学术不端行为。

1. 医院对相关责任人做出处理如下：

（1）对通讯作者盛某某（与另外1篇论文合并处理）：取消6年内科研项目、科研奖励、科技成果、科技人才计划等申报资格，取消6年作为提名或推荐人、被提名或推荐人、评审专家等资格，取消已获得的学会、协会等学术工作机构的委员或成员资格，追回作者个人所得的论文科研奖励和荣誉称号，缓晋2年高一级专业技术职务，撤稿，行政警告。

（2）对并列第一作者姚某某：科研诚信诫勉谈话，通报批评。

2. 医院对第一作者苏某做出处理如下：撤稿，取消5年申报科技计划项目（专项、基金等）、科技奖励、科技人才称号等资格，取消5年研究生导师申报与聘任资格，取消3年职称晋升资格，通报批评。

二、案例分析

1. 国家卫生健康委开设医学科研诚信专栏 2021年6月3日，科技教育司网站发布国家卫生健康委关于开设医学科研诚信专栏的公告。公告中说明科研诚信是科技创新的基石。卫生健康科研诚信事关人民健康、事关科技自立自强。国家卫生健康委坚持预防与惩治并举、自律与监督并重，对科研不端行为“零容忍”，即日起官方网站开设医学科研诚信专栏，宣传科研诚信政策法规，并对各级卫生健康行政部门所属医疗卫生机构、医学科研机构按照《医学科研诚信案件调查处理规则（试行）》查实并公开通报的科研诚信案件调查处理结果予以转载通报。

网站随即发布《医学科研诚信和相关行为规范》等多个规范性文件，2021年6月8日起发布部分机构医学科研诚信案件调查处理结果多达14次。各医疗卫生机构、医学科研机构和广大医学科研人员要牢固树立科研诚信底线意识，以通报的科研诚信违规案件为戒，切实增强遵守医学科研诚信和相关行为规范的思想自觉和行动自觉，协同推进卫生健康领域科研作风学风建设，为健康中国和科技强国建设贡献力量。

2.“两高”发布注册申请材料造假刑事案件适用法律的解释 此外，早在2017年，国家已将临床试验数据造假列入刑事处罚。最高人民法院、最高人民检察院对外发布《关于办理药品、医疗器械注册申请材料造假刑事案件适用法律若干问题的解释》（2017年4月10日最高人民法院审判委员会第1714次会议、2017年6月8日最高人民检察院第十二届检察委员会第65次会议通过，自2017年9月1日起施行），其中明确，编造受试动物信息、受试者信息、主要试验过程记录、研究数据、检测数据等药物非临床研究数据或者药物临床试验数据，影响药品安全性、有效性评价结果的，以“故意提供虚假证明文件”论处，最高可判五年。造假是临床试验绝对的高压红线。希望人们能够始终对临床试验保持敬畏之心，任何“迫不得已”的原因，都不是造假的理由。CRC 作为一名临床试验参与者，应该时刻保持清醒的头脑。

三、问题

1. 什么是科研诚信案件？

【参考答案】《医学科研诚信案件调查处理规则（试行）》明确，科研诚信案件是指根据举报或其他相关线索，对涉嫌违背科研诚信要求的行为开展调查并做出处理的案件。

违背科研诚信要求的行为，即科研失信行为，是指在科学研究及相关活动中发生的违反科学研究行为准则与规范的行为，包括：抄袭、剽窃、侵占他人研究成果或项目申请书；编造研究过程，伪造、篡改研究数据、图表、结论、检测报告或用户使用报告；买卖、代写论文或项目申请书，虚构同行评议专家及评议意见；以故意提供虚假信息等弄虚作假的方式或采取贿赂、利益交换等不正当手段获得科研活动审批，获取科技计划项目（专项、基金等）、科研经费、奖励、荣誉、职务职称等；违反科研伦理规范；违反奖励、专利等研究成果署名及论文发表规范；其他科研失信行为。

2. 经调查认定存在科研失信行为的，应视情节轻重给予哪些处理？

【参考答案】（1）情节较轻的，警告、科研诚信诫勉谈话或暂停财政资助科研项目和科研活动，限期整改，暂缓授予学位；

（2）情节较重的，取消 3 年以内承担财政资金支持项目资格及规则规定的其他资格，减招、暂停招收研究生，不授予学位或撤销学位；

（3）情节严重的，所在单位依法依规给予降低岗位等级或者撤职处理，取消 3 ~ 5 年承担财政资金支持项目资格及规则规定的其他资格；

（4）情节特别严重的，所在单位依法依规给予取消 5 年以上直至永久取消其晋升职务职称、申报财政资金支持项目等资格及规则规定的其他资格，并向社会公布。涉嫌违法犯罪的，应移送有关国家机关依法处理。

取消规则规定的其他资格，是指《医学科研诚信案件调查处理规则（试行）》中罗列的：终止或撤销财政资助的相关科研项目，按原渠道收回已拨付的资助经费、结余经费，撤销利用科研失信行为获得的相关学术奖励、荣誉称号、职务职称等，并收回奖金；取消申请或申报科技计划项目（专项、基金等）、科技奖励、科技人才称号和专业技术职务晋升等资格；取消已获得的院士等高层次专家称号，学会、协会、研究会等学术团体以及学术、学位委员会等学术工作机构的委员或成员资格；取消作为提名或推荐人、被提名或推荐人、评审专家等资格；减招、暂停招收研究生直至取消研究生导师资格。

案例　临床试验方案

一、案例概述

某医院承接了一个生物等效性的临床试验，方案摘要如下：

<table>
<tr><td>研究题目</td><td>XXXX 药 0.2 g 在中国健康人体中单次空腹口服给药的一项单中心、随机、开放、双制剂、双周期、双序列、交叉生物等效性试验</td></tr>
<tr><td>试验药物</td><td>XXXX 药</td></tr>
<tr><td>研究目的</td><td>主要研究目的
评价中国健康受试者空腹条件下单次单剂量口服 XXXX 药受试制剂（规格：0.2 g；持证商：国内某公司）和参比制剂（规格：0.2 g；持证商：国外某公司）后的药动学特点和生物等效性
次要研究目的
研究 XXXX 药受试制剂（规格：0.2 g）和参比制剂（规格：0.2 g）在健康受试者中的安全性</td></tr>
<tr><td>临床研究方案编号</td><td>2021-XXXX-BE-001</td></tr>
<tr><td>申办者</td><td>国内某公司</td></tr>
<tr><td>注册分类</td><td>（新）化学药品第 3 类</td></tr>
<tr><td>临床研究单位</td><td>XXX 医院</td></tr>
<tr><td>样本量</td><td>24 例健康受试者，男女兼有</td></tr>
<tr><td>试验分期</td><td>生物等效性试验</td></tr>
<tr><td>总体设计</td><td>单中心、随机、开放、双制剂、双周期、双序列、交叉生物等效性试验</td></tr>
<tr><td>给药方案</td><td>试验共分 2 个周期，每周期第一天给药 1 次。受试者按照 1 : 1 的比例根据随机表随机分为 2 组，TR 组 2 个周期给药顺序为受试制剂（T）、参比制剂（R）；RT 组 2 个周期给药顺序为参比制剂（R）、受试制剂（T）。清洗期为 7 天

空腹试验服药顺序表
<table>
<tr><th rowspan="2">受试者组别</th><th colspan="3">试验周期</th></tr>
<tr><th>第一周期</th><th>清洗期</th><th>第二周期</th></tr>
<tr><td>TR 组（12 例）</td><td>受试制剂 T</td><td rowspan="2">清洗期 7 天</td><td>参比制剂 R</td></tr>
<tr><td>RT 组（12 例）</td><td>参比制剂 R</td><td>受试制剂 T</td></tr>
</table>
试验用药品（T 和 R）必须整片吞服，不应掰分、磨碎或咀嚼。为确保受试者对服药程序的依从性，服药后工作人员需要检查受试者的口腔、双手和水杯，防止受试者藏匿或吐出药品</td></tr>
</table>

续表

<table>
<tr><td>试验用药品</td><td>受试制剂（T）：XXXX 药。规格：0.2 g；批号：B012101；生产日期：2021 年 10 月 06 日；有效期至：2023 年 09 月；持证商：国内某公司。用于受试者的同规格药物均来自同一批号。保存条件：密封保存。
参比制剂（R）：XXXX 药。规格：0.2 g；批号：EN9422；有效期至：2023 年 08 月；持证商：国外某公司。用于受试者的同规格药物均来自同一批号。保存条件：这种药物不需要特殊的储存条件</td></tr>
<tr><td>研究程序</td><td>所有受试者于给药前 14 天至给药前 1 天在自愿签署知情同意书后进行筛选，完成筛查和入排标准符合性评估。
受试者筛选入组后，于第一周期给药前 1 天入住Ⅰ期临床试验中心，进行生命体征检查、药物滥用筛查、乙醇呼气测试、尿妊娠检测（仅限育龄女性），统一进行清淡饮食并接受统一管理。
空腹试验给药：空腹试验受试者在每周期给药前隔夜空腹至少 10 小时，于给药当天空腹条件下按照计划时间和随机表服用相应受试制剂或参比制剂，用 240 ml 温水送服，并于 1 分钟内完成服药。受试者整个给药过程需要保持坐位，并在经过培训的工作人员的监督下进行。
血样采集：受试者使用采血针或留置针进行血样采集。给药前在受试者上肢静脉处安放一留置针，采用生理盐水作封管液，留置针封管后每次采血前抽约 1.0 ml 弃去，受试者于给药前 0 小时（给药前 1.0 小时内）及给药后 10 分钟、20 分钟、40 分钟、1 小时、1.33 小时、1.67 小时、2 小时、2.33 小时、2.67 小时、3 小时、3.33 小时、3.67 小时、4 小时、4.33 小时、4.67 小时、5 小时、5.33 小时、5.67 小时、6 小时、6.5 小时、7 小时、8 小时、12 小时、24 小时、36 小时（共 26 个采血点）采集上肢静脉血，每次取血约 4 ml 至含 K_2EDTA 抗凝剂的真空采血管中并离心，以供生物样品分析。
安全性检测：在服药前 1.0 小时内和服药后 2 小时、4 小时、6 小时、8 小时、12 小时、24 小时、36 小时进行生命体征检查（血压、脉搏及体温）。所有受试者于第一周期完成 36 小时生物样品采集，并进行相应安全性检查，经研究者许可后方可离开Ⅰ期临床试验中心。在离开Ⅰ期临床试验中心前，工作人员将向受试者告知清洗期注意事项，并告知受试者需报告在清洗期内发生的任何不良事件、合并用药 / 伴随治疗。
经过 7 天的清洗期，受试者将于试验第 7 天返回Ⅰ期临床试验中心。研究者依据第 7 天的入住检查结果及入住问卷，判断受试者退出或继续参加试验。第二周期所有操作程序同第一周期。第二周期受试者在试验第 10 天空腹状态下完成安全性检查后获准出组离开。若试验期间出现 AE，则需要随访至 AE 结束或稳定，或受试者失访。
试验流程如下图：
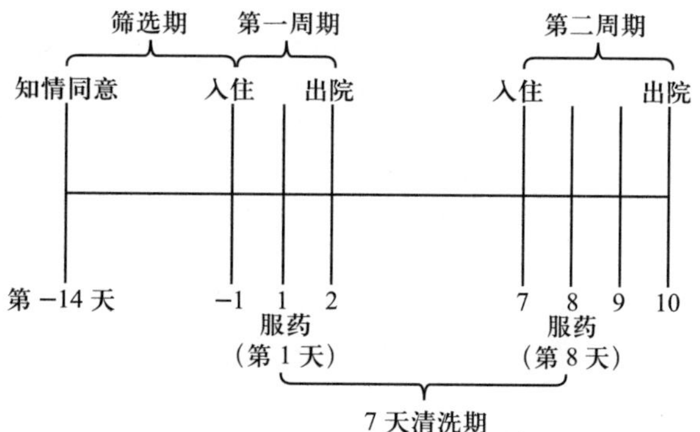
</td></tr>
<tr><td>合并用药</td><td>在试验期间，除了用于治疗不良事件的药物，禁止服用任何处方药和非处方药，如使用除试验用药品以外的任何药品，应在原始记录和病例报告表中进行详细记录。一旦受试者在试验期间（包括清洗期）需要使用非研究药物，主要研究者或申办者依据所使用的非研究药物与研究药物是否有相互作用及非研究药物的作用和消除时间决定该受试者是否继续本试验</td></tr>
</table>

续表

血样采集与处理	**生物样品采集：**受试者使用采血针或留置针进行血样采集。给药前在受试者上肢静脉处安放一留置针，采用生理盐水作封管液，留置针封管后每次采血前抽约 1.0 ml 弃去，每名受试者在每周期给药前 0 小时（给药前 1.0 小时内）和给药后 10 分钟、20 分钟、40 分钟、1 小时、1.33 小时、1.67 小时、2 小时、2.33 小时、2.67 小时、3 小时、3.33 小时、3.67 小时、4 小时、4.33 小时、4.67 小时、5 小时、5.33 小时、5.67 小时、6 小时、6.5 小时、7 小时、8 小时、12 小时、24 小时、36 小时（共 26 个采血点）采集上肢静脉血，每次取血约 4 ml 置于含 K_2EDTA 抗凝剂的采血管中，上下轻柔颠倒至混匀，于室温中竖直放置。 **生物样品处理：**采集后所得全血样品在采血后 1 小时内放进 4 ℃低温离心机（2 ~ 8 ℃，1700 g）离心 10 分钟，然后分离血浆样品。所有离心后血浆样品分成 2 份，至少取 0.8 ml 血浆加入到检测冻存管中，剩余血浆样品转移到备份冻存管中。血浆样品需在采集后 2 小时内置于 –20 ℃冰箱暂存，并在采血后 24 小时内转运至 –60 ℃及以下超低温冰箱进行冻存，或在样本采集后 2 小时内将分装后的血浆直接转移至 –60 ℃及以下超低温冰箱保存，供药动学分析
知情同意	受试者在接受本试验研究前必须对本试验知情同意。研究者有责任向受试者完整、全面地介绍本研究。受试者充分了解本临床试验并本着自愿参加的原则，受试者可以在试验过程中的任何时间无条件退出试验。受试者在充分了解本临床试验的风险，以及潜在的不良事件，并在知情同意书上签署姓名和日期后才可以参加本临床试验。试验过程中如果知情同意书有修改，应报告伦理委员会，同时，受试者应被告知并重新签署新的知情同意书
入选标准	入选受试者需同时满足下列所有条件： （1）健康受试者，男女兼有，年龄 18 ~ 65 周岁（含 18 周岁和 65 周岁）； （2）体重：男性体重≥50.0 kg，女性体重≥45.0 kg，身体质量指数（BMI）[BMI= 体重（kg）/ 身高 ^{2}（m^2）] 在 19.0 ~ 26.0 kg/m^2（包括边界值）； （3）受试者（包括男性受试者）自签署知情同意书至试验结束后 3 个月内无妊娠计划，男性无捐精、女性无捐卵计划，且在此期间自愿采取有效避孕措施； （4）受试者充分了解试验目的、性质、方法及可能发生的不良反应，能够与研究者良好沟通并能够依照研究规定完成研究，自愿作为受试者，并在任何研究程序开始前签署知情同意书
排除标准	符合下述任一条件者，不得入选： （1）在服用研究药物前 3 个月内参加过其他的药物临床试验； （2）有特定过敏史者（哮喘、荨麻疹、湿疹等），或过敏体质（如对 2 种或 2 种以上药物、食物过敏者），对 XXXX 药或制剂辅料有过敏史者； （3）经研究医生判断有可能对研究结果造成影响的神经系统、呼吸系统、心血管系统、消化系统、血液及淋巴系统、内分泌系统、免疫系统、骨骼肌肉系统等慢性或急性疾病史者； （4）乳糖不耐受者（曾发生过喝牛奶腹泻者）； （5）有片剂吞咽困难者； （6）采血困难、晕血、晕针者； （7）筛选前 3 个月内出现日吸烟量≥5 支者，或试验期间不能停止使用任何烟草类产品者； （8）筛选前 6 个月内每周饮酒量大于 14 单位酒精（1 单位酒精 =360 ml 啤酒或 45 ml 酒精含量为 40% 的烈酒或 150 ml 葡萄酒）或服药前 2 天内服用过含酒精的制品，或酒精呼气测试阳性者； （9）药物滥用筛查阳性者或在筛选前 5 年内有药物滥用史或服用研究药物前 3 个月内使用过毒品者； （10）在服用研究药物前 2 周内使用了任何处方药、非处方药、中草药或保健品者；

续表

排除标准	（11）在服用研究药物前30天内服用了任何改变肝药酶活性的药物（如诱导剂——巴比妥类、卡马西平、苯妥英钠、糖皮质激素；抑制剂——选择性5-羟色胺再摄取抑制药、西咪替丁、地尔硫䓬、大环内酯类、硝基咪唑类、镇静催眠药、维拉帕米、氟喹诺酮类、抗组胺类、奥美拉唑）者； （12）在服用研究药物前1个月内接受过疫苗接种者； （13）在服用研究药物前3个月内接受过外科手术，或计划在研究期间进行外科手术者； （14）在服用研究药物前3个月内大量失血（≥400 ml），或服用药物前3个月内有献血史者； （15）在服用研究药物前48小时内食用过火龙果、芒果、柚子、酸橙、杨桃或由其制备的食物或饮料者； （16）在服用研究药物前48小时内饮食含黄嘌呤类（咖啡因、茶碱、可可碱和马黛因）的食物、饮料，包括咖啡、茶、巧克力等； （17）在服用研究药物前48小时内存在剧烈运动，或住院期间不能停止剧烈运动者； （18）女性受试者在筛查期或试验过程中正处在哺乳期或妊娠检查结果阳性； （19）经研究医生判断有临床意义的异常情况者，包括体格检查、生命体征检查、心电图或临床实验室检查结果异常者； （20）研究者认为不合适入组的其他原因或受试者因自身原因退出试验者
退出标准	**研究者决定的退出** 受试者退出试验是指已经入选的受试者在试验过程中出现了不宜继续进行试验的情况下，研究者决定该例受试者退出其试验。 （1）研究者从医学伦理学角度考虑有必要停止试验。 （2）发生严重不良事件（SAE），不宜继续接受试验者。 （3）研究者判断退出研究对受试者最有利。 （4）试验期间，受试者依从性差，包括但不限于以下情况： 1）受试者不按规定用餐、用药、采集血液样本及接受检查； 2）受试者使用其他影响安全性评价或药动学试验结果的药物或食物； 3）受试者有吸烟、饮酒等行为； 4）受试者有其他影响试验结果的行为。 **受试者自行退出研究** 根据知情同意书的规定，受试者有权中途退出试验，应尽可能了解其退出的原因，并加以记录。如有可能，给药后退出的受试者应按照试验流程表完成末次随访相应的检查，并详细记录。如发生不良事件，应追踪不良事件结果
剔除标准	资料统计分析前，主要研究者、申办者和统计人员共同判断个例是否剔除。应依据受试者完成试验的程度和退出原因等因素综合判断是否将此受试者剔除或剔除个别数据，并做出相关说明，包括但不限于下列情况： （1）不满足入选标准或符合排除标准； （2）试验期间，受试者有违背试验计划的行为，如未曾使用试验用药、未按试验方案要求采集到药动学样本、没有任何数据； （3）如果受试者服用药物后，在 T_{max} 中位数值2倍的时间以内发生呕吐，则该受试者的数据不应纳入等效性评价； （4）首个样品为 C_{max} 且未采集早期样品（给药后5～15分钟）的受试者数据及给药前血样浓度大于相应给药后 C_{max} 的5%的个体药动学数据不应纳入等效性评价； （5）受试者在试验期间有其他可能影响药动学的行为； （6）试验期间，研究者认为受试者具有其他不能继续参加试验的因素，并实际终止该受试者继续参加试验

续表

终止试验标准	（1）试验中研究者依据 NCI-CTCAE 5.0 标准，有超过 1/2 的受试者，出现了 2 级及 2 级以上不良事件，或超过 1/4 的受试者出现 3 ~ 4 级不良事件，提示受试者明显无法耐受，研究者要求终止试验； （2）在试验中发现临床试验方案有重大失误，难以评价药物； （3）在充分保障受试者权益和安全前提下申办者要求终止试验； （4）国家药品监督管理局或伦理委员会因某种原因勒令终止试验
安全性评价标准	采用 NCI-CTCAE 5.0 标准
药代动力学参数与安全性评价指标	**药动学参数** 根据 XXXX 药给药前至给药后 36 小时的血药浓度数据，通过非房室模型估算药动学参数，估算的药动学参数包括 AUC_{0-t}、$AUC_{0-\infty}$、C_{max}、$t_{1/2}$、λ_z、T_{max} 和 $AUC\_\%_{Extrap}$ 等。其中主要评价指标包括 AUC_{0-t}、$AUC_{0-\infty}$、C_{max}，次要评价指标为 T_{max}。 **安全性评价指标** 将通过不良事件、严重不良事件、生命体征检查、体格检查、实验室检查（血常规、血生化、尿常规和凝血全套）、12 导联心电图检查、妊娠检查（血清妊娠和尿妊娠，仅限育龄女性）等进行评价
统计方法	（1）血药浓度（C）- 时间（T）数据分析：分别绘制个体和平均 C-T 曲线；列出时间点药物浓度算术均数、标准差、中位数、最大值、最小值和变异系数。 （2）药动学参数分析：由非房室模型计算各受试者的药动学参数，包括：C_{max}、AUC_{0-t}、$AUC_{0-\infty}$、T_{max}、$t_{1/2}$ 等。同时计算各参数的算术均数，标准差、变异系数、最大值、最小值、中位数、四分位数和几何均数。 （3）主要评价指标分析：将主要药动学参数（C_{max}，AUC）对数转换后进行方差分析（ANOVA），计算两制剂主要药代参数的几何平均值比率的 90% 置信区间，并进行等效性比较，等效区间设定为 80.00% ~ 125.00%。 （4）次要评价指标分析：对 T_{max} 进行配对秩和检验。 （5）安全性分析：计算不良事件和不良反应发生率，并按 PT 和 SOC 归类分析
生物等效性评价	采用生物等效性评价的方法对受试制剂和参比制剂进行药动学比较。对主要药动学参数（C_{max} 和 AUC）对数转换后进行方差分析，计算受试制剂与参比制剂主要参数的几何均值比及其 90% 置信区间，对 T_{max} 采用非参数检验法。等效性标准：C_{max}、AUC_{0-t}、$AUC_{0-\infty}$几何平均值比率的 90% 置信区间在 80.00% ~ 125.00%

二、案例分析

1. 受试者吸烟对临床试验的影响 在这个试验方案的排除标准第 7 条中提出，筛选前 3 个月内出现日吸烟量≥5 支者不能被纳入该试验。根据文献报道，吸烟与药物相互作用可以通过药动学和药效学途径进行。药动学途径就是影响药物的吸收、分布、代谢和排泄，使药物的药理效应改变。这些相互作用通过增加血浆清除率、减少吸收、诱导或与酶结合来进行。与吸烟与药物相互作用有关的酶有 CYP1A2、CYP3A4、CYP2C19、CYP2D6 等。吸烟产生的主要的肺部致癌物之一——多环芳香烃（PAHs）是肝细胞色素 P450（CYP）酶 1A1、1A2 的有效的诱导剂。其他的代谢途径，如葡萄糖醛酸苷结合作用也会被 PAHs 诱导。其他的化合物，如丙酮、吡啶、重金属、苯、一氧化碳和尼古丁也可能与肝药酶有相互作用，但它们的作用比 PAHs 弱。而药效学上的吸烟与药物相互作用和尼古丁有很大的关系，由于激活了交感神经系统，尼古丁可以影响一些药物的药理学效应。多环芳烃是一类典型的持久性有毒物质，具有致癌、致畸及致突变性，在卷烟烟气研究中被广泛关注。目前已发现的多环芳烃及其衍生物已超过400种，其中有16种多环芳烃被美国环保署（US Environmental Protection Agency）列为优先控制的有机污染物。近年来，电子烟凭借能够大幅降低有害成份的功能，以健康、时尚、个性化的形象受到烟民，尤其是年轻消费者的欢迎，很多年轻人甚至认为使用电子烟是追赶潮流的表现。王超等采用固相支持液液萃取和GC-MS法测定13个电子烟液样品中的16种多环芳烃，其中萘、1-甲基萘、2-甲基萘、芴、菲和蒽均有检出。

2. 受试者体温测量的相关规定 根据该方案中研究程序规定，受试者在服药前1.0小时内和服药后2小时、4小时、6小时、8小时、12小时、24小时、36小时进行生命体征检查（血压、脉搏及体温）。临床上所指的体温一般以口腔、直肠和腋窝的体温为代表，另外还有额温及耳温，不同部位所测得体温的正常范围有所不同，口腔舌下正常温度为36.3 ~ 37.2 ℃，直肠正常温度为36.5 ~ 37.7 ℃，比口腔温度高0.2 ~ 0.5 ℃，腋下正常温度为36.0 ~ 37.0 ℃。

三、问题

1. 随着电子烟的流行，很多受试者，尤其是年轻受试者改为使用电子烟，那么使用电子烟的受试者是否会被排除呢？

【参考答案】该试验方案的主要研究目为评价中国健康受试者空腹条件下单次单剂量口服XXXX药受试制剂和参比制剂后的药动学特点，由于电子烟液中也可检测到多环芳烃，该物质可通过改变肝药酶活性来影响药物的吸收、分布、代谢和排泄，因此使用电子烟的受试者不应该纳入该试验。该试验方案的排除标准第7条明确规定，在筛选前3个月内出现日吸烟量≥5支者或试验期间不能停止使用任何烟草类产品者需被排除，此排除标准仅针对吸食传统卷烟的受试者，关于使用电子烟的情形并未进行说明，因此可以通过排除标准第20条（研究者认为不合适入组的其他原因，即使用电子烟）排除该类受试者。

2. 研究者该如何选择正常体温的标准呢？

【参考答案】根据该试验方案摘要中所提供的内容，并未明确规定使用何种部位测量体温，因此无法选择正常体温判断标准，这种情况下研究者可通过查找试验方案附录中的生命体征标准值来帮助判断。如果确实存在研究设计缺陷、方案不完善的情况，临床试验的研究者（主要研究者）应该与申办者、数据统计及分析人员就方案设计进行充分的讨论。任何研究方案相关的修订均由申办者和临床研究机构双方协商确定，均获得伦理委员会批准或完成备案后生效。所有方案的修订都必须记录在方案修正表中，方案修正表中需列出本次修订较前一版本不同之处。在临床试验的操作过程中，如果发现研究方案设计对受试者的安全性构成危害，应尽快通知申办者和伦理委员会，方案修订可先行生效，再补行伦理批准或备案程序。

3. 该试验为开放性研究，是否对所有人都不设盲呢？

【参考答案】该临床研究为开放性研究，除药动学分析测试人员外，其他人员如临床研究者、项目管理人员、项目监查人员、统计分析人员等均不设盲，分析测试人员将采用盲态分析，在样品分析过程中不知道受试者的给药序列。

思考题

1. CRC 职业的基本条件是什么？
2. CRC 的工作职责包括哪些内容？
3. 在临床研究中，CRC 如何才能做到与研究者和受试者的有效沟通？
4. CRC 在临床研究中如何履行科研诚信职责？
5. 如何阅读试验方案？

第四章　医疗机构中临床研究协调员工作内容

学习目标

1. 掌握临床研究协调员在药物临床试验中的具体工作。

2. 熟悉安全性信息（PD、SAE、SUSAR、DSUR）递交EC流程和要求，严重不良事件（SAE）的处理、记录和上报流程。

3. 了解药物临床试验机构和伦理委员会的组织管理构架及职能。

第一节　医疗机构药物临床试验机构简介

一、我国药物临床试验机构的发展与现状

药物临床试验机构是经医院法定代表人授权对本医疗机构药物临床试验相关活动进行管理的独立的职能部门。药物临床试验机构设立或者指定药物临床试验组织管理专门部门，统筹药物临床试验的立项管理、试验用药品管理、资料管理、质量管理等相关工作，持续提高药物临床试验质量。

药物临床试验机构的发展最早可追溯到20世纪80年代，为了配合《药品管理法》《新药审批办法》的实施，卫生部选取临床和科研条件较好的医疗单位，到1998年先后共批准了113个临床药理基地，涵盖70多个专业学科，医院数达152个。这些基地为我国药物临床研究的发展做了大量工作，是我国药物临床试验机构建设的早期阶段。

2003年国家食品药品监督管理局发布施行《药物临床试验质量管理规范》，对推动我国临床试验机构规范开展临床研究和提升质量起到了积极作用。2004年2月，国家食品药品监督管理局和卫生部共同颁布《药物临床试验机构资格认定办法（试行）》，对我国药物临床试验开始实行资格准入制。2009年11月，又颁布了《药物临床试验机构资格认定复核检查标准》，对数家机

构进行复核、现场检查，要求机构不断完善自身管理。2019 年 12 月，《药物临床试验机构管理规定》的出台标志着药物临床试验机构由资格认定改为备案管理，强调对临床试验项目质量进行全过程的监管。

通过查询药物临床试验机构备案信息平台，截至 2021 年 12 月 31 日，全国共计 1148 家药物临床试验机构完成备案，其中非资格认定的新机构 297 家（25.9%），与备案制实施前已获得“资格认定”的机构数（886 家）相比，增长率 29.6%。既往已获得“资质认定”的 886 家临床试验机构并未全部进行备案登记，其中 35 家（4.1%）机构尚未完成备案。在已完成备案机构中，三级医院最多共 1094 家（95.3%），二级医院 29 家（2.5%），此外还有未分级机构 25 家（2.2%）。

经过 30 多年的发展，我国在药物临床试验机构资格认定、机构建设和备案管理方面有了长足的进步，也推动了我国药物临床试验的快速发展和整体水平的提升。

二、临床试验机构的组织管理架构及职能

根据《药物临床试验机构管理规定》的要求，药物临床试验机构应该具备相应的医院级别与资质、病源、诊疗技术能力、组织管理的专门部门、人员配置、场地和设备要求、管理制度与 SOP 全面及相应的急救预案和突发事件管理规定等（图 4-1）。

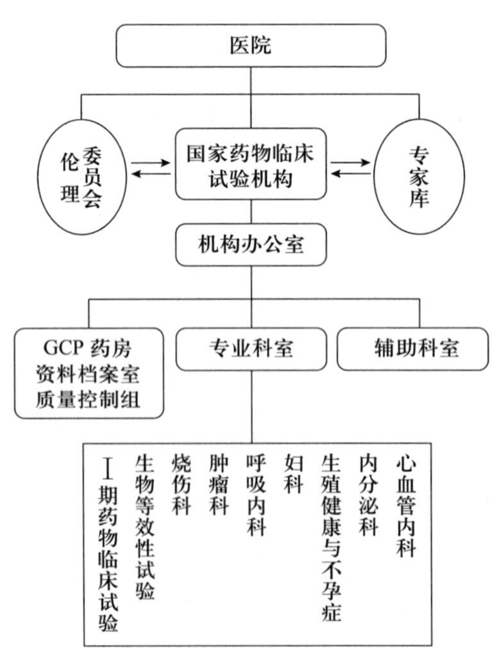

图 4-1　某医院药物临床试验机构组织架构

（一）组织架构

1. 机构主任　机构主任大部分由院领导兼任，能够站在医院的高度上统管各专业科室，负

责整个机构的管理和沟通协调，以及开展临床试验所需的相关医疗设施设备等的建设与质量管理工作，保证研究者能够在良好医疗设施、人员配备且有基础培训的条件下进行临床试验，同时机构主任也需要具备医学等专业背景，具有高级职称和 GCP 培训证书。

2. 药物临床试验机构办公室 机构办公室是承担机构具体事务、统筹机构各专业科室的管理部门，在机构主任的领导下，按照 GCP 相关法规和伦理委员会要求，组织、指导、协调、实施、监督全院的临床试验工作。成员包括机构办公室主任 / 副主任、机构办公室秘书、质量管理 / 质量控制员、药物管理员和资料管理员等。机构办公室负责建立临床试验管理的组织架构和相应的管理体系，配备相关人员、设施设备，制定药物临床试验管理制度和标准操作规程，组织相关人员培训建立人员档案，对接财务部门核算临床试验的项目经费，统筹试验的立项管理、试验用药物管理、资料管理、临床研究协调员管理及质量管理工作，负责向所在地省级药品监督管理部门报告年度药物临床试验情况，接受或协助各专业科室接受国家和省级药品监督管理部门的检查。

3. 临床专业科室 临床专业科室是实施临床试验项目的主体，临床研究团队的水平及其对 GCP 基本知识的掌握程度是决定试验成功的关键。团队成员包括主要研究者、助理研究者、研究护士等。

（1）主要研究者（principal investigator，PI）：要求能够充分调配本专业的资源，具备副高以上职称，至少有 3 个以上药物临床试验的经验，并参加过国家级或省级 GCP 培训；负责与申办者共同制定临床试验方案、知情同意书和病例报告表等，指派合适的人员参与研究并监督药物临床试验实施及各研究人员履行其工作职责的情况，并采取措施实施药物临床试验的质量管理，确保数据的可靠、准确；处理临床试验过程中的重大问题，如严重不良事件的处理、违背方案等。

（2）助理研究者（sub-investigator，Sub-I）：参加过 GCP 培训，熟悉申办者提供的研究者手册、临床试验方案及新药的有关资料和文献，有足够的时间来从事临床试验和在方案规定时间内完成试验任务，在临床试验方案规定时间内能召集足够数量的受试者进入试验，遵从有关临床试验的管理规范。

（3）研究护士（study nurse）：具有护士资质，参加过 GCP 培训，配合研究者进行受试者的筛选、入组和管理工作，对试验药物进行管理和发放工作，配合研究者进行受试者的依从性保证，观察并记录受试者生命体征变化、不良事件等，如发现异常情况应该及时向研究者汇报，负责生物样本的采集、处理等工作，为受试者按医嘱给药。

4. 辅助科室 临床试验的开展都会涉及相关医疗辅助科室，如检验科、影像科、病理科、心电图室，因此辅助科室的质量管理也是临床试验的基本条件之一。这些科室由机构办公室统筹协调，积极协作，以保证试验顺利开展。

三、临床试验机构的工作内容

（一）项目管理

药物临床试验工作由机构办公室统一管理，临床专业科室具体负责，研究人员的任务安排由主要研究者统一分配，各项工作由主要研究者及申办者共同协调组织。

机构办公室接到申办者或CRO的立项材料后，负责审核该项目的基本情况及研究团队的资质，立项通过后，递交伦理委员会进行伦理审查。在取得伦理批件后，申办者和研究机构（研究者）签署临床试验协议，明确各方责任、权利和利益，临床试验经费应当合理且达成一致。

申办者与主要研究者共同组织项目启动会，要求该试验全部研究者及各有关科室的人员参加，由申办者或CRO进行试验方案、操作流程、药物管理、电子数据采集系统填写、安全性事件处理等培训，确保项目顺利实施。在项目开展过程中，临床专业科室、机构办公室及监查员会对试验项目质量、项目进度进行质控或监查，对违背试验方案或操作流程等问题提出书面整改建议，并对当事人进行相关培训。

试验项目结束时，将剩余的试验药物和相关物资退还给申办者，研究者对试验项目的资料进行整理和归档，机构办公室在项目总结报告上盖章（图4-2）。

（二）药物管理

临床试验机构或主要研究者应当指派有资格的药师或者专人管理试验药物。试验药物的接收、贮存、分发、回收、退还及未使用的处置等应当遵守相应的规定并保存记录。试验用药物管理的记录应当包括日期、数量、批号、有效期、药物编号、签名等。试验用药物的使用由研究者负责，研究者必须保证所有试验用药物仅用于该临床试验的受试者，其剂量与用法应遵照试验方案，所有不一致的情况均应核实或做出说明。研究者不得把试验用药物转交任何非临床试验参加者，试验用药物的使用数量和剩余数量应当与申办者提供的数量一致（图4-3）。

（三）文件管理

为保证临床试验的质量，保护受试者的权益，保证新药申报资料的真实、可靠，GCP要求每项工作和每个数据都要及时而准确地做好书面记录。只有存在记录，才能证明相关行为发生过，才能在发生任何问题时追根溯源，也才能证明试验是严格按照GCP等有关法规及试验方案进行的。

临床试验开始前，专业科室应建立临床试验的项目文件夹，按照GCP附件的要求，准备临

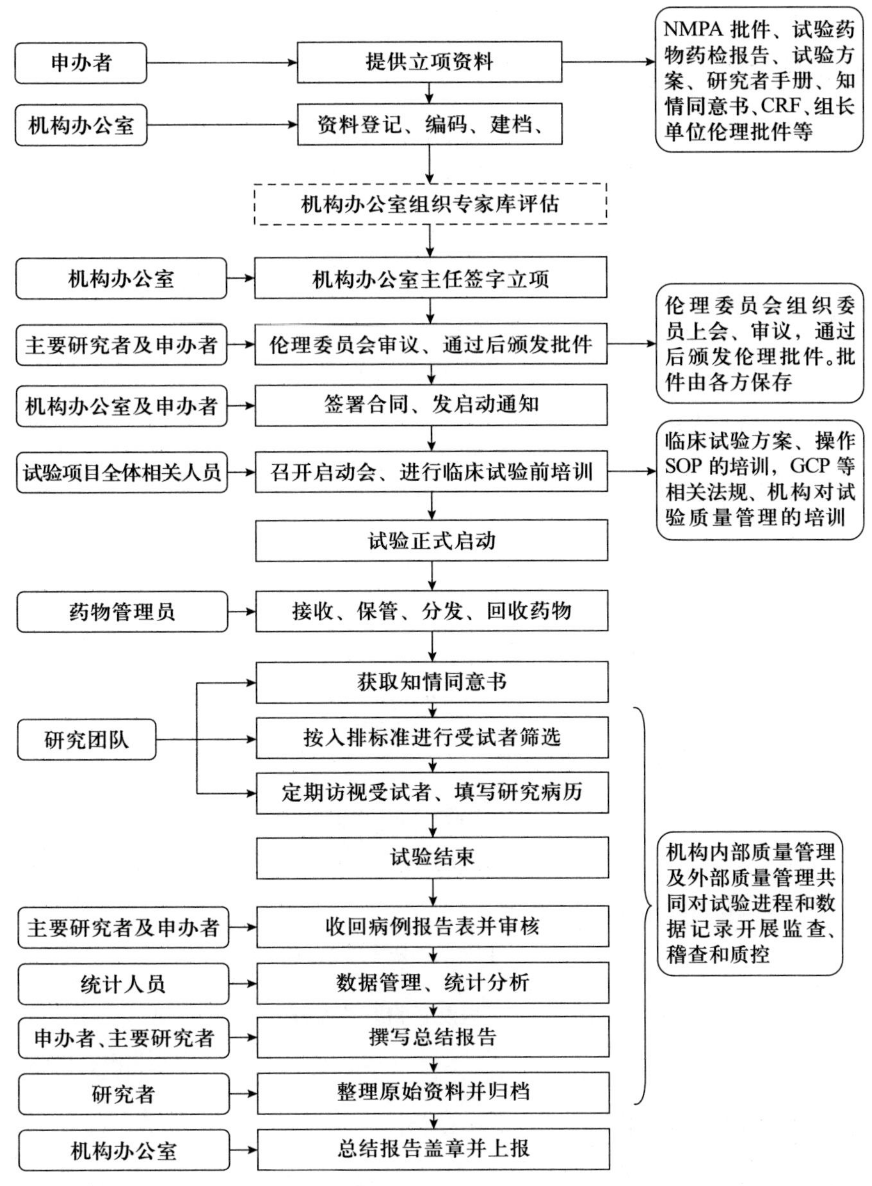

图 4-2 某医院药物临床试验管理流程

床试验的文件目录，整个临床过程中随时收集相关文件。临床试验结束后，研究者应将试验批件、试验方案、检验报告、原始资料、文字记录、总结报告等与试验有关的各种书面材料按照《药物临床试验质量管理规范》中“药物临床试验必备文件保存指导原则”的要求整理，及时交机构办公室归档。

文件资料应保存在本机构专用资料档案室；保存场所的温湿度应符合要求，而且具有防潮、防火、防盗的设施，能保证文件资料的安全。用于保存临床试验资料的介质应当确保源数据或者其核证副本在留存期内保存完整和可读取，并定期测试或者检查恢复读取的能力，免于被故意或者无意地更改或者丢失。

用于申请药品注册的临床试验，必备文件应当至少保存至试验药物被批准上市后 5 年；未用于申请药品注册的临床试验，必备文件应当至少保存至临床试验终止后 5 年。

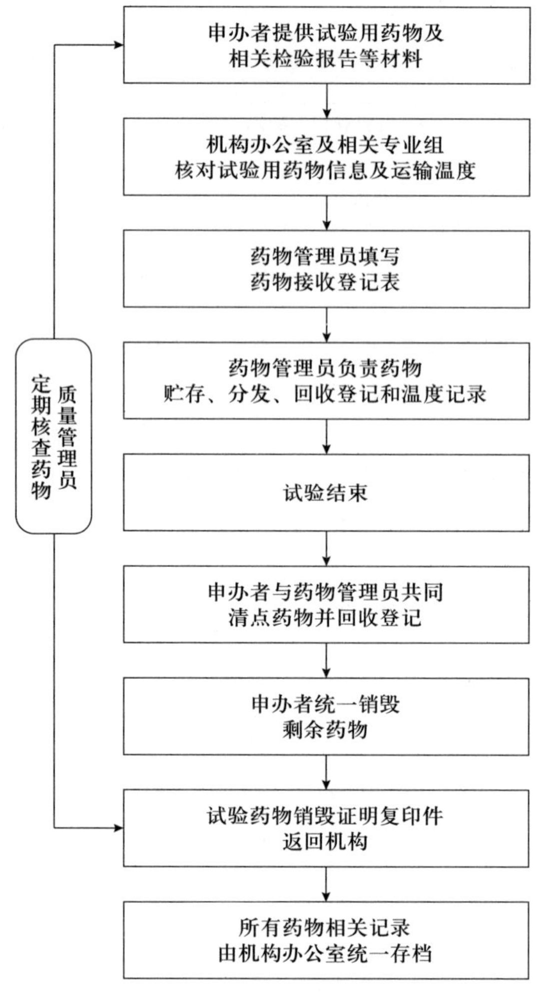

图 4-3　某医院药物管理流程

（四）人员培训

为提高药物临床试验的整体水平，保证临床试验的质量，必须有计划地对广大临床医师、药师和护士及其他相关人员进行《药物临床试验质量管理规范》等相关法规及临床试验技术的培训，以确保试验参加人员熟悉 GCP，遵守相关法律、法规和道德规范，掌握临床试验的基本原则，严格执行相关 SOP，提高临床试验的质量。

机构每年定期组织机构内部培训，聘请有关专家讲授临床药理及 GCP 相关知识，还可以有计划地选送各专业主要研究者及技术骨干参加国家有关部门组织的相关培训，使试验参加人员的知识不断得到更新。参加药物临床试验的主要研究者、研究团队成员及机构管理人员必须取得国家有关部门 GCP 培训合格证书。

机构办公室负责建立临床试验人员的培训档案，包括其培训申请、培训记录、考核成绩、培训证明等，完整、真实地记录培训内容、文件版本号和学习日期等。

第二节　医疗机构伦理委员会简介

一、基本概念

（一）定义

伦理委员会，指由医学、药学及其他背景人员组成的委员会，其职责是通过独立地审查、同意、跟踪审查试验方案及相关文件、获得和记录受试者知情同意所用的方法和材料等，确保受试者的权益、安全受到保护。

（二）宗旨

伦理委员会对所有以人作为受试者的临床医学和健康研究项目进行事先的审查、提出修改要求、是否批准，对进行中项目跟踪复审，对研究在科学、伦理和规范方面是否符合国际和国内相关规范和指南发挥监督作用。其宗旨是保护研究受试者的权利和福祉。

（三）职责

伦理委员会的职责是保护受试者合法权益，维护受试者尊严，促进生物医学研究规范开展；对临床试验机构开展涉及人的生物医学研究项目进行伦理审查，包括初始审查、跟踪审查和复审等；在临床试验机构组织开展相关伦理审查培训。

（四）组成

伦理委员会的委员应当从生物医学领域和伦理学、法学、社会学等领域的专家和非本机构的社会人士中遴选产生，人数不得少于 7 人，并且应当有不同性别的委员，少数民族地区应当考虑少数民族委员。必要时，伦理委员会可以聘请独立顾问。独立顾问对所审查项目的特定问题提供咨询意见，不参与表决。

（五）运行管理

伦理委员会办公室是承担伦理委员会具体事务并保障受试者权益的职能部门。在办公室主任的领导下，按照医学研究相关技术规范、伦理相关法规等要求，组织审查、指导、监督临床研究相关的伦理工作。

成员包括伦理办公室主任 / 副主任、秘书、工作人员等。伦理办公室负责建立伦理审查的相关运行管理制度和受试者保护体系，配备相关人员、设施设备，制定伦理委员会管理制度和标准操作规程，组织安排初始和全过程伦理审查、组织相关人员培训、经费管理与使用、资料管理等，负责向各级卫生健康委员会、药品监督管理部门报告年度伦理审查情况，并接受行政主管部门和省级药品监督管理部门的检查。

（六）组建与运行依据

1.《涉及人的生物医学研究伦理审查办法》；

2.《涉及人的临床研究伦理审查委员会建设指南（2020版）》；

3.《药物临床试验质量管理规范》；

4.《药物临床试验伦理审查工作指导原则》；

5.《赫尔辛基宣言》；

6.《涉及人的生物医学研究国际伦理准则》。

二、伦理委员会的职责

（一）主任委员职责

1. 对伦理委员会的全面工作负责；
2. 主持伦理委员会会议，对提交审查项目进行审查，必要时，召开紧急会议审查；
3. 审核签署会议记录；
4. 审核签署伦理审查批件等伦理审查决定文件；
5. 对伦理委员会重大工作决定进行审核，并批准；
6. 邀请独立顾问；
7. 负责决定项目审查形式如加快审查、紧急会议审查、免除审查；
8. 现场监督检查；
9. 审核并批准伦理委员会相关管制制度及SOP。

（二）副主任委员职责

1. 主任委员缺席时负责接替主任委员职责；
2. 受主任委员委托处理伦理委员会相关事宜。

（三）委员职责

1. 对提交审查的研究项目进行充分审查，参加伦理委员会会议，对研究项目进行讨论和评价；

2. 对会议上通报的项目及其决定进行审核，如适用加快审查方式审查的项目及其决定的合适性，严重不良事件报告审查处理的合适性，以及结题报告审查的合适性；

3. 审核会议记录；
4. 对伦理委员会机密信息进行保密；
5. 遵守有关利益冲突的规定；
6. 参加生物医药学、研究伦理学和生物医药学研究的继续教育活动。

（四）秘书职责

1. 负责伦理委员会办公室的日常管理，并向主任委员和主管院长报告；
2. 负责受理伦理审查申请材料，告知需补充的缺项，以及预定审查日期；
3. 对受理的审查申请材料组织有效的审查，确定适用的审查类别，分别进行审查处理；
4. 定期组织伦理委员会会议，根据 SOP 的具体要求组织安排伦理委员会会议，必要时可以应主任委员要求召集紧急会议进行审查；
5. 负责安排会议日程，会议审查项目和会议报告项目，必要时协助主任委员聘请独立顾问；
6. 负责会议记录，将会议记录提交主任委员审核签字；
7. 根据审查结果，准备伦理审查批件或伦理审查意见通知书，提交主任委员审核签发，及时将审查决定传达申请人；
8. 对所批准的研究项目组织合适的跟踪审查，包括修正方案审查，不良事件报告审查等；
9. 负责伦理委员会与申请者、委员、受试者之间的联系热线；
10. 负责安排伦理委员会委员和工作人员培训；
11. 组织伦理委员会文件的制定、审核、修订和分发；
12. 负责起草伦理委员会年度工作总结，提交主任委员审定；
13. 负责伦理委员会经费管理工作；
14. 就伦理委员会相关工作为主任委员提供必要的管理支持；
15. 负责伦理委员会文件档案管理；
16. 负责伦理委员会 SOP 文件的分发与回收。

三、审查范围

（一）初始审查

1. 药物临床试验；
2. 医疗器械临床试验；
3. 涉及人的生物医学研究（一般科研项目）；
4. 医疗新技术；
5. 其他需要伦理委员会审批的项目。

（二）执行过程审查

1. 复审；
2. 修正案审查；
3. 违背 / 偏离方案；
4. 严重不良事件 / 可疑且非预期严重不良反应（SUSAR）；
5. 年度 / 定期跟踪审查；
6. 暂停 / 提前终止试验；
7. 结题报告审查；
8. 其他需要伦理委员会审议的情况。

四、审查形式

（一）会议审查

召开伦理审查委员会会议进行审查，包括但不限于对研究方案的初始审查和复审。由各机构伦理委员会根据法规和 SOP 选择审查方式。会议审查需要达到法定参会人数和人员构成。

（二）简易程序审查

简易程序审查简称快速审查或快审。一般由 2 名左右的委员进行审查。

（三）紧急情况受试者研究的审查

即使是紧急情况下，未经伦理审查委员会事先审查和批准，不允许开展以人作为受试者的临床研究。如试验实施中涉及紧急医疗处理时候，可由伦理委员会进行紧急审查。根据风险程度可以为紧急会审、紧急简易审查，以及可以召集相关人员、独立顾问进行审查。

（四）应急审查

疫情暴发期间开展疫情相关研究的紧迫性对伦理审查委员会的审查工作提出巨大挑战。伦理委员会开展应急审查，审查形式也可能是线上的网络审查形式等。

（五）现场督查

现场督查是伦理委员会的主动审查形式，审查内容主要是项目实施过程中受试者的安全性和权益保障情况等。

第三节　临床研究协调员的工作内容与职责

CRC 的主要工作场所是医疗机构。在机构中 CRC 的工作内容贯穿整个临床试验的过程。

一、机构和伦理的沟通

（一）协助申办者完成机构立项资料的递交前准备和递交

1. 机构初审　申办者往往需要首先与机构办公室相关工作人员联系，将项目概况与机构、专业科室、PI 等多方沟通，确认承接意向，完成项目初审，初审形式可以为电子材料或纸质材料。

2. 纸质版立项材料递交　立项资料装订顺序应与相应目录保持一致，每一份资料都加盖封面章和骑缝章，每类材料间用带有数字标示的隔页纸隔开，同类材料、不同内容用彩色复印纸隔开。文件夹、侧标签等按机构要求进行装订。机构办公室初审后告知 CRA 需要补交的材料，应在纸质材料里一同递交到机构办公室。各机构要求的材料准备方式存在一定差异，以实际发布的机构要求为准。

3. 机构立项　机构办公室完成对纸质 / 电子材料审核并通过后，可以递交伦理委员会进行材料审查；也有些医疗机构对于项目的立项材料，向机构办公室和伦理委员会同时递交，由机构办公室和伦理委员会各自审查。

（二）协助研究者完成伦理备案资料的递交前准备和递交

1. 了解机构伦理办公室的工作指南并建立高效的沟通　伦理审查申请指南是申办者、CRA、CRC 等项目人员试验全过程伦理事宜的行动指南和宝典。很多机构的伦理委员会在官方网站、微信公众号、信息管理系统等上都有相关内容的公示介绍。CRC 需要特别注意伦理委员会会议审查的时间、递交材料的截止时间等。

此外还需关注除初始审查以外的其他过程审查、安全性信息［PD、SAE、SUSAR、安全性更新报告（DSUR）］审查流程和注意事项等的说明。

2. 药物临床试验伦理递交材料　一般包括以下内容（表 4-1）。

表 4-1　某医院药物临床试验伦理递交材料清单

序号	内容
1	递交信 ［含所递交文件清单，注明递交文件的版本号或日期（如果适用）］
2	初始审查申请表（IEC-C-006-A16-V3.0）
项目基本信息	
3	国家药品监督管理局（NMPA）临床试验批件或临床试验通知书或 NMPA 的受理通知书或药品注册批件（适合上市药物临床研究） 注：如有伦理前置审核，须提供 NMPA 的受理通知书

续表

序号	内容
研究团队相关材料	
4	主要研究者资质 （1）简历（至少包含最近 5 年含 GCP 的培训，以及最近 3 年的研究经历） （2）执业证书复印件 （3）职称证书复印件 （4）GCP 培训证书复印件
5	拟参加本试验的研究团队所有成员名单 （包括研究者在内的所有研究成员姓名、临床专业、所在科室、职称、初步分工等）
6	拟参加本试验的研究团队成员资质 （1）职业证书复印件 （2）GCP 培训证书复印件 注：这里的“研究团队成员”指除主要研究者外的其他参加本试验人员
7	主要研究者的利益冲突声明
申办者及第三方公司 / 人员相关材料	
8	申办者资质证明 （1）营业执照复印件 （2）药品生产许可证复印件
9	CRO 资质证明（如果适用） （1）营业执照复印件 （2）申办者给 CRO 的委托函（纸质版需要提供盖章原件）
10	CRA 资质证明（如果适用） （1）委托函（需提供盖章原件） （2）个人简历、GCP 培训证书、身份证复印件
11	SMO 资质证明（如果适用） （1）营业执照复印件 （2）申办者 /CRO 给 SMO 的委托函（纸质版需要提供盖章原件）
12	CRC 资质证明（如果适用） （1）委托函（需提供盖章原件） （2）个人简历、GCP 培训证书、身份证复印件
13	中心实验室或第三方实验室资质（如果适用）
14	申办者或 CRO 委托临床试验机构进行临床试验的委托函（纸质版需要提供盖章原件）
15	申办者保证所提供资料真实性的声明
临床研究项目相关材料	
16	临床研究方案（含版本号和版本日期，方案签字页相关方签字、盖章）
17	知情同意书样本（含版本号和版本日期）/ 免除知情同意申请 / 免知情同意书（含版本号和版本日期）签字的申请
18	研究病历样表（如果适用，含版本号和版本日期）
19	病例报告表样表（如果适用，含版本号和版本日期）
20	研究者手册（含版本号和版本日期）
21	受试者招募材料及招募形式说明（如果适用，含版本号和版本日期）
22	受试者日记卡、受试者联系卡、受试者评分表、受试者须知等提供给受试者的材料（如果适用，含版本号和版本日期）

续表

序号	内容
23	保险凭证或者保险全文（如果适用，尽可能提供全文）
24	试验用药品和对照用药品的检验合格报告 注：提供有效期内的最新批次
25	试验药物的制备符合临床试验用药品生产质量管理相关要求的证明文件
26	药品说明书（如果适用）
27	试验用药品标签
28	关于试验样本使用管理声明或出境批文
29	我国人类遗传资源采集、保藏、利用、对外提供的既往审批 / 备案材料 （申请书、受理文件、批件、备案证明等） 注：如不涉及人类遗传资源审批，或单中心研究（或多中心研究的组长单位）通过伦理审查后才申报遗传批件的，须提交说明
30	主审单位的伦理审查批件（适用于参与单位）
31	研究单位列表 注：列表中的研究单位指递交时确定的研究单位
32	方案讨论会议纪要（如果适用）
33	其他资料

注：研究方案、研究者手册、病例报告表、知情同意书，如是英文版，请提供中英文版，送审材料装订尽量简洁，材料区分尽量有带有标号的隔开标志

3. 医疗器械临床试验伦理递交材料　一般包括以下内容（表 4-2）。

表 4-2　某医院医疗器械临床试验伦理递交材料清单

序号	内容
1	递交信 [含所递交文件清单，注明递交文件的版本号或日期（如果适用）]
2	初始审查申请表（IEC-C-006-A16-V3.0）
项目基本信息	
3	国家药品监督管理局临床试验批件或器械注册批件（如果适用）
研究团队相关材料	
4	主要研究者资质 （1）简历（至少包含最近 5 年含 GCP 的培训，以及最近 3 年的研究经历） （2）执业证书复印件 （3）职称证书复印件 （4）GCP 培训证书复印件
5	拟参加本试验的研究团队所有成员名单 （包括研究者在内的所有研究成员姓名、临床专业、所在科室、职称、初步分工等）
6	拟参加本试验的研究团队成员资质 （1）职业证书复印件 （2）GCP 培训证书复印件 注：这里的“研究团队成员”指除主要研究者外的其他参加本试验人员
7	主要研究者的利益冲突声明

续表

序号	内容
申办者及第三方公司 / 人员相关材料	
8	申办者资质证明 （1）营业执照复印件 （2）生产许可证复印件（如果适用）
9	CRO 资质证明（如果适用） （1）营业执照复印件 （2）申办者给 CRO 的委托函（纸质版需要提供盖章原件）
10	CRA 资质证明（如果适用） （1）委托函（需提供盖章原件） （2）个人简历、GCP 培训证书、身份证复印件
11	SMO 资质证明（如果适用） （1）营业执照复印件 （2）申办者 /CRO 给 SMO 的委托函（纸质版需要提供盖章原件）
12	CRC 资质证明（如果适用） （1）委托函（需提供盖章原件） （2）个人简历、GCP 培训证书、身份证复印件
13	中心实验室或第三方实验室资质（如果适用）
14	申办者或 CRO 委托临床试验机构进行临床试验的委托函（纸质版需要提供盖章原件）
15	申办者保证所提供资料真实性的声明
临床研究项目相关材料	
16	临床研究方案（含版本号和版本日期，方案签字页相关方签字、盖章）
17	知情同意书样本（含版本号和版本日期）/ 免除知情同意申请 / 免知情同意书（含版本号和版本日期）签字的申请
18	研究病历样表（如果适用，含版本号和版本日期）
19	病例报告表样表（如果适用，含版本号和版本日期）
20	研究者手册（含版本号和版本日期）
21	受试者招募材料及招募形式说明（如果适用，含版本号和版本日期）
22	受试者日记卡、受试者联系卡、受试者评分表、受试者须知等提供给受试者的材料（如果适用，含版本号和版本日期）
23	保险凭证或者保险全文（如果适用，尽可能提供全文）
24	注册医疗器械产品技术要求、预评价意见（或行业标准）
25	自检报告
26	产品注册检验合格报告
27	受试产品为首次用于植入人体的医疗器械，应当具有该产品的动物试验报告；其他需要由动物试验确认产品对人体临床试验安全性的，也应当提交动物试验报告
28	临床试验机构的设施和条件能够满足试验的综述
29	试验用医疗器械的研制符合适用的医疗器械质量管理体系相关要求的证明
30	对照产品的合法来源证明及说明书等文件（如果适用）

续表

序号	内容
31	注册产品的说明书等文件（如果适用）
32	关于试验样本使用管理声明或出境批文
33	我国人类遗传资源采集、保藏、利用、对外提供的既往审批/备案材料（申请书、受理文件、批件、备案证明等） 注：如不涉及人类遗传资源审批，或单中心研究（或多中心研究的组长单位）通过伦理后才申报遗传批件的，须提交说明
34	主审单位的伦理审查批件（适用于参与单位）
35	研究单位列表 注：列表中的研究单位指递交时确定的研究单位
36	方案讨论会议纪要（如果适用）
37	其他材料

注：研究方案、研究者手册、病例报告表、知情同意书，如是英文版，请提供中英文版，送审材料装订尽量简洁，材料区分尽量有带有标号的隔开标志

（三）跟进伦理上会及审评情况

伦理办公室受理项目相关材料电子版（伦理审查系统或邮箱接收）和纸质版（原笔迹、原印模）会进行形式审查、出具受理通知。

1. 初审注意事项　及时通知 PI 伦理答辩时间、并协助做好 PPT 进行汇报。会前 3 天将 PPT 发送至伦理委员会邮箱，由伦理办公室进行审查和存档。对于参会人员的要求：会议当天 PI 参会报告，CRA/ 申办者医学部相关人员可补充回答。材料准备：按照各个伦理委员会的要求，有的伦理委员会要求提交相应份数的完整材料，或者相应份数的简版资料，或者仅方案摘要或知情同意书。具体情况根据伦理办公室的要求进行提交。每个项目按照安排时间汇报和答辩，请严格控制汇报时间。

受理通知单包含伦理受理号、银行信息、会议审查时间安排及初审答辩注意事项等，需要及时传达并妥善保管（表 4-3）。

表 4-3　某医院伦理审查受理通知

伦理受理号	Y-2022-006-H01
申请人	**
研究单位	** 医院 /** 科
项目名称	*****
申办者	**** 公司
SMO	** 有限公司
受理项目文件类型	■初始审查；□不良事件报告；□结题报告； □修改后再审；□年度 / 定期跟踪审查； □修正方案；□违反方案报告

续表

审查形式	■例行会议审查；□快速审查；□紧急会议审查
预定审查日期	**** 年 ** 月 ** 日 17:00
预定审查地点	** 医院 ** 号楼 ** 会议室
受理人签字	**
受理日期	**** 年 ** 月 ** 日
缴费金额	** 元
账户	银行信息 备注：伦理审查费 +Y-2022-006-H01

2. 伦理委员会初始审查的决定类型 主要包括：同意、作必要的修正后同意、作必要的修正后重审、不同意。

（1）同意的项目：伦理办公室将根据 SOP 出具伦理审查批件，一份伦理批件包括项目基本信息情况、伦理委员会及审查形式等信息。要特别注意其中的伦理审查批件号、伦理审查意见、伦理批件有效期、伦理审查频率。注意及时递交跟踪审查，防止批件失效。审查文件清单页，特别注意批件中审查文件的版本号和版本日期与递交文件的版本号和版本日期一定要一致。伦理委员会签到页，特别注意如果项目 PI 同时是伦理委员会委员，签到页一定有相应回避的声明。备注页，特别注意机构关于跟踪审查、安全性审查、结题审查、暂停终止及研究过程中其他情况的说明（表 4-4）。

表 4-4 某医院伦理委员会审查批件

<table>
<tr><td colspan="4">*** 医院伦理委员会审查批件
伦理审查号（Y-2021-001-H01）</td></tr>
<tr><td>临床研究项目名称</td><td colspan="3">**</td></tr>
<tr><td>受理日期</td><td>**</td><td>审查日期</td><td>**</td></tr>
<tr><td>伦理审查方式</td><td colspan="3">■定期会议审查；□紧急会议审查；□加快审查；□免除审查</td></tr>
<tr><td>伦理审查类别</td><td colspan="3">■初始审查；□复审；□修正案审查；□年度 / 定期跟踪审查；
□严重不良事件审查；□违背方案审查；□暂停 / 终止研究审查；
□结题审查</td></tr>
<tr><td>审查会议地点</td><td colspan="3">** 医院本部 ** 号楼 ** 会议室</td></tr>
<tr><td>会议审查到会委员</td><td colspan="3">见签到表</td></tr>
<tr><td>项目来源 / 申办者</td><td colspan="3">**</td></tr>
<tr><td>临床研究单位</td><td colspan="3">**</td></tr>
<tr><td>承担科室</td><td colspan="3">** 科</td></tr>
<tr><td>申请人 / 主要研究者</td><td colspan="3">**</td></tr>
<tr><td>审查文件（包括）</td><td colspan="3">见审查文件清单</td></tr>
<tr><td>审查意见</td><td colspan="3">同意</td></tr>
<tr><td>伦理审查批件有效期</td><td colspan="3">**** 年 ** 月 ** 日至 **** 年 ** 月 ** 日（一年）
（如试验逾期未实施，需提出延长有效期申请，过期需重新审查）</td></tr>
</table>

续表

伦理委员会联系人	***
联系电话	***
伦理委员会主任委员签字	
伦理委员会盖章	（盖章）
日期	** 年 ** 月 ** 日

（2）作必要的修正后同意、作必要的修正后重审：伦理办公室会出具伦理审查意见通知函，包括具体的伦理审查意见，及再次递交的文件要求。及时告知研究者、合同研究组织（CRO）审查意见，协助研究者按照审查意见进行相应修改后，按照伦理委员会的要求递交修改后的文件，递交审查（表 4-5）。

表 4-5　某医院伦理审查意见通知函

伦理审查意见通知函
尊敬的 **（研究者）教授：** 您提交的编号 Y-2022-*** 的研究方案 **** 已经 **** 医院会议审查，伦理审查号为 Y-2022-***-H01。审查结果为修正后同意，具体意见如下。 **一、方案** 1. 方案中包括：单臂试验和随机、安慰剂对照试验两部分，请予明确。 2. 提供对照选择的依据，是否考虑采用标准阳性对照。 **二、知情同意书** 1. 告知了受试者相应权益，补偿未具体，请补充。 2. 明确进入不同组别的概率。 3. 请明确补偿措施。 **请尽快按要求修改后递交：** （1）文件清单。 （2）修改后的方案（含新版本号）或相关说明，对修改部分用醒目字体标出。 （3）修改后的知情同意书（含新版本号），对修改部分用醒目字体标出。 主任委员签名： ***** 医院伦理委员会（盖章） 日期：20**.**.**

二、项目启动会

（一）协助监查员（CRA）组织召开项目启动会

1. 文件审核确认　CRC 协助 CRA 和研究者一起检查研究者文件夹，核对启动会前的必要文件是否准备充分，包括：监管部门试验批准或备案记录、伦理委员会批件、临床试验协议、CRC 协议及派遣函、已经获得批准和签字的研究方案、研究者手册、已经获得批准的知情同意书、药检报告、研究人员简历、GCP 证书及相关执业证书、实验室资质 / 质评证书和正常值范围、其他相关设备的校准证书等。

2. 系统账号确认 确认所有研究者的电子系统账号（如电子数据采集系统、随机化与供应管理系统）是否已激活并可以使用。

3. 研究物品和物资确认 若试验项目的相关物资在启动会当天之前到达医疗机构，需要提前确认机构对物资接收流程及存储管理要求，请 PI 提前给相关人员进行授权，让 CRA 进行培训并做好培训记录。冰箱和恒温箱在接收后需调试运行 7 天，并记录温度无问题后才可储存药物。

4. 其他事项确认 一般机构会要求首笔款到账后方可召开启动会，及时跟踪确认好首笔款的情况。了解医疗机构的免费检查流程，如协助 CRA 制作免费检查单、刻项目专用章等工作。

（二）项目启动会前的准备

1. 确定项目启动会具体日期和地点后，需要与 PI 和机构办公室提前确认启动会的参会人员，并通知相关参会人员，包括研究者、研究护士、机构办公室相关人员（机构药物管理员、质控员）、相关辅助科室的人员等。及时把 PI 对启动会的一些要求告知 CRA，包括要求申办者 / CRO 参加启动会的人员，启动会上需要的文件资料等。

2. 启动会前 1 ~ 2 天再次与参会人员确认时间，提醒需要到场的研究者等参会人员，这样参会人员可以提前对自己的工作进行调整。

3. 提前调试启动会当天准备所需要的设备，如激光笔、投影仪；准备好启动会所需要的纸质版 PPT、受试者入排标准的卡片和试验流程图等；准备好需要参会者填写的表格，包括会议签到表、授权表、培训记录表等，并核对表格的相关信息是否准确、有无错别字等，与 CRA 核对无误后，放入文件袋保存好，准备流畅的签字笔。

（三）项目启动会的召开

1. 启动会时 CRC 协助 PI 完成参与项目人员的授权，完成授权分工表的填写；检查与会人员签到表、培训记录表是否填写完整；完善被授权者的简历和相关资质、培训证书的收集整理工作。

2. 记录启动会上研究者等参会人员提出的问题及 CRA 或申办者的回答。如果有启动会上未解决的问题，要持续跟进项目组的答复，并及时反馈给研究者。

3. 在启动会中更深入了解方案及流程等内容，发现问题及时与研究者和申办者进行沟通、解决。可与研究者确认病源、筛选及患者推荐的问题，为之后入组做好准备。

（四）项目启动会后的整理

1. 将启动会上收集的资料、表格等文件进行整理，协助 CRA 查漏补缺后扫描存档在电脑中，并将纸质版原件归档在研究者文件夹中。

2. 协助做好会后场地清理工作。

3. 跟进会上未解决的相关事宜。

三、伦理相关工作（启动后）

（一）修正案伦理审查

修正案是指伦理委员会已批准但随项目开展需要修正的部分及其他相关文档，修正案并不单单包括研究方案的修正，还包括知情同意书、招募广告、海报、给受试者的材料的修正等。例如，受试者的年龄、受试者人数、受试者的人群或来源、受试者报酬、程序 / 方法、知情同意书、知情同意 / 重新知情同意的程序、研究现场、研究组人员、受试者招募 / 广告、研究器械或设施、申办者 / 发起者及其他内容的修正。

递交文件包括：①递交信（含递交文件清单、注明版本号和日期）；②修正方案伦理审查申请表；③对研究方案或其他相关文件做修正的说明（注明修改处在修改前的页码、行数及修改后的内容）；④修正版研究方案及相关文件（含方案编号、版本号和日期，所更改处必须划线或荧光涂色标示）；⑤组长单位伦理批件（如有）。

（二）安全性信息递交 EC 流程和要求

1. 方案偏离 / 方案违背（PD）

（1）情节较轻的不依从 / 违反方案（minor PD）：汇总后与年度 / 定期跟踪审查申请一并上报；

（2）情节严重的不依从 / 违反方案（ major PD）：及时报告；

（3）持续 PD：及时报告。

2. 严重不良事件（SAE） 发生的 SAE 除试验方案或者其他文件（如研究者手册）中规定不需立即报告的严重不良事件外，研究者应当立即（24 小时内）向申办者书面报告。所有研究者认为需立即向伦理委员会报告的 SAE 可随时上报。

3. 可疑且非预期严重不良反应（SUSAR）

（1）个例 SUSAR：对于致死或危及生命的非预期严重不良反应，申办者应在首次获知（申办者首次获知当天为第 0 天）7 日内报告，在随后的 8 日内报告、完善随访信息。对于非致死或危及生命的非预期严重不良反应，申办者应在首次获知 15 日内报告。研究者审阅申办者提供的个例 SUSAR 报告后，应在 3 日内向伦理委员会报告。

（2）汇总 SUSAR：申办者递交 SUSAR 汇总信息，应提供纸版的汇总列表，至少每 6 个月集中报告一次。①机构的 SUSAR 单独列出或高亮标出；②原则上应为中文或中英文对照，应包含 SUSAR 的发生时间、诊断、对研究药物采取的措施、转归等内容；③ SUSAR 报告的填写应采用标准化、结构化的信息，保证填写信息的完整，如 SAE/SUSAR 报告表、国际医学科学组织理事会（CIOMS）表等；④个例 SUSAR 报告应与汇总列表中的内容一致；⑤允许 SUSAR 报告汇总纸质递交，相关具体信息可以光盘形式递交（图 4-4）。

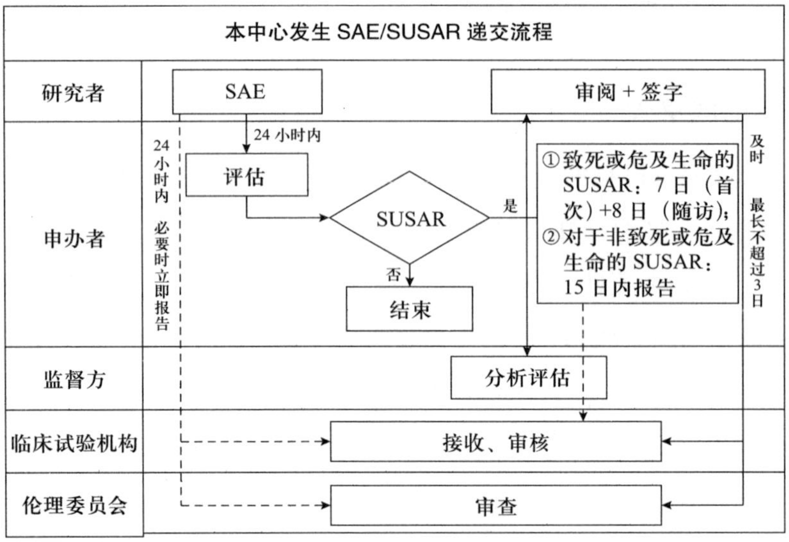

图 4-4　某医院 SAE/SUSAR 的递交流程

4. 安全性更新报告（DSUR） DSUR 是阶段性的安全性汇总。申办者需要将 DSUR 有关信息上报给药品监督管理局和卫生健康委员会，同时反馈给研究者审阅，研究者审阅后签署伦理委员会递交信，同 DSUR 一并递交至伦理委员会审查，至少一年报告一次。应提供完整 DSUR 信息，对报告周期内收集到的与在研药物（无论上市与否）相关的安全性信息进行全面深入的年度回顾和持续评估，如对受试者的风险进行评估、定期报告的分析结果、研究药物的安全性、针对安全性问题提出或采取的解决措施等内容。

（三）年度 / 定期跟踪审查

跟踪审查的目的是为了监督整个研究过程，以保证受试者的权利和安全得到持续保护。可以查看伦理批件的有效期和审查频率。

1. 递交文件 递交信（含递交文件清单、注明版本号和日期）；年度 / 定期跟踪审查报告；有签名的正在使用的知情同意书复印件一份（由独立伦理委员会批准的最终版本）；发表文章（如有）。

2. 通过年度审查伦理委员会主要关注项目的进展情况

（1）项目简介：机构获批时间，签合同时间，启动时间，筛选例数，筛败例数，入组例数，机构 PD、SAE、SUSAR，研发期间的 DSUR，安全性分析，研究风险 / 收益的新进展报道等，合同例数，合同期限，总体项目进度及主要分析成果等；

（2）专业组面临的困境；

（3）机构能够提供的改进措施等。

3. 伦理审查给出的伦理审查意见

（1）同意继续进行研究；

（2）作必要的修正后继续研究；

（3）终止或暂停已批准的研究。

4. 审查批件失效的情况

（1）如果申请人未能按时提交跟踪审查申请报告，超过审查批件有效期，则确认审查批件失效；

（2）伦理委员会秘书将书面通知财务科该伦理审查失效，冻结研究经费的使用；书面通知主要研究者必须停止所有的研究行为，包括（但不限于）：受试者招募与纳入、标本的采集、对已收集标本的研究、实验室检查、数据分析、试验干预、受试者治疗、已纳入受试者的随访。

如果试验治疗或受试者的随访对受试者的安全和健康是必需的，主要研究者必须及时向伦理委员会提交书面报告，请示对已纳入的受试者继续治疗或随访事宜。主任委员（或授权者）负责审查请示报告，并给出书面答复。

（四）暂停/终止临床研究审查

暂停/终止临床研究是指在按照预定计划结束之前所建议或决定暂停/提前终止的研究项目。

1. 递交文件　递交信（含递交文件清单、注明版本号和日期）；暂停/提前终止研究报告，主要研究者签名和日期。

2. 伦理委员会主要关注情况

（1）是否终止研究，要考虑以下几方面：事件的性质、暂停/提前终止研究是否给受试者带来风险。

（2）如果批准暂停/提前终止研究，讨论有序暂停/提前终止研究的程序，以保护受试者的安全和健康。程序包括：药物递减；之后的随访、实验室检查等跟踪措施；告知受试者的信息，以及告知方式。

根据暂停/提前终止研究的原因及研究设计，伦理委员会可以要求向这些受试者群体（已完成及当前在研的所有受试者、参加某些研究程序的受试者）告知有关暂停或终止事宜。

（五）结题报告审查

1. 递交文件　递交信（含递交文件清单、注明版本号和日期）；结题报告；研究总结报告；发表文章（如有）。

2. 总结报告　反映药物临床研究设计、实施过程，并对试验结果做出分析，评价的总结性文件，是正确评价药物是否具有临床实用价值（有效性及安全性）的重要依据，是药品注册所需的重要技术性资料。

报告的递交体现了临床试验的完整性，伦理委员会可以了解试验项目的整体完成情况，及机构所有受试者在整个项目中的受益与分享情况，以及对完成的研究项目可能存在的遗留问题进行随访；必要时伦理委员会可以要求主要研究者补充进一步的研究项目信息或要求研究者采取其他措施。

四、受试者管理

在临床试验中受试者是不可或缺的角色，受试者指参加一项临床试验，并作为试验用药品或器械的接受者，他可以是患者，也可以是健康人群。临床试验围绕着受试者进行，包括受试者的招募、知情、筛选、随机、接收与发放试验产品、随访等过程，在每一个过程中 CRC 都扮演非常重要的角色。

在试验开始前必须做好准备，如熟读方案与机构的标准操作规程（以下简称为 SOP），确定要使用的仪器设备操作方法，并确认这些仪器设备是在计量有效时间内等事项。一般临床试验自开始至试验结束受试者管理内容包含以下几个方面。

（一）试验相关物资接收、管理、发放

在临床试验开始前，申办者会将这个试验相关物资或仪器设备先提供到医院，CRC 必须负责保管。

方法与注意事项如下。

1. 接收时必须核对内容物、清点数量且记录，并回复申办者；
2. 了解所提供的物资内容、何时发放与发放对象等；
3. 妥善保存，注意是否需要上锁，需要上锁时要指定钥匙与备用钥匙保管者；
4. 依照试验流程发放；
5. 定期盘点；
6. 若有仪器设备则必须了解该设备是何时使用、如何使用、使用场地与由谁操作等，有时候还需要制作相关 SOP 用以规范使用者，使用结束后清洁，定期维护以维持正常功能；
7. 试验结束后将剩余物资或仪器设备进行包装，制定明细并退还申办者。

（二）受试者招募

在临床试验启动会后，一切准备就绪，即可以开始招募受试者，确定招募工作的负责人，与他共同制订招募计划，健康受试者与病患的招募方式有所不同，健康受试者大多由第三方机构（招募公司）完成，患者则往往是在门诊与住院患者中招募。

招募方法与注意事项如下。

1. 确定招募对象聚集的区域，一般以已经选定的临床试验机构为中心，向周边（城区，市县）地区延伸。

2. 建立受试者的招募程序及招募工作人员（或第三方招募机构）的职责。

3. 选择受试者的招募途径，如在医院可以经过申请张贴招募广告，或可以利用电视、广播、报纸与网络方式等媒体投放招募广告，要注意的是所使用的招募广告必须经过伦理委员会批准才可以使用；招募广告的内容可以说明试验新药的优良特点，参加试验是免费使用试验药物，与免费进行相关的检验检查，以及试验过程中对受试者采取的用药安全保障措施等，但应注意不得有任何夸大和与事实不符的言语或保证，做到正常的招募而非劝诱。

4. 经研究者同意可以查询该研究者的患者既往病史，初步了解是否有病患适合此临床试验，以为受试者提供更好更新的治疗方法为前提，以对病患有利的基础上招募受试者。

5. 招募工作开始实施后，可以进行实时统计，统计内容包括：招募速度（人 / 周）、招募对象来源、获知招募信息的途径、招募率的计算等，根据统计结果，对招募区域、信息发布途径、招募程序等做出评估，必要时进行重新选择。

（三）协助研究者进行知情同意

知情同意（informed consent），指受试者被告知可影响其做出参加临床试验决定的各方面情况后，确认同意自愿参加临床试验的过程。该过程应当以书面的、签署姓名和日期的知情同意书作为文件证明。

知情同意书（informed consent form），是每位受试者表示自愿参加某一试验的文件证明。研究者需向受试者说明试验性质、试验目的、可能的受益和风险、可供选用的其他治疗方法，以及符合《赫尔辛基宣言》规定的受试者的权利和义务等，使受试者充分了解后表达其同意。

方法与注意事项如下。

1. 在实施临床试验任何步骤前，必须进行知情同意过程，取得受试者知情同意书才可以开始试验，CRC 可协助研究者对有意向参加试验的受试者发放知情同意相关的资料，要确保发放的资料为已获得所在机构伦理委员会的批准并为最新的版本。

2. 知情同意的原则是 CRC 在知情同意书获取过程中仅作为支持与协助的角色，不可代替研究者获取知情同意书。

3. 研究者对受试者进行知情同意，会使用通俗易懂的语言，以谈话的形式向受试者说明有关临床试验的详细情况，一般包括以下内容。

（1）受试者参加试验是自愿的，而且有权在试验的任何阶段随时退出试验而不会遭到歧视或报复，其医疗待遇与权益不会受到影响。

（2）参加试验及在试验中的个人资料均保密。必要时，药品监督管理部门、伦理委员会或申办者按规定可以查阅参加试验的受试者资料。

（3）告知受试者试验目的、试验过程与期限、检查操作、受试者预期可能受益和风险、受试者可能被分配到试验的不同组别等。

（4）给受试者充分的时间以便其考虑是否愿意参加试验。试验期间，受试者可随时了解与其有关的信息资料；如发生与试验相关的损害时，受试者可以获得治疗和相应的补偿。

4. CRC 要协助研究者确认提供给受试者签署的知情同意书是经伦理委员会审批的最新版本，如试验过程中有变更的新版知情同意书，协助研究者对进行中的受试者补签最新版本的知情同意书。

5. CRC 应协助核对知情同意书上的相关信息与签字是否完整：①受试者是否签字并注明日期，若是特殊情况，是否依照《药物临床试验质量管理规范》和《医疗器械临床试验质量管理规范》的规定由法定代理人和（或）见证人签字注明日期；②研究者是否签字并注明日期，协助研究者给予受试者筛选号。

6. 确认受试者是否已保留一份已经完成签名的知情同意书。

7. CRC 应妥善保存已签署的知情同意书。

8. 完成知情同意书签署情况记录表，如筛选纳入表。

（四）筛选受试者

受试者签署知情同意书后才可以进行筛选的流程，进行相关的检验检查与问诊，CRC 应事先熟读试验方案，熟悉要进行的临床试验筛选流程，确保能筛选合格的受试者。

方法与注意事项如下。

1. 与研究者确定参与筛选的受试者、筛选时间、筛选的流程，以及安排足够的研究人员等；
2. 确定筛选过程所参与的人员都已经过主要研究者进行相应的授权；
3. 准备筛选所需的场地、仪器设备、研究病历与其他相关试验表单等；
4. 通知其他相关辅助科室；
5. 再次确认研究者已对受试者进行知情同意，获取已签名的知情同意书；
6. 核对研究者所开立的检验检查项目是否齐全；
7. 依照授权对受试者执行相应的筛选检查，如身高体重的测量、人口学信息的收集；
8. 协助安排受试者进行生命体征测量、实验室检查样本的收集、心电图检查和影像学检查等；
9. 若为多数受试者一起进行筛选，要维持受试者顺序，保持筛选的过程顺利进行；
10. 倘若受试者必须到达多处地点完成筛选检查，必须陪同受试者；
11. 收集检验科检查报告单、心电图与影像学等报告，提供给研究者进行判断；
12. 核对研究者是否已对所有报告进行判断；
13. 再次核对方案，确定筛选流程都已经完成；
14. 协助研究者完成研究病历，依据方案中纳入 / 排除标准筛选适合的受试者；
15. 通知受试者筛选结果，协助合格的受试者均能按时参加试验；
16. 完成筛选过程中相应的记录并对筛选过程产生的文件资料进行保存。

（五）随机前准备

CRC 应熟读试验方案，熟悉进行临床试验的随机过程，确保合格的受试者获得正确的随机号。

方法与注意事项如下。

1. 再次核对纳入 / 排除标准，确定受试者符合条件；
2. 依照方案随机方法提供合格的受试者随机号；
3. 准备相应的文件表单等。

（六）受试者随机

CRC 应在受试者完成全部筛选流程并确定符合纳入 / 排除标准后，依照试验方案协助研究者给予受试者随机号。

方法与注意事项如下。

1. 再次核对纳入 / 排除标准，确定受试者符合条件；
2. 依照试验方案协助研究者给予受试者随机号；
3. 保存随机结果的记录；
4. 协助研究者完成病历；
5. 完成随机情形记录表，如筛选纳入表。

（七）试验流程的告知与提醒

CRC 对已随机的受试者进行宣教，协助受试者顺利完成试验。

方法与注意事项如下。

1. 可以口头宣教或制作日记卡让受试者留存，并完成相关记录；
2. 告知试验的周期与时间、访视次数，取得受试者习惯的联系方式，在每次访视前以此方式提醒受试者如期回访；
3. 告知试验用药品 / 器械的情况，包含但不限于每次会提供的数量、试验用药品 / 器械保存条件、服用 / 使用方式、是否需要受试者进行记录或上传任何信息、是否需要收集包装、剩余试验用药品 / 器械的回收、服用 / 使用完废弃物的丢弃方式等事项；
4. 告知生物样本采集情况，包含但不限于采集时间与量、采集前准备（如是否需要空腹）、采集方式与采集后注意事项等；
5. 如需受试者自行采集，必须告知受试者包含但不限于采集方法、收集容器、保存条件与如何运送、采集完废弃物的丢弃方式等事项；
6. 告知受试者饮食饮水要求，包含但不限于试验期间是否有饮食禁忌、空腹或进食后服用 / 使用、是否有饮食饮水限制等。

7. 告知受试者活动的要求，包含但不限于试验期间是否有活动的限制（如不适合开车、必须有人陪同）、服用 / 使用后是否有体位的限制（如必须保持多久的坐位或平躺）、外出是否有任何限制（如需要采取遮光穿着）等；

8. 告知受试者有任何不适必须随时告诉研究人员，包含但不限于症状、开始时间与是否已采取任何措施等，提供受试者通知途径，必要时制作卡片以便受试者不时之需；

9. 对需要留院的受试者要进行环境介绍与医院规范，让受试者能放心并配合。

（八）协助受试者按方案完成随访

CRC 必须熟悉试验流程，了解每位受试者随访时间与随访流程，完成提醒与安排随访的责任。

方法与注意事项如下。

1. 随访前确定受试者是第几次随访，依照试验方案确定随访内容，是否有相应的检验检查，若有需要提前安排时间的检查要先确定适合的随访时间，通知研究者受试者准备随访；

2. 联系受试者，确定访视时间；

3. 通知药师受试者访视时间；

4. 通知研究者受试者访视时间，并提醒研究者按照试验方案对受试者进行访视；

5. 随访前必须提醒受试者访视时间、告知注意事项（如是否空腹，穿着是否适合）、必须携带的物品（如剩余试验用药品 / 器械、已使用的试验用药品 / 器械包装、受试者自行采集的样本、日常记录）；

6. 陪同受试者进行随访；

7. 核对研究者所开具检验检查单是否齐全；

8. 协助受试者完成随访时各项检验检查；

9. 领取试验用药品 / 器械；

10. 再次进行宣教；

11. 收集各项检验检查结果并提供给研究者进行判读；

12. 完成随访过程中相应的记录并对过程中产生的文件资料进行归档。

（九）协助研究者进行受试者的身高 / 体重测量

受试者的身高 / 体重与受试者的检验检查值同等重要，可以为纳入 / 排除标准的其中一项，也可能为给药剂量的依据，有时需要多次测量，必须依照方案时间与试验所在医院 SOP 进行操作，由研究者授权的人员执行。

方法与注意事项如下。

1. 测量前确定身高 / 体重仪是否在计量时间范围内，该仪器是否会打印报告并了解报告的内容，熟读仪器操作手册与 SOP，倘若有时间显示必须与全球定位系统（GPS）时钟的时间核对并调整为一致，如会打印报告则必须确认打印纸是否足够等；

2. 核对受试者身份；

3. 请受试者脱去厚重衣物，并取出口袋内物品，倘若受试者有较为粗重的饰品也应取下；

4. 请受试者脱鞋后站立于仪器中央，倘若受试者穿着袜子，要注意袜子内是否有任何可增高的物品；

5. 请受试者站直不动，待数据呈现；

6. 如身高为手动测量，必须依照 SOP 操作；

7. 身高 / 体重仪打印的报告应立即注明受试者身份，避免混淆，依 SOP 规定签署；

8. 倘若打印出的报告为热敏纸，因随着时间与光照会消失，必须复印保存，依 GCP 规范为核证副本，该复制件必须经审核人签署姓名和日期；

9. 保存完整数据；

10. 测量结束必须记录并完成终末处理。

（十）协助研究者进行受试者生命体征等相关测量

受试者的生命体征与受试者的检验检查值同等重要，往往为纳入 / 排除标准的其中一项，也是评估受试者安全最方便的方法，一般需要多次测量，必须依照方案时间与试验所在医院 SOP 进行操作。

国外一般不限定操作者，但国内往往限定护理人员执行，由研究者授权的护理人员完成，CRC 为协助角色。

方法与注意事项如下。

1. 测量前确定方案中生命体征包含的项目，以对应适合的测量仪器，确定测量仪器是否在计量时间范围内，该仪器是否会打印或传输报告并了解报告的内容，熟读仪器操作手册与 SOP，倘若有时间显示必须与 GPS 时钟的时间核对并调整为一致，如会打印报告则必须确认打印纸是否足够等；

2. 核对受试者身份；

3. 请受试者脱去厚重衣物，轻松平静地等待测量；

4. 确定方案中体温测量的要求（耳温、口温或皮肤温），准备相应适合的设备，确定受试者非剧烈活动后、未进食热食，于室温至少 5 分钟后测量；

5. 确定方案中血压测量的体位要求（坐位、平躺或卧立位血压），准备仪器，协助护理人员依 SOP 进行测量，CRC 可以协助记录静坐时间等；

6. 确定方案中心率 / 脉搏测量的要求（听诊、触诊或仪器测量），准备相应适合的设备，确定受试者非剧烈活动后，协助护理人员依 SOP 进行测量，CRC 可以协助记录静坐时间等；

7. 倘若打印出的报告为热敏纸，因随着时间与光照会消失，必须复印保存，依 GCP 规范为核证副本，该复制件必须经审核人签署姓名和日期；

8. 保存完整数据；

9. 测量结束必须记录并完成终末处理；

10. 将仪器设备安全存放。

（十一）协助研究者进行样本采集

临床试验中样本一般分为血液与非血液，非血液有唾液、尿液、粪便等。熟读方案中样本的种类、采集的方法、采集的时间与时间窗、样本的容器、标签与环境的要求（温度与光线等）。

方法与注意事项如下。

1. 采集前准备 准备环境（如是否避光）、准备好相应的采集耗材与物资、采集容器已贴好标签、采集前后温度的要求（如是否预冰与冰浴）。

2. 血液采集 血液必须由护理人员采集，CRC 可担任复核人员的角色，主要核对受试者、采集容器与标签、采集时间并记录。

3. 非血液采集 唾液、尿液、粪便等可由 CRC 进行收集记录，采集时间为区间时，生物样本必须在采集时间区间最后时刻前完成。

4. 样本交接 采集后的生物样本，由相关人员运送至样本处置室，与样本接收人员核对样本的数量、样本标签信息、采集时是否有特殊情况后填写交接记录。

5. 保存 保存所有文件与记录。

（十二）样本分装与存放

血液样本分血浆、血清与全血。血浆、血清在送出前必须进行离心与分装，CRC 必须熟读方案中离心的条件与存放温度的要求，完成后放置于相应设备中存放。其他样本依照方案要求处理与分装，完成后放置于相应设备中存放。

方法与注意事项如下。

1. 分装前准备 准备环境（如是否避光）、离心机的设置（离心温度、离心机转速、离心时间等）、适合的移液枪与充足的枪头、已贴好标签的冻存管、已贴好标签的冻存盒、分装前后温度的要求（如是否预冰与冰浴）。

2. 血液样本 依照方案要求进行离心，离心完成后记录离心完成时间，取出采集管，置于合适的试管架（不可摇晃或碰撞），分装前离心人员与复核人员务必核对采集管和冻存管的试验编号、受试者编号与采集时间点等信息，遵循双人核对原则，使用移液枪将血液样本依照方案要求的量移转至该受试者对应采血点的冻存管中，避免吸到血细胞，完成后记录于相关文件表单。

3. 非血液样本 依方案要求进行生物样本处理，必须注意生物样本种类、生物样本处理流程、生物样本储存容器、生物样本储存温度与要求及生物样本标示，完成后记录于相关文件表单。

4. 存放 于方案要求的条件中存放并记录。

5. 保存 保存所有文件与记录。

（十三）协助研究者收集并追踪不良事件信息

不良事件（AE）：指受试者接受试验药品后出现的所有不良医学事件，可以表现为症状体征、疾病或者实验室检查异常，但不一定与试验用药品有因果关系。

严重不良事件（SAE）：指受试者接受试验药品后出现死亡、危及生命、永久或严重的残疾或者功能丧失，受试者需要住院治疗或者延长住院时间，以及先天性异常或者出生缺陷等不良医学事件。

药物不良反应（ADR）：指临床试验中发生的任何与试验用药品可能有关的对人体有害或者非期望的反应。试验用药品与不良事件之间的因果关系至少有一个合理的可能性，即不能排除相关性。

可疑且非预期严重不良反应（SUSAR）：指临床表现的性质和严重程度超出了试验药物研究者手册、已上市药品的说明书或者产品特性摘要等已有资料信息的可疑并且非预期的严重不良反应。

上述情形一旦发生必须立即向研究者汇报并主动追踪。

方法与注意事项如下。

1. 受试者有任何不适的主诉，必须立即向研究者汇报；
2. 倘若受试者在现场，请研究护士测量生命体征并请研究医生诊断与处理；
3. 研究医生会依据 CTCAE 5.0 判断此不良事件严重程度（分 5 级），与试验用药品关系（肯定有关、很可能有关、可能有关、可能无关与肯定无关），对试验用药品采取措施（停用、减量或使用），并对 AE 采取措施；
4. CRC 应当主动追踪受试者 AE 情形并向研究者汇报；
5. 协助研究者完成不良事件记录；
6. 受试者发生 SAE 应退出试验，并进行积极治疗，CRC 必须协助研究者立即以书面形式报告给申办者，随后协助研究者及时提供详尽的书面随访报告；
7. 妥善保管所有相关文件。

（十四）协助研究者收集并追踪合并用药信息

受试者发生 AE，经研究医生对 AE 采取措施，或受试者另行就医均可能会有合并用药，当受试者有合并用药时，CRC 必须协助研究者收集并追踪合并用药信息。

方法与注意事项如下。

1. 试验期间受试者使用除试验用药品以外的任何药物，即为合并用药；

2. CRC 应协助研究者获知受试者任何合并用药信息；

3. 一旦获知受试者有任何合并用药，必须立即向研究者汇报；

4. 可以由受试者提供的药物包装与就医记录获知受试者使用的药物名称、剂量、使用频次、用药开始日期和治疗疾病等；

5. 协助研究者在原始记录中进行详细记录；

6. 提供受试者在试验期间需要使用非研究用药品信息，研究者与申办者可依据所使用的药物与研究用药物是否有相互作用及该药物的作用和消除时间决定受试者是否继续本试验；

7. 追踪受试者合并用药的情形，并向研究者汇报；

8. 妥善保管所有相关文件。

（十五）受试者费用管理

受试者参与临床试验一般都可获得交通补偿等，受试者补偿内容必须经由伦理委员会审查以确定是否适当，一般以知情同意书列出的补偿费为发放依据。

方法与注意事项如下。

1. CRC 须了解所在医院的费用发放和报销流程、发放途径、发放频率等；

2. 须向受试者解释并获取必要的个人资料（如身份证、银行卡复印件）；

3. 妥善保管受试者相关资料；

4. 协助受试者申请各类补偿费用、报销费用。

五、研究数据管理

临床试验数据质量和真实完整性是对整个临床试验的有效性和安全性进行正确评价的基础，是药品监管科学的核心要素。临床试验开始之前，数据管理部门（data management，DM）会按照研究方案起草设计病例报告表（case report form，CRF）并搭建数据库。临床试验开始过程中，CRC 协助研究者进行数据录入，CRA 及 DM 对数据进行核查并对其发出质疑，CRC 协助研究者解答质疑，DM 最终完成数据核查清理后进行数据锁库。临床试验结束时，由统计师对数据进行统计分析。

（一）研究数据收集

临床试验项目实施过程中，研究者需根据临床试验方案授权研究人员负责与自己资格相匹配的工作，并确保研究人员将在试验过程中产生的所有数据能够及时、准确、完整地记录在受试者文件中，如门诊/住院病历、X线/B超/CT等医学影像报告、实验室检验报告单、研究产品记录表、生物样本记录表、温度计等仪器记录、受试者日记卡或问卷、照片影像资料。上述文件可以以纸质或者电子等形式的载体存在。不同临床试验项目可以根据项目及医疗机构的实际情况明确源文件具体包括哪些。部分临床试验项目可能会设计研究专用病历（如Ⅰ期项目）用于试验实施过程记录，或者设计些专用表格，如采血记录、药品输注使用记录表、研究产品的领用发放和回收记录、研究产品保存温湿度记录。CRC需协助研究者按照临床试验方案收集整理临床试验过程中产生的所有原始文件并按照项目要求保存完整。

任何临床试验数据的修改，都应当留痕，不能掩盖初始数据，并记录修改的理由。如“~~18.5 kg~~　81.5 kg 笔误 WN　2021年11月20日”。

（二）研究数据传输

临床试验开展过程中，主要由授权的CRC负责将原始数据填写到病例报告表中。病例报告表分为纸质版病例报告表和电子版病例报告表。行业发展初期，病例报告表通常是用无碳复写纸制作成的一式两联纸质版，偶有部分临床试验制作成一式三联。CRC按照病例报告表填写指南使用黑色签字笔用力填写。随着互联网和计算机技术的不断发展，越来越多的临床试验采用EDC系统，CRC使用自己的账号登录EDC系统进行数据录入。相对于纸质版病例报告表，电子版病例报告表数据录入更及时、可实时发现数据错误，加快临床试验数据清理进度，提高数据质量。

数据录入过程中，CRC应遵循数据质量的ALCOA+原则进行数据录入，ALCOA+原则指可归因性（attributable）、易读性（legible）、同时性（contemporaneous）、原始性（original）、准确性（accurate）、完整性（complete）、一致性（consistent）、持久性（enduring）和可获得性（available when needed）。如病例报告表中的所有数据都可溯源，即从原始文件中可获得；受试者的出生日期应从受试者身份证中获得。除临床试验方案特殊规定之外，杜绝病例报告表中的数据作为原始数据。纸质版的病例报告表填写时应字迹工整，容易辨识。

（三）研究数据修订

为了保证临床试验数据的真实、准确、完整和可靠，临床试验项目开展初期会制订详细的数据核查计划，以明确数据核查内容、方式与核查要求。数据核查通常需要数据管理人员、监查员、医学人员及统计师等共同完成，因此应在数据核查计划中明确不同人员的职责分工。

每个临床试验项目申办者都会委派监查员进行监查，监查员的主要职责之一是核对病例报告表录入的准确性和完整性，并与原始文件比对。核对内容包括但不限于：试验方案规定的数据在病例报告表中是否有准确记录，并与原始文件一致；受试者的剂量改变、治疗变更、不良事件、合并用药、并发症、失访、检查遗漏等是否在病例报告表中均有记录；研究者未能做到的随访、未实施的试验、未做的检查，以及是否对错误、遗漏做出纠正等均在病例报告表中有记录；入选受试者的退出与失访是否已在病例报告表中均有记录并说明。监查员对病例报告表的填写错误、遗漏或者字迹不清楚应当通知被授权的 CRC。

数据管理员（DM）会对病例报告表中的所有数据逐一进行数据清理，会将发现的数据缺失、逻辑问题、与外部数据不相符等质疑反馈给 CRC。

CRC 需在授权的前提下对监查员及 DM 提出的质疑与原始文件进行核对确认，更正、添加或删除数据，并在修改地方签署姓名及日期，必要时需说明修改理由。CRC 切记不可在无原始数据的情况下修改病例报告表。所有的数据核查都需保留录入、核查、修改等痕迹。

为保证数据质量，在临床试验过程中可以根据需要进行多次数据审核。在数据库锁定之前常规会召开一次数据审核会，对数据质疑、脱落和方案偏离的病例、合并用药和不良事件的发生情况进行确认。若临床试验采用盲法设计，则数据审核也应在盲态下进行；若临床试验采用开放设计，则应对数据审核人员保持盲态。

数据审核是数据库锁定的前置条件。根据数据审核会形成的最终决议对数据库进行锁定。数据库锁定后可进入之后的统计分析流程。

为了避免数据库锁定后的解锁和再锁定，在临床试验开展初期需明确数据库锁定的流程、实施部门及对应的标准操作规程文件。

六、药物管理

（一）协助研究药物的接收

1. 准备工作 首先收集机构药物存放的具体地点与药物管理员联系方式，与物流公司预约药物送达的具体日期和时间，及时与药物管理员做好沟通，确认时间是否合适。

2. 药物的接收 首先协助药物管理员查看包装纸箱，确认包装是否完好无缺。打开纸箱后检查试验药物与发货单上的信息是否一致，包括包装、名称、剂型、规格、批号、数量、有效期、保存条件及注意事项等，同时查看是否附有该批次的药检报告。对于有温度要求的药物需具备冷链运输条件，运输公司资质已在机构备案，运输温度可在药物接收时及时导出，协助药物管理员打印温度记录并查看转运途中是否有超温。各项信息核对无误后，药物管理员填写药物签收单，协助其将药物摆放到药房的合适位置，更新药物库存记录，并在交互式网络应答系统（interactive web response system，IWRS，是中央随机化系统中的一种，主要用于受试者随机、药物管理、紧急揭盲）等确认收药回执。如在接收过程中发现任何问题，协助药物管理员对试验药物进行隔离，及时通知申办者，记录问题过程，等收到回复后进行处理。

（二）协助研究药物的储存

1. 药物的储存　试验药物可以储存在GCP药房或专业药物储存室，根据试验方案及说明书的要求储存在专用药柜、专用冰柜或恒温箱中，并予上锁，由授权的药物管理员进行保管和发放，并做好记录。存放时药物的标签朝外，按顺序摆放，便于取药，对于放置冰柜和恒温箱的药物应摆放于中间位置，不能靠壁，以防超温。临床试验开始后，应根据试验项目的周期，协助药物管理员定期检查药物的储存方式和条件，检查药物是否有破损、丢失及变质等情况，并及时清点，确保数量准确，记录表单上的数据与实际药物数量相符。一般要保证试验药物至少有一定的库存量，若库存不够，应及时告知药物管理员并反馈给申办者。

2. 药物的温度记录　试验用药物必须严格按照保存条件储藏。温度、湿度要适宜，避免强光照射。凡有保存温度要求的，储存处应有调控温度、湿度的设施，并放置温湿度计，如使用申办者提供的温度计，应确认可连续导出温度记录且有校准证书，CRC协助药物管理员每月或定期导出温度记录，并存放于药物管理文件夹中。

若发生超温的情况，CRC需要协助药物管理员立即将冰箱中的试验药物隔离，暂停发放，找出超温的原因并纠正和预防再次发生，向申办者汇报具体情况，由申办者出具说明，确定试验药物是否可以继续使用。如果可以继续使用，则需要记录试验药物超温，请申办者提供药物可用的依据（稳定性报告或者说明）；如果不可以继续使用，请申办者立即发出新批次的药物，并及时将超温药物进行回收，回收之前必须单独保存。

3. 药物常见的保存条件　具体药物保存条件分类见表4-6。

表4-6　药物保存条件分类

保存条件	概念及具体要求
冷藏	2 ~ 10 ℃
常温	10 ~ 30 ℃
阴凉处	避光并不超过20 ℃
湿度	45% ~ 75%
冷冻	–20 ~ –30 ℃
密封	指容器密封以防止风化、吸潮、挥发及异物进入
密闭	指容器密闭，以防止异物进入
遮光	指用不透光的容器包装，如棕色容器或黑纸包裹的无色透明、半透明容器
熔封或严封	指将容器密封或用适宜的材料严封，以防止空气与水分的侵入并防止污染

（三）协助研究药物的核对、发放、记录

1. 协助研究医生或研究护士登录随机系统，获取药物编号。

2. 研究医生根据随机的药物编号开具的临床试验处方。

3. 协助研究护士凭处方单和系统随机打印单到 GCP 药房或专业药物储存室领药，注意核对受试者编号、药物名称、数量、编号、批次等信息，确认无误后签署姓名、日期，并更新相关表格。

4. 协助研究医生或研究护士将试验药物发放给受试者，进行用药指导，并做好相应记录。

（四）协助研究药物的清点、回收、记录（适用于从受试者处回收时）

受试者返院时 CRC 协助药物管理员对未使用的研究药物和已使用药物的空包装（铝箔、药盒、药瓶等）进行回收，如涉及漏服或其他情况未能返还的，药物管理员应提醒受试者，并在“研究药物发放 / 回收记录表”中记录，将相关信息及时反馈给研究者，判定该受试者的依从性，以决定是否继续临床试验。

（五）协助研究药物的清点、记录、返还给申办者

1. 清点 CRC 协助 CRA 监查时清点待回收的药物，包括已使用药物的空包装、超过有效期的药物和项目结束时未使用的药物。药房管理员核对回收日期、药物数量、批号、有效期、受试者编码等信息，确认无误后 CRA 和药物管理员分别于回收表上签字。

2. 回收 CRC 协助 CRA 提前预约好回收时间，告知回收日期，第三方物流取件时，取件人凭方案编号等相关信息取件，CRC 及 CRA 跟进申办者是否已回收，将签收的回收单复印件及销毁记录表存档。

（六）与药物管理相关的其他工作

保存条件为冷藏或冷冻的药物发放和领取时按照方案要求，如转运时间较长则需配备冷藏运输箱和温度计。

七、样本管理

临床试验样本是指在临床试验过程中所采集的所有生物样本，一般分为两大类。一类是送往医疗机构自身的检验部门，另一类是送往中心实验室。生物样本包括血、尿、粪便、痰液、脑脊液、胸腔积液、腹水、乳汁、精液等，主要用于诊断、安全性、药动学、药效学等指标检测。送往中心实验室的样本，可能用于检测生物样本中的药物浓度，从而评估药物在体内的药动学变化，即研究药物在生物体内吸收、分布、代谢和排泄规律，并运用数学原理和方法阐述血药浓度随时间变化的规律；也可能用于诊断、安全性、药效学指标检测。CRC 需要协助的流程如下。

（一）样本的处理、储存、寄送

1. 血液标本

（1）血液标本的处理：研究人员将血样按照方案要求进行离心，离心后将血样（血清或血浆）分离至血浆管中，之后再将血浆管按要求冻存至冰箱中，冻存至冰箱的时间需要及时登记。

（2）血液标本的储存：存放标本的冰箱须有专人上锁保管，可以有效统筹。储存样本的冰箱需要有使用记录，冰箱内样本的摆放按照SOP进行，每个项目的标本放置位置相对固定。样本储存在医疗机构时，需24小时不间断监控冰箱温湿度并记录留档。如有异常，按照相关SOP进行处置。

（3）血液标本的寄送：待整个试验结束或者分批次将血液标本转运至生物分析实验室时，主管和备管需分开转运。常规流程如下：① CRC对标本进行核对、清点后应交由研究者再次核对、清点，无误后进行生物样本的运送登记；②生物样本清单一般由中心实验室或申办者提供；③按方案要求正确包装生物样本，防止因包装问题导致标本无法使用；④按方案要求联系快递公司，并确认运送时间及运送条件，正确填写快递单；⑤将生物样本交给递送人员时，应查看递送方是否按中心实验室要求进行运送，运送单的复联和快递单要保存在本医疗机构；⑥样本转运时，要对转运温度计的开启温度和样本转运结束的状态进行拍照留存；⑦转运结束后，转运单位需提供转运过程中的温湿度记录明细及转运时使用温度计的校准证书（需在效期内），医疗机构收到后存档保留。

2. 尿液标本

（1）尿液标本的处理：如要留取特定时间段的尿液，必须准备尿壶（男性使用）或便盆（女性使用）、量筒与储尿桶，均需贴好受试者信息，不可交互使用。①受试者每次如厕必须使用尿壶或便盆收集尿液；②以量筒量取尿量并记录；③将尿液倒到储尿桶，存放于2～8 ℃冰箱中；④该时间段结束前务必请受试者再次排尿；⑤样本收集：储尿桶内尿液需混合均匀后依方案要求抽取尿液样本，放置于贴好标签的容器内，依照方案要求存放。

（2）尿液标本的储存：每个时间段尿液分离完毕尽快将分尿管中的样本冻存至低温冰箱中，冻存至冰箱的标本按照相关的要求放置。及时登记段尿留取时间及将分尿管中的标本冻存至冰箱中的时间，其余同血液标本。

（3）尿液标本的寄送（同血液标本）。

3. 粪标本

（1）粪标本的处理：从给药开始收集方案规定时间范围内的所有粪标本，盛放粪便的袋子要标注清楚，原始资料及时登记。

（2）粪标本的储存：在低温冰箱中要找一个带盖的盒子单独存放粪标本，或用单独的冰箱留取粪标本，其余同血液标本。

（3）粪标本的寄送（同血液标本）。

4. 痰液、脑脊液、胸腔积液、腹水、乳汁、精液标本 在临床试验过程中有时需要收集痰液、脑脊液、胸腔积液、腹水、乳汁、精液标本用于药物浓度的测定。这些样本收集的试验还比较少，属于探索性研究范畴，具体收集方法、处理需根据方案要求进行。

（二）归档样本相关的文件资料

1. 所有生物样本的运送清单、样本清单、快递单、生物样本登记表、生物样本存放冰箱温湿度记录表、医疗机构的销毁流程、申办者书面的销毁通知及生物样本销毁记录等都要存放在研究者文件夹中。

2. 为保护受试者的隐私和生物样本的安全，确保所有上述文件及样本只有被授权的人员可接触。

（三）与样本相关的其他工作

1. 生物样本的分析结果追踪

（1）CRC 应协助研究者在合理时间内获取与受试者随访有关的分析结果（具体规定参照方案），并及时告知研究者，请其评估分析结果并签署姓名及日期。

（2）获取分析结果后妥善存放。

（3）若分析结果未在规定时间内获得，应及时与标本检测部门联系，查找原因，及时获取检验结果。

（4）若发现实验室的正常值范围发生改变，应及时通知研究者和 CRA，并收集新的实验室正常值范围。

2. 生物样本的销毁

（1）根据方案要求定时将需要销毁的生物样本收集完整后，根据医疗机构或申办者要求将收集好的生物样本放置在指定区域由后续专业人员进行销毁。

（2）销毁文件中必须详细记录销毁样本的详细信息，如受试者编号、样本内容及数量、采集日期、销毁人、核对人等，相关人员必须在销毁文件上签署姓名及日期。

3. 温湿度的管理

（1）样本储存在医疗机构时，需 24 小时不间断监控冰箱温湿度并记录留档。如有异常，按照相关 SOP 进行处置。

（2）样本转运时，要对转运温度计的开启温度和样本转运结束的状态进行拍照留存。

（3）转运结束后，转运单位需提供转运过程中的温湿度记录明细及转运时使用温度计的校准证书（需在效期内）。医疗机构收到后存档保留。

八、物资管理

临床试验中可能涉及 CRC 管理的物资包括硬件设备、文本资料和一般性耗材。硬件设备包括：血压计、体温计、体重计；冰箱、恒温箱、离心机；文件柜、电脑、网卡、打印机、传真机、电话机、计算器、血糖仪、心电图机等。试验文本资料包括：方案、知情同意书、CRF/EDC 文件夹等文本资料。一般性耗材包括：采血管、针头、注射器、尿杯、血糖试纸、验孕试纸、尿常规试纸、玻片、墨盒、打印纸等。

（一）试验相关物资的申请

试验开始前，确认所需物资。协助申办者或 CRO 公司与医疗机构确认试验所需物资情况，以保证在启动前准备完善。

1. 硬件设备　根据方案要求，若机构缺少方案要求的硬件设备，可与申办者沟通其是否可以提供；也可由机构根据需要提出申请购买设备。

2. 试验文本资料　由申办者提供。

3. 一般性耗材　根据试验要求，计算所需物资量，向相关部门提出申请。

（二）试验相关物资的接收、清点、记录

1. 物资到达本医疗机构时，被授权的研究者、研究护士或 CRC 根据项目提供的试验物资签收单核对数量、质量、有效期、规格文件的版本号等进行核对和清点，并做好记录。

2. 物资接收后填写并签署相关的表格（归档在文件夹中）。

3. 快递单号妥善保存，查询运单详情，打印签字后归档于文件夹中。

（三）试验相关物资的储存、清点、有效期管理

1. 临床试验相关文件及物资应专柜专用并上锁保管。存放在适当的温度和相对湿度下，做好防火、防盗、防污染等安全措施。

2. 本机构或本专业的设备仪器不得外借。

3. 确保耗材在有效期内使用，及时检查物资的有效期并清理过期耗材，提前向相应部门申请补足耗材。

4. 仪器设备应定期检测、维护和校准，相关维护人员的联系方式在仪器设备上要有相关标签或挂牌。

5. 定期更新试验用设备的资质证明、合格证、年检报告和维护记录。

6. 如有必要，根据项目的要求及时检查和记录温度、相对湿度，并签字保存。

（四）试验相关物资的清点、销毁、返还给申办者

1. 根据项目需要，在项目结束时，根据申办者要求或医疗机构的 SOP 将未使用的研究物资归还给申办者。CRC 先协助研究者确认物资的种类和数量，然后再与 CRA 确认归还物品，并做好相关回收登记记录。

2. 对需要在医疗机构销毁的物资，按照医疗机构的 SOP 或申办者要求协助销毁并做好相关记录（注意研究物资销毁时文件保密原则）。

3. 中心实验室生物样本采集盒的回收与销毁应按照中心实验室指导手册的要求处理，如未做明确规定，与项目组确认后按照医疗机构医疗废弃物处理规定进行处理。

（五）与物资管理相关的其他工作

1. 由设备管理员建立机构仪器设备档案，对仪器进行编号管理，仪器设备如有变化及时更新档案。保证试验期间各类设备仪器处于备用状态。

2. 各类耗材在使用过程中如发现问题，要立即停用，并向物资管理员反馈，根据机构 SOP 处理。

九、文件管理

药物临床试验必备文件，指的是评估临床试验实施和数据质量的文件，作为研究者、申办者和监查员在临床试验过程中遵守《药物临床试验质量管理规范》和相关药物临床试验的法律法规要求的证明文件，也是申办者稽查、药品监督管理部门检查临床试验的重要内容。

（一）定期检查更新研究者文件夹

《药物临床试验必备文件保存指导原则》明确规定了申办者、研究者 / 临床试验机构在临床试验准备阶段、临床试验进行阶段及临床试验完成后需要保存的必备文件。申办者保存的必备文件就是行业内俗称的试验主文档（trial master file，TMF），研究者 / 临床研究机构保存的主要是研究者文件夹（investigator files）及受试者文件夹等。CRC 在授权的情况下需协助研究者进行研究者文件夹管理。

临床试验准备阶段，申办者需提供研究者手册、签字版的临床试验方案、病例报告表样本、提供给受试者的知情同意书、受试者日记卡、招募广告、受试者的保险文件、伦理委员会批件及伦理委员会成员名单、签字版的研究者简历、资质及 GCP 证书、实验室正常值范围、室间质评证书、试验用药品的包装和标签样本、试验用药品的说明书（如有）、试验用药品的检验报告、盲法试验的揭盲程序、申办者或合同研究者组织与临床试验机构签署的合同等。

临床试验进行阶段，CRC 需协助研究者收集保存研究者手册更新版，试验方案的更新版，

提供给受试者的知情同意书，受试者日记卡，招募广告等的更新版，更新版的伦理批件，研究者的简历、资质及 GCP 证书的更新版，新增授权的研究者的简历、资质及 GCP 证书，实验室正常值范围更新版，室间质评证书更新版，新批号的试验用药品的检验报告，试验用药品及其他试验相关材料的申请、接收、保存、分发、使用记录，监查访视报告，现场访视之外的邮件 / 线上会议等沟通记录，签字版的知情同意书，原始医疗记录，已签署研究者姓名、记录日期和填写完整的病例报告表，病例报告表修改记录，严重不良事件报告表及上报记录，其他安全性资料，递交伦理的进展报告及伦理批件，受试者筛选表，受试者鉴认代码表，受试者入选表，任务授权表，生物样本等采集、处理、保存及运输记录等。

临床试验结束阶段，CRC 需协助研究者收集试验用药品及其他试验相关材料的回收及销毁记录、递交伦理委员会的结题报告及批件、临床试验总结报告等。

CRC 需协助研究者对申办者提供的文件进行接收确认，对临床试验过程中产生的文件进行核对确认，最终按照临床试验机构要求的研究者文件夹目录保存到研究者文件夹中。

临床试验项目启动之前，CRA 需完成研究者文件夹的建立并交由授权的 CRC 以协助研究者进行保管。CRC 需根据临床试验机构的要求将其保存在临床试验项目专用的文件柜中。临床试验开展过程中，CRC 需及时将更新的安全性报告（SAE、SUSAR 报告等）、更新后的药检报告、伦理跟踪审查记录、方案依从性报告、监查员访视记录等保存至研究者文件夹中。重要文件应获得主要研究者及其他研究者签字。

临床试验开展过程中，CRC 作为研究者的助理，需了解药物临床试验机构、伦理委员会要求准备的与立项、伦理、遗传、合同、试验结束等有关的文件要求并告知监查员。监查员准备齐全相关文件后通过快递等方式将相关文件交给 CRC。CRC 收到文件后，将其中的递交信、立项申请表、伦理申请表、试验方案签字页、研究者简历、遗传办承诺书、临床试验主合同（申办者 / CRO 与临床研究机构的合同）、CRC 协议（申办者 /CRO、临床研究机构和 SMO 或临床研究机构和 SMO）等需要研究者审核签字的文件单独取出，用便签粘贴在相应的签字处递交给主要研究者进行签字。

临床试验项目启动之前，CRC 须与监查员确定项目所涉及的 SOP 表格模板，在临床试验进行阶段确保任务授权表、研究者简历、培训记录、签名样表、药品接收记录、药品出入库记录、药品发放使用记录、生物样本采集与处理及保存记录、生物样本交接记录、受试者筛选表、受试者鉴认代码表、受试者入选表等 SOP 表格使用正确的模板并及时、准确、完整地记录。

（二）与文件管理相关的其他工作

临床试验开展过程中临床试验文件保存在临床科室，每个临床试验项目需有单独的文件柜用于保存临床试验文件。临床试验结束后，一般都会将临床试验相关文件保存至临床试验机构办公室。

用于申请药品注册的临床试验，必备文件应当至少保存至试验药物被批准上市后 5 年；未用于申请药品注册的临床试验，必备文件应当至少保存至临床试验终止后 5 年。

十、协助监查、稽查和检查

《药物临床试验质量管理规范》（2020 年版）提到了监查、稽查和检查。监查，指监督临床试验的进展，并保证临床试验按照试验方案、标准操作规程和相关法律法规要求实施、记录和报告的行动。监查是由申办者委派具备医学、药学等临床试验监查所需的知识并受过相应培训的 CRA 进行。稽查，指对临床试验相关活动和文件进行系统的、独立的检查，以评估确定临床试验相关活动的实施、试验数据的记录、分析和报告是否符合试验方案、标准操作规程和相关法律法规的要求。稽查由申办者选定独立于临床试验的人员担任稽查员，不能是监查人员兼任。稽查员应当经过相应的培训和具有稽查经验，能够有效履行稽查职责。检查，指药品监督管理部门对临床试验的有关文件、设施、记录和其他方面进行审核检查的行为，检查可以在试验现场、申办者或者合同研究组织所在地，以及药品监督管理部门认为必要的其他场所进行。

（一）监查、稽查和检查前的准备工作

CRC 接触最多的是 CRA 的监查，常规在临床试验项目开始之前项目组会制订具体的监查计划，明确监查频率及监查范围等。CRA 一般会最少提前一周告知 CRC 监查时间、监查范围及计划拜访的研究人员等。CRC 需提醒 CRA 按照临床试验机构的要求与药物临床试验机构办公室相关人员进行预约申请，协调相应的监查办公场所及所用的电脑、账号等，准备好研究者文件夹、受试者文件夹等，确保病例报告表已全部填写完整。协调主要研究者及其他相关研究人员的时间等。

为保证临床试验的质量，越来越多的申办者会安排本公司的稽查员或第三方公司的稽查员对临床试验项目进行稽查。稽查常规是申办者发起的，部分临床试验机构会要求申办者在临床试验项目归档之前安排一次稽查。稽查员一般会最少提前一个月告知 CRC 稽查时间、稽查范围和计划拜访的研究人员等。CRC 需提醒稽查员按照临床试验机构的要求与药物临床试验机构办公室相关人员及主要研究者进行预约申请，获得批准之后才可以进行稽查。CRC 及 CRA 需根据稽查计划准备好临床试验相关的文件，协调相应的稽查会议室及所用的电脑、账号等，预约检验科、放射科等相关科室人员进行溯源、组织协调相关研究者人员参加稽查启动会及稽查总结会。

临床试验药品上市之前，药品监督管理部门通常会进行一次现场检查。申办者收到药品监督管理部门的检查通知之后，需立即告知临床试验机构和合同研究组织（如适用）。药品监督管理部门对临床试验项目检查前，临床试验机构通常会要求研究者、CRA 及 CRC 对临床试验相关文件进行自查熟悉。必要时需将申办者保存的部分临床试验文件带到检查现场。药品监督管理部门

的检查一般由药物临床试验机构相关人员主导负责，CRC 配合研究者协助做些会务及检查现场的答疑工作。

特殊情况下，药品监督管理部门会直接通知临床研究机构进行检查。临床研究机构收到药品监督管理部门的检查通知之后，需立即告知申办者和合同研究组织（如适用）。

（二）配合监查、稽查和检查

在监查、稽查和检查的现场中，CRC 需按照 CRA、稽查员和检查员的要求提供临床试验相关文件，安排足够的时间针对 CRA、稽查员和检查员提出的疑问，联系研究相关人员或科室进行回答。临床研究员需做好相关监查、稽查和监查问题的记录。

（三）跟踪解决监查、稽查和检查发现的遗留问题

在监查、稽查和检查结束之后，CRC 需跟进监查报告、稽查报告和检查报告。针对报告中的问题逐一与研究人员进行核对确认并回复，必要时根据项目组要求制订纠正措施或预防计划。

（四）与配合监查、稽查和检查相关的其他工作

CRC 可根据项目组或临床试验机构的要求，针对监查、稽查或检查发现的问题进行相关的分享或培训。

十一、关于严重不良事件的相关工作

严重不良事件（serious adverse event，SAE），在《药物临床试验质量管理规范》（2020 年版）中，指受试者接受试验用药品后出现死亡、危及生命、永久或者严重的残疾或者功能丧失、受试者需要住院治疗或者延长住院时间，以及先天性异常或者出生缺陷等不良医学事件；在《医疗器械临床试验质量管理规范》（2022 年版）中，指医疗器械临床试验过程中发生的导致死亡或者健康状况严重恶化，包括致命的疾病或者伤害、身体结构或者身体功能的永久性缺陷、需要住院治疗或者延长住院时间、需要采取医疗措施以避免对身体结构或者身体功能造成永久性缺陷，以及导致胎儿窘迫、胎儿死亡或者先天性异常、先天缺损等事件。

近几年临床试验方案中会明确一些为便于临床护理、医保报销等社会原因导致的住院，或者受试者在参加临床试验之前已预约的手术或其他治疗或检查为目的的住院可不用作为 SAE。

（一）协助研究者收集并追踪 SAE 信息

临床试验开展过程中可以通过多种途径收集 AE 信息，如临床症状（恶心、疲劳、眩晕、腹痛、瘙痒等）、体征（黄疸、皮疹、发热等）、疾病和实验室检查异常。研究者获知受试者发生 AE 后应及时记录名称、开始 / 结束时间、分级、采取的措施、转归、与试验用药品的关系、根

据 SAE 的定义评估是否是 SAE 等信息。

AE 的分级通常采用美国国立癌症研究所（National Cancer Institute Common Terminology Criteria for Adverse Events，NCI CTCAE）、世界卫生组织（World Health Organization，WHO）等分级标准，根据 AE 的严重程度划分为 5 级。1 级：轻度，无临床症状或有轻微临床症状；或仅有临床或实验室检查异常；无需进行干预，不需对症处理，不需停药。2 级：中度，需要最小的、局部的或无创伤的干预；或日常生活活动受限；主诉不适，需对症处理，不需停药。3 级：严重或者具重要医学意义但暂时不会危及生命；导致住院或延长住院时间；致残；日常生活自理受限；主诉明显不适，需对症处理，并需暂停用药。4 级：危及生命，需要紧急干预。5 级：与 AE 相关的死亡。若 AE 被判定为 3 级、4 级或 5 级则为 SAE。

对于 AE 与试验药品的关系判定，研究者需综合考虑受试者既往病史、伴随疾病和用药情况等，参考研究者手册或已上市产品的信息，从以下几点考虑。

1. AE 发生与试验用药是否存在时间上的合理关系？ AE 的发生距离首次用药和末次用药的时间间隔有多长？

2. 所出现的症状、体征是否可由此药物本身作用机制或代谢成分作用引起？

3. 减量或停药后，在没有其他针对 AE 的治疗的情况下，症状或体征是否减轻或好转？

4. 再次用药后，症状或体征是否复现或加重？

5. 能否用受试者的伴随疾病、合并用药或其他原因解释？

6. 类似情况是否已有国内外文献报道？

进而采用五分法，对所报告的 AE 与试验用药品相关性的因果关系进行评价（表 4-7）。部分临床试验中可能会采用七分法，七分法相比五分法增加了“待评价”和“无法评价 / 判断”。

表 4-7 AE 与试验用药品的关系（五分法评定标准）

	肯定有关	很可能有关	可能有关	可能无关	肯定无关
与研究用药有合理的时间顺序	+	+	+	+	−
已知的药物反应类型	+	+	+	−	−
停药后反应减轻或消失	+	+	±	±	−
再次给药后反应反复出现	+	?	?	?	−
无法用受试者疾病来解释	+	+	−	±	−

注：“+”表示肯定；“−”表示否定；“±”表示难以肯定或否定；“？”表示不明

（二）协助研究者完成 SAE 报告表

研究者获知受试者发生 SAE 后，CRC 需及时协助研究者完成严重不良事件报告表，严重不良事件报告表模板使用的是 2004 年 7 月 29 日国家食品药品监督管理局药品安全监管司发布的《药物研究监督管理办法（试行）》征求意见稿附件 5 严重不良事件报告表（SAE），此模板于 2005 年 1 月 1 日开始试行沿用至今（表 4-8）。但部分临床试验项目申办者会设计公司版本的 SAE 报告表模板。

表 4-8 严重不良事件（SAE）报告表

新药临床研究批准文号：　　　　　　　　　　　编号：

<table>
<tr><td colspan="2">报告类型</td><td colspan="2">□首次报告　□随访报告　□总结报告</td><td colspan="2">报告时间：
年　月　日</td></tr>
<tr><td colspan="2">医疗机构及专业名称</td><td colspan="2"></td><td colspan="2">电话</td></tr>
<tr><td colspan="2">申报单位名称</td><td colspan="2"></td><td colspan="2">电话</td></tr>
<tr><td colspan="2" rowspan="2">试验用药品名称</td><td colspan="4">中文名称：</td></tr>
<tr><td colspan="4">英文名称：</td></tr>
<tr><td colspan="2">药品注册分类及剂型</td><td colspan="4">分类：□中药□化学药　□治疗用生物制品　□预防用生物制品
□其他注册分类　　　剂型：</td></tr>
<tr><td colspan="2">临床研究分类</td><td colspan="2">□Ⅰ期　□Ⅱ期　□Ⅲ期□Ⅳ期
□生物等效性试验　□临床验证</td><td colspan="2">临床试验适应症：</td></tr>
<tr><td rowspan="2">受试者基本情况</td><td>姓名拼音缩写：</td><td>出生日期：</td><td>性别：□男□女</td><td>身高（cm）：</td><td>体重（kg）：</td></tr>
<tr><td colspan="5">合并疾病及治疗：□有□无
1. 疾病：__________　治疗药物：__________　用法用量：______________
2. 疾病：__________　治疗药物：__________　用法用量：______________
3. 疾病：__________　治疗药物：__________　用法用量：______________</td></tr>
<tr><td colspan="2">SAE 的医学术语（诊断）</td><td colspan="4"></td></tr>
<tr><td colspan="2">SAE 情况</td><td colspan="4">□死亡______年____月____日
□导致住院　□延长住院时间　□伤残　□功能障碍
□导致先天畸形　□危及生命　□其他</td></tr>
<tr><td colspan="3">SAE 发生时间：______年____月____日</td><td colspan="3">研究者获知 SAE 时间：______年____月____日</td></tr>
<tr><td colspan="2">对试验用药采取的措施</td><td colspan="4">□继续用药　□减小剂量　□药物暂停后又恢复　□停用药物</td></tr>
<tr><td colspan="2">SAE 转归</td><td colspan="4">□症状消失（后遗症：□有　□无）□症状持续</td></tr>
<tr><td colspan="2">SAE 与试验药的关系</td><td colspan="4">□肯定有关　□可能有关　□可能无关　□肯定无关　□无法判定</td></tr>
<tr><td colspan="2">SAE 报道情况</td><td colspan="4">国内：□有　□无　□不详；国外：□有　□无　□不详</td></tr>
<tr><td colspan="6">SAE 发生及处理的详细情况：</td></tr>
</table>

报告单位名称：　　　　报告人职务 / 职称：　　　　报告人签名：

（三）协助研究者上报相关部门

除试验方案或者其他文件（如研究者手册）中规定不需立即报告的 SAE 外，研究者获知的所有 SAE 均需立即向申办者报告，如涉及死亡的 SAE 报告应同步报告伦理委员会。如试验方案无特殊要求，通常会在 24 小时内完成 SAE 首次上报。

申办者收到任何来源的安全性相关信息后，都应立即进行分析评估，包括严重性、与试验药物的相关性及是否为预期事件等。

（四）SAE 跟踪

1. 当 SAE 有更新信息时或申办者 /CRA/EC 要求得到 SAE 更新信息时，CRC 应提醒研究者填写并提交随访报告，直至事件结束。

2. SAE 随访报告是对相同受试者进行的 SAE 跟踪报告。报告内容一般包括：首次 SAE 随访信息、任何后期的（新的）SAE 报告、针对前次 SAE 信息的校正或补充信息。SAE 随访报告的时限及流程与首次报告相同。CRC 应确保研究者对 SAE（包括妊娠）进行随访直至结束，所有的信息应被记录。

3. 对于受试者由于发生 SAE 所产生的医疗费用，CRC 应协助研究者持续跟踪并收集相关报销证明、与申办者 /CRO 进行沟通、做好相关记录工作，包括：医疗机构名称和受试者编号、SAE 中受试者医疗记录摘要及给予的治疗、最新费用总计、当前疾病状况和药物记录、预期产生的医疗费用，及时将费用报销给受试者。

（五）归档 SAE 相关文件

CRC 需协助研究者将严重不良事件首次报告、随访报告及总结报告的签字版，以及上报申办者的邮件 / 快递单、递交伦理委员会的递交信签字版收集完成，保存在研究者文件夹中。

（六）与 SAE 相关的其他工作

CRC 需及时将 SAE 报告录入 EDC 严重不良事件页，此外部分临床试验，CRC 需按照 SMO 项目经理的要求定期汇报，填入 SAE 跟踪汇总表，包括但不限于医疗机构编号、医疗机构名称、受试者筛选号 / 随机号、受试者姓名缩写、SAE 名称、SAE 发生事件、研究者获知时间、与研究产品的关系、对研究产品采取的措施、对 SAE 采取的措施、SAE 结局、SAE 结束时间、SAE 详情、是否因 SAE 退出研究、首次报告时间、随访报告时间、总结报告时间等。

※ 知识链接

远程监查介绍

远程监查是指监查员在办公室利用相关信息工具进行监查工作，而不必到研究机构（医院），中心化监查替代现场监查（on-site monitoring），是临床试验监查的发展趋势。远程监查的目的是帮助临床试验的申办者开展基于风险的监查，宗旨是让申办者在临床试验监查过程中能够对真正影响临床试验质量的关键问题重点突出地进行监查，从而提高临床试验的整体质量和效率，并进一步保障受试者的安全。如有重大疫情的暴发和持续，临床试验监查工会作受到很大的限制，远程监查在既可减少人员聚集、降低病毒传播性，又能实时监管试验进度、确保试验质量上显示出极大的优越性。

远程监查系统以医院已有的临床试验信息管理平台（clinical trial management system，CTMS）为数据基础，客户端通过虚拟专用网络（VPN）接入，账号由机构管理人员统一管理，机构管理人员对监查员进行项目授权后，监查员可以对项目内的受试者进行远程监查工作。系统自动记录监查员的登录和页面访问记录，确保监查痕迹可溯源（图 4-5 和图 4-6）。

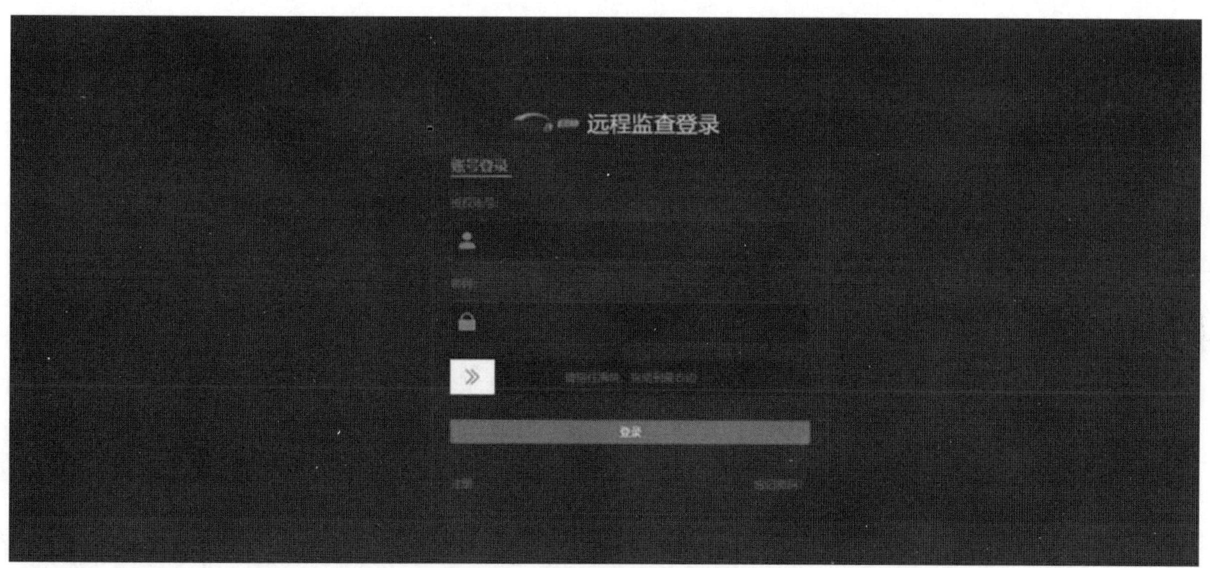

图 4-5　某医院 CTMS 的登录界面

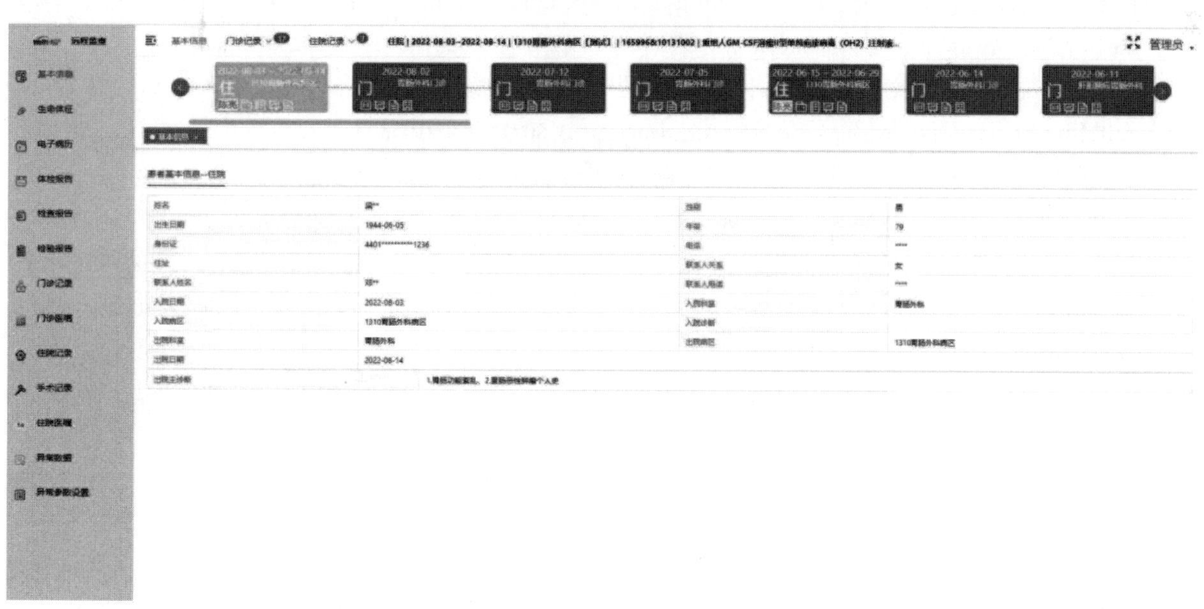

图 4-6　某医院 CTMS 的查询界面

远程监查信息平台可以包含临床试验机构管理系统、伦理审查系统、受试者管理系统、中心药房系统、财务管理系统和质量管理系统等，相比传统的中心监查，远程监查在保障数据监查合规性的基础上，提高了监查效率、降低监查成本、提高试验质量，基本实现了临床试验由项目层级到受试者层级一体化的全数据周期管理。

参考文献

[1] 梁晓坤，刘均娥，刘晓红，等. 临床研究协调员规范化培训手册[M]. 北京：北京大学医学出版社，2019.

[2] 刘燕飞，胡夕春. 临床研究协调员工作指南[M]. 上海：复旦大学出版，2017.

[3] 国家卫生和计划生育委员会. 涉及人的生物医学研究伦理审查办法[EB/OL].(2016-10-12)[2022-01-21]. http://www.gov.cn/gongbao/content/2017/content_5227817.htm.

[4] 国家卫生健康委医学伦理专家委员会办公室，中国医院协会. 涉及人的临床研究伦理审查委员会建设指南（2020 版）[Z/OL].(2020-10)[2022-01-21].https://www.ineyehospital.com/up/soft/201116/19-201116101Z8.pdf.2020-10-26.

[5] 国家药品监督管理局. 国家卫生健康委关于发布药物临床试验质量管理规范的公告（2020 年第 57 号）[EB/OL].(2020-04-23)[2022-02-03]. https://www.nmpa.gov.cn/xxgk/fgwj/xzhgfxwj/20200426162401243.html.

[6] 国家药品监督管理局.《药物临床试验伦理审查工作指导原则》发布施行[EB/OL].(2010-11-02)[2022-02-13]. http://www.gov.cn/gzdt/2010-11/08/content_1740976.htm.

[7] 王福玲. 世界医学会《赫尔辛基宣言》：涉及人类受试者的医学研究的伦理原则[J]. 中国医学伦理学，2016，29(3)：3.

[8] 国际医学科学组织理事会，世界卫生组织. 涉及人的生物医学研究国际伦理准则[EB/OL].(2010-07-16)[2022-03-02].http://wsjkw.henan.gov.cn/2010/07-16/1275501.html.

[10] 国家药品监督管理局. 医疗器械临床试验质量管理规范[EB/OL].(2016-03-23)[2022-03-11]. https://www.nmpa.gov.cn/directory/web/nmpa/xxgk/fgwj/bmgzh/20160323141701747.html.

[11] 国家药品监督管理局. 总局关于发布临床试验数据管理工作技术指南的通告[EB/OL].(2016-07-29)[2022-03-24].https://www.nmpa.gov.cn/directory/web/nmpa/xxgk/ggtg/qtggtg/20160729183801891.html.

[12] 国家药品监督管理局. 总局关于发布临床试验的电子数据采集技术指导原则的通告[EB/OL].(2016-07-29)[2022-03-24].https://www.nmpa.gov.cn/xxgk/ggtg/qtggtg/20160729184001958.html.

[14] 国家药品监督管理局. 国家药监局关于发布药物临床试验必备文件保存指导原则的通告[EB/OL].(2020-06-08)[2022-04-02].https://www.nmpa.gov.cn/yaopin/ypggtg/ypqtgg/20200608094301326.html.

[15] 国家药品监督管理局药品审评中心. 关于发布《药物临床试验期间安全性数据快速报告的标准和程序》的通知[EB/OL].(2018-04-27)[2022-04-10].https://www.cde.org.cn/main/news/viewInfoCommon/f86be6d655db5c711fe660bef22c3bf1.html.

[16] 许重远，白楠，曹玉，等. 临床试验安全性报告工作指引（试行版）[J]. 中国临床药理学杂志，2020，36(21)：5.

[17] 张正付，李萌，燕娟，等. 药物临床试验中不良事件的案例收集与评判[J]. 中国临床药理学杂志，2020，36(23)：3957-3961.

[18] 国家药品监督管理局药品审评中心. 国家药监局药审中心关于发布《研发期间安全性更新报告管理规范（试行）》的通告（2020 年第 7 号）[EB/OL].(2020-07-01)[2022-04-10].https://www.cde.org.cn/main/news/viewInfoCommon/afced30f3c45431f04b47a7f3faee971.html.

[19] 国家药品监督管理局. 药品注册管理办法[EB/OL].(2020-03)[2022-04-19]. https://www.nmpa.gov.cn/xxgk/fgwj/bmgzh/20200330180501220.html.

[20] 沈亮，黄倩，翟优，等.临床试验数据远程监查和稽查应用系统的构建[J].浙江大学学报(医学版)，2020，49(04)：531-536.
[21] 傅志英，刘晓红，赵淑华，等.新药临床试验远程监查实践初析[J].中国新药杂志，2021，30(03)：209-214.

案例——试验筛选

一、案例概述

某受试者参加一项“某药联合奥沙利铂及卡培他滨（XELOX）一线治疗不可切除的局部晚期、复发性或转移性胃及胃食管交界处腺癌的有效性和安全性的随机、双盲、多中心、Ⅲ期研究”，该项目排除标准里明确了病理组织标本人表皮生长因子受体2（HER-2）阳性的受试者是不能纳入的，研究者对受试者进行初步筛选认为其符合各项入排标准后让受试者用医保费用做了与方案要求相关的HER-2病理检查，待其阴性结果出来后与受试者签署了该项目的知情同意，并将此过程在住院病历中记录为“受试者同意参加临床试验并签署知情同意书”。

二、案例分析

熟悉受试者知情同意和筛选入选的规范过程：入排筛选与签署知情同意书的时间顺序，与研究有关的医学检测费用应该由申办者支付，知情同意过程应详细记录。

> 第二十三条　（十三）病史记录中应当记录受试者知情同意的具体时间和人员。
>
> 第三十九条　（四）申办者应当免费向受试者提供试验用药品，支付与临床试验相关的医学检测费用。
>
> ——《药物临床试验质量管理规范》（2020年7月1日）

三、问题

1. 受试者签署知情同意书和进行与项目有关的医学检测先后顺序是什么？

【参考答案】应当先完成知情同意过程，让受试者签署知情同意书后再进行与项目有关的医学检测。

2. 与项目有关的医学检测费用应该是由谁来支付？

【参考答案】与项目有关的医学检测费用应该是由申办者来支付的，绝对不能使用医保支付。

3. 病史中应该如何记录受试者知情同意的过程?

【参考答案】知情同意过程应该在病史中详细记录，包括签署时间、地点、知情同意书版本、版本日期、参与知情过程的人员、保存地点。若患者提出问题，需要记录患者的问题及研究者的解答。

案例——SAE 处理

一、案例概述

某血液科项目，受试者因化疗后骨髓抑制安排住院，在住院期间给予输血、升白细胞等治疗，但因免疫力低下发生败血症，给予抗感染治疗。CRC 和研究者均获悉此情况，但一直在关注化疗后骨髓抑制的跟进，未将败血症考虑为 SAE。后在患者出院时才意识到“因发生败血症延长住院时间”，也属于 SAE，CRC 在协助补报 SAE 时，将已完善的 SAE 表格扫描，命名后发送邮件给申办者安全部门，抄送 CRA。CRA 收到邮件发现 SAE 报告表的命名含有受试者名字，质疑 CRC 没有保护好受试者的隐私。

二、案例分析

第十一条　本规范下列用语的含义是：

（二十七）严重不良事件，指受试者接受试验药品后出现死亡、危及生命、永久或者严重的残疾或者功能丧失、受试者需要住院治疗或者延长住院时间，以及先天性异常或者出生缺陷等不良医学事件。

（三十）受试者鉴认代码，指临床试验中分配给受试者以辨识其身份的唯一代码。研究者在报告受试者出现的不良事件和其他与试验有关的数据时，用该代码代替受试者姓名以保护其隐私。

——《药物临床试验质量管理规范》（2020 年 7 月 1 日）

三、问题

1. 哪些情况属于 SAE?

【参考答案】见 SEA 概念，“延长住院”容易被忽略，应关注患者入院诊断、住院过程中的病情变化和出院诊断。

2. 报告 SAE 时如何注意保护受试者隐私？

【参考答案】CRC 要提高做好受试者隐私保护的意识，在 SAE 报告上应使用受试者鉴认代码，同时重要工作双人核对，减少差错率。

思考题

1. 伦理批件包括哪几部分？每个部分的注意事项有哪些？
2. 在接收临床试验药物时应核对哪些信息和资料？
3. 筛选受试者的流程有哪些？
4. 严重不良事件（SAE）上报的内容有哪些？

第五章　现场管理组织及其对临床研究协调员的管理要求

学习目标

1. 掌握 SMO 对 CRC 的管理、考核和工作内容的要求。
2. 熟悉 SMO 对员工的几种培训形式和相关内容。
3. 了解 SMO 的职责和发展；目前国内外 CRC 认证情况。

第一节　现场管理组织的职责和发展

一、现场管理组织定义和主要职责

（一）定义

临床试验现场管理组织（site management organization，SMO），一般定义为协助临床试验机构在主要研究者授权下进行临床试验具体操作的具有管理经验和临床试验经验的专业商业组织，其工作内容是直接协助研究者实施临床研究并提供临床研究中心现场协调（study coordinator）的服务，履行研究者授予的所有职责。

（二）主要职责

在我国 SMO 的主要职责通常为下列几条。

1. 培训管理临床研究协调员（CRC）；
2. 接受合同委托向临床研究中心派遣 CRC 并对其工作内容进行质量管理；
3. 协助临床研究中心更新和完善临床试验质量管理体系；
4. 协助申办者进行临床试验中心调研和咨询服务，并推荐主要研究者（PI）；
5. 协助临床研究中心进行电子化数据管理和数据质疑解答；

6. 协助临床研究中心进行临床试验管理；

7. 承担申办者（sponsor）或药物临床试验机构委托的其他业务。

（三）功能

中国的SMO具有双重功能。

1. 接受申办者或CRO的委托，承担临床研究中心现场管理，形成与申办者和CRO的业务合作关系；

2. 为临床研究中心输入临床研究项目合作，与研究者形成业务上的依赖关系。

另外，SMO随着中国临床试验的发展也派生出了许多功能，如研究者的培训、帮助受试者入选、伦理委员会的申报、不良事件的报告、知情同意书的准备或者翻译、财务管理和税务申报等。SMO的一些功能甚至继续发展到了协调SMO辖区内研究者的资源配置、设备配置、受试者的转移等等。

二、临床研究协调员的从业情况

根据Insight数据库（丁香园医疗数据开放平台）公众号监测的数据，2021年累计新增登记公示临床试验数3278个，相比2020年的2539个增长29.11%。如此，中国新药研发利好的大环境，加之国家对于临床试验的监管力度日益严格，研究各方对临床试验质量的重视度日益提高，越来越多的CRC加入临床试验工作中，成为每个临床试验项目的标配。在临床试验开展数量超过200项的研究中心，CRC的人数已经100～300人不等，且临床试验质量是“做”出来而非“查”出来的，这就要求各个角色人员需要及时、完整、准确地记录数据，各司其职。

CRC工作范围涉及临床试验的各个方面，在试验机构监管及主要研究者授权的情况下，可以包括试验准备，与伦理委员会和申办者的联络，协助试验实施过程的各项工作。例如：与受试者及家属的联络、数据收集与CRF转录、协助试验药物/器械管理、协助样本管理、配合监查/稽查/检查、文件资料管理等工作；CRC介入临床研究，可以真正地把研究医生从繁琐的事务性工作中解脱出来，便于及时完成医学诊断类工作。根据SMO协作组暨中国CRC之家50多家SMO理事单位近5年的从业人员数量统计：2015年2500人、2016年4015人、2017年6781人、2018年9723人、2019年14 071人。从这些数据可以看出CRC从业人员每年以45%～60%的速度增长，CRC在临床试验中起到的作用越来越凸显。据不完全统计，中国目前约95%的CRC从业者来自独立的SMO公司，对于迅速增长的行业需求，作为CRC从业者孕育的摇篮，SMO公司在努力为CRC从业者提供稳定的薪资福利待遇和持续的专业技能培训，从而提高CRC稳定性和从业人员专业素质，进而为中国临床试验的高效率、高质量进行保驾护航。

三、现场管理组织在国内的发展历程

自从20世纪90年代新药临床试验在我国逐渐开展以来，临床研究协调员（CRC）也慢慢出现在临床试验的过程中，尤其是从2015年后的近5年间，CRC的人员数量一直在明显增长，临床试验对于CRC的需求也从选择性配置成为标准配置，临床研究者也逐渐认识到CRC作为研究助手的重要性，从而更加欢迎CRC的加入。相比新药临床试验来讲，CRC还是一个年轻的行业，虽然处于不断增长的需求阶段，但由于发展的时间尚短，还存在很多问题；它不仅需要业内人士在认识上有不断的统一，在职责定位、人员培养、薪金福利等方面都需要得到更多的支持和完善。

（一）CRC和SMO的萌芽

早在20世纪50年代，美国的临床试验主要由临床医生完成。而随着各项分工不断完善，临床护士分担了部分临床试验工作。20世纪70年代，美国率先出现了CRC。日本在1997年4月修订GCP时，第一次明确提出CRC的概念，将其定义为临床试验支援体系的一部分，并将其与监查员的角色做了区分。之后，承担CRC业务的SMO公司开始出现。新药研发产业的不断发展，促进了CRC行业在欧美及日本的迅速发展，CRC成为临床试验中不可或缺的角色，成为协助研究者工作的重要执行者，多隶属于现场管理组织。

从20世纪90年代开始，我国药物临床试验项目剧增，一项研究涉及的受试者少则几十名，多则上万名。据不完全统计，目前，我国每年至少有上千种新药进行人体试验，涉及人群几十万人。我国临床试验起步比较晚，和美国一样，在CRC出现之前，各项临床试验具体操作均由临床医生及临床护士兼职完成，需要投入大量的时间和精力。为减轻研究者的压力，提高临床试验效率和质量，CRC这个行业就应运而生了。CRC作为专业人员，熟悉GCP和试验方案，有充足的时间协调试验中的每一个环节，帮助研究者及时发现和解决问题，把控试验实施进度和质量，在一定程度上将研究者从繁琐复杂的临床试验工作中解放出来，研究者可以更加关注受试者的安全和权益。

2008年之前，可以认为是中国CRC行业的萌芽阶段。在这一阶段，无论是申办者还是研究者，对CRC的认可度并不高，为节省研究成本，CRC的使用也并不普遍，只有国际多中心临床试验和少部分国内的临床试验聘用CRC。同时，此阶段的SMO的经验和管理也尚在摸索阶段，制药企业大多是直接与SMO签订合同进行人员派遣，整个新药研发行业包括研究机构对SMO/CRC没有很多的关注。

（二）SMO的起步

2008年后，随着越来越多的国际多中心临床试验到中国开展，外企申办者对项目质量的高要求，而中国临床医生临床诊断工作繁重，匹配不了过多精力给临床研究，因此国内开始模仿国外的模式成立 SMO 开展部分业务，即与研究中心形成共建临床研究中心的模式，派遣 CRC 协助研究医生完成临床试验的非医学判断类的事务性工作，也有 CRO 公司在 CRA 团队内设立 CRC 岗位，以人力外包的方式承接外资申办者的临床试验。

2009 年到 2014 年，以人力派遣为主要业务的 SMO 公司纷纷成立，SMO 的数量及 CRC 的数量呈几何速度增长，业界甚至将 2014 年称为 CRC 之年。随着配备 CRC 的药物临床试验越来越多，各个药物临床试验机构开始意识到 CRC 的重要性，并逐步建立起聘用和管理 CRC 的制度及 SOP。上海、北京、广州等地掀起了“优选 SMO”的管理热潮，行业内开展的 CRC 相关的科学研究也越来越多，以北京医院为例，2012 年参与了中国药学会“药物研究及其管理现状分析、决策建议”课题，对中国 CRC 的规范化培训现状进行了调研；2012 年至 2014 年开展了院内管理课题“加强我院 CRC 规范化管理的研究”，梳理了院内院外 CRC 管理的异同，并完善了本院 CRC 管理制度。同时，各临床试验的专委会开始关注 CRC 的管理，以广东省药学会临床试验专委会为例，2014 年发布了《药物临床试验 CRC 管理广东共识（2014）》，提出 CRC 分类，并分别梳理了其工作职责。

（三）SMO 的发展

2015 年 7 月 22 日国家食品药品监督管理总局（CFDA）发布《关于开展药物临床试验数据自查核查工作的公告》以来，中国临床试验研究者越来越意识到 CRC 的重要性，几乎中国所有的临床试验均需要配备合格的 CRC。2017 年 10 月，中共中央办公厅和国务院办公厅联合印发了《关于深化审评审批制度改革鼓励药品医疗器械创新的意见》，促进了我国创新药物和医疗器械的研发，临床试验数量逐年增长，CRC 的市场需求量也出现急剧增长。与此同时，各家药物临床试验机构对 CRC 的管理进入了规范化、体系化阶段，建立起笔试 / 面试等选拔机制、质控 / 满意度调查等过程管理机制等，各学术组织也出台了更详尽的行业共识，2015 年药物临床试验机构联盟发表《临床研究协调员（CRC）行业指南（试行）》。行业内、公司内、药物临床试验机构内的 CRC 培训日益完善。例如，DIA 中国 SMO 协作工作组在每年的 CRC 节（每年的 5 月 28 日）举办多种形式的 CRC 学术活动及培训；北京医院和中国药科大学联合引入了符合美国临床研究专业协会（ACRP）标准的国际 CRC 课程等。

截至目前至少 3 家 SMO 公司超过 2000 人，5 家超过 1000 人，10 家超过 500 人。经过长达 10 年的发展与沉淀，中国 SMO 经历了从萌芽到蓬勃的过程，从最初的无人问津、良莠不齐，到今日的从业人员数量稳健攀升，从 SMO 与申办者直接签署服务合同，到必须与研究机构签署 CRC 两方或三方协议模式，行业整体不断地提高和规范，中国的 SMO 行业正在绘制管理规范化、发展规模化、与国际接轨的宏伟蓝图。

第二节　现场管理组织对临床研究协调员的管理要求

SMO 作为 CRC 的聘用单位，负责指派合格的 CRC，对其履历及相关培训记录予以负责，并在项目开始之前获得研究中心的认可。SMO 需要保证该 CRC 遵守中国临床研究相关法律法规和 ICH-GCP 指南的规定，并符合研究中心的要求。

一、对任职的要求

具体任职要求见图 5-1。

（一）教育水平

1. 具备医药、护理等相关专业背景和临床试验基础知识；
2. 大专及以上学历。

（二）工作经验

1. 应经过临床试验相关培训，熟悉研究者和临床研究协调员的职责范围；
2. 至少 3 个月现场带教学习。

（三）基本技能

1. 英语方面要求有熟练的英语读写能力；
2. 计算机方面要求熟悉 windows 操作系统，熟练掌握 office 软件的应用。

（四）个人素质

1. 工作认真细心、做事严谨、责任心强；
2. 具有较强的语言交流能力和良好的沟通协调能力；
3. 思维敏捷、逻辑清晰、能独立开展工作；
4. 能做好时间管理，并在压力下出色完成工作；
5. 具有良好的服务意识和团队合作精神。

（五）其他要求

1. CRC 必须遵守国家相关法律法规和 ICH-GCP 的有关规定；
2. CRC 需参加国家 GCP 培训，并取得培训合格证书；
3. CRC 应配合所在医院 GCP 办公室的管理，遵守院方的规章制度和管理要求。

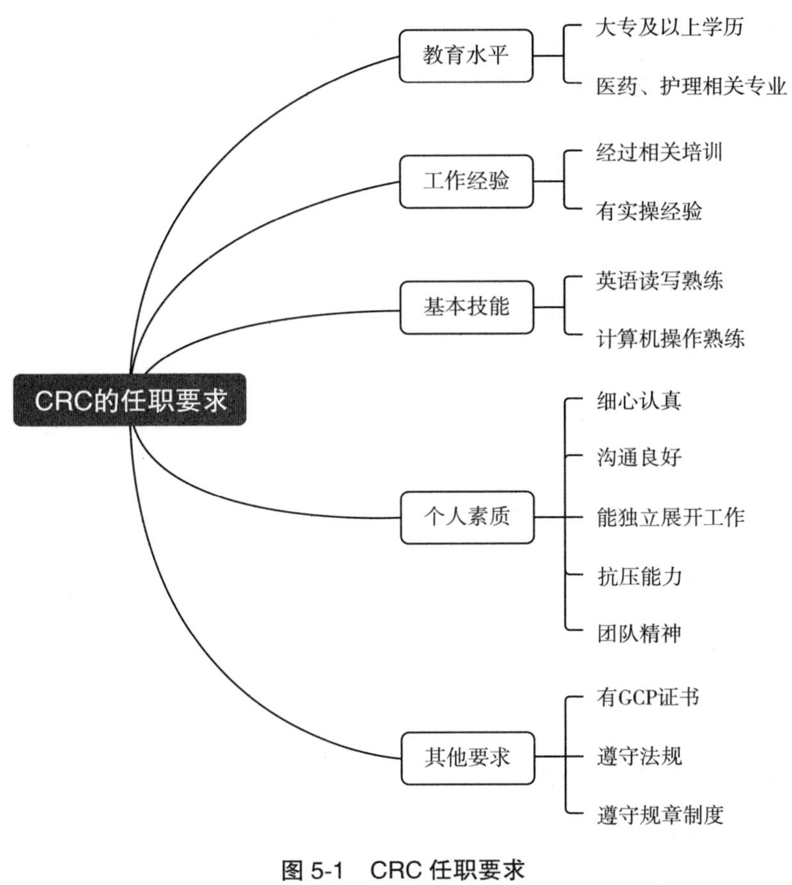

图 5-1 CRC 任职要求

二、对职责的认定

CRC 作为研究者的助手参与临床试验在我国已经成为一个普遍现象，无论申办者还是 CRO 在开展临床试验时要配备 CRC 已经基本成为常态。但是由于 CRC 这个职业在我国起步较晚，近十年才被临床试验相关工作人员所了解和接受，其职责在实际操作过程中经常处于界定不清的状态。将 CRC 职责分为三个级别：认可度在 90% 以上的 CRC 工作职责（一级职责，包括试验用药品管理、安全性方面、试验管理、试验合规性监督及保障）；认可度在 70%~90% 的 CRC 工作职责（二级职责，包括试验方案执行、试验管理、试验现场管理）；认可度在 70% 以下的，即为争议较大的 CRC 工作职责，被定义为有条件批准的职责（三级职责，包括研究药物现场管理、方案讨论及评估、安全性事件处理与上报、科研诚信），同时增加了“协助获得遗传办批件”的职责。随着 SMO 业态的兴起，CRC 在中国临床研究中扮演的角色越来越重要，行业人士对 CRC 也投来更多关注。在国外的研发环境中，由于 CRC 职业发展比较成熟，相应的培训和资质认定都有数十年的经验，有成熟的系统和就业环境，CRC 的主要工作职责也非常明确。但是我国的临床研究领域中，大部分的研究者还处于成长过程中，对 GCP 的理解还需要不断深化，加之我国的临床研究者大部分是兼职，能够用于新药临床研究的时间和精力比较有限，很多具体事务都依靠 CRC 来完成，在其过程中不可避免地会产生超职责范围的现象发生；我国的新药研发企业及申办者在临床试验的实施过程当中，也有对自己的职责不能界定清楚或认为有不合理的地方，这使得 CRC 在工作中经常会发生关于职责方面的争论，各方站在各自的立场对其职责的理解和归属有不同程度的差异。

三、对具体工作内容的要求

（一）会议协助

协助安排研究者会议；项目启动会前协助收集及准备相关资料；协助安排并参加项目启动会议。

（二）项目培训会

参加项目培训会，包括内部培训和申办者或 CRO 组织的培训。

（三）伦理及机构的沟通协调

中心启动前，协助研究者完成伦理资料递交、合同签署、获取伦理批件和回执；项目期间，协助研究者完成项目期间文档的递交和备案；中心关闭时，协助研究者递交伦理报告。

（四）安全性报告管理

发生在本中心时，审阅检查报告单、受试者日记，提醒并与研究者讨论潜在的 AE 或 SAE 或 SUSAR，协助研究者完成 SAE 报告、发送 SAE 报告传真；发生在其他中心时，协助研究者接收 SAE 及 SUSAR 等相关安全报告、完成签署、IEC 备案，并归档至研究者文件夹中。

（五）试验文档管理

协助研究者完成试验各个阶段研究中心的文档收集、管理、更新。

（六）受试者管理

协助研究者完成受试者筛选工作，包括筛选潜在受试者、获取知情同意书、测量生命体征、获取检查结果并找研究者审阅签字、安排不定期随访等；协助研究者完成受试者随访工作，包括安排受试者访视、各项实验室检查、获取检查结果并找研究者审阅签字等；协助研究者审阅受试者体温记录是否完整等；受试者原始资料的整理及收集，包括放射检查报告单和光盘的上传；提醒研究者按照原始数据核查清单进行原始数据的收集和管理，督促研究者完成原始资料的撰写；登录 IVRS/IWRS 系统，打印确认单。

（七）试验药物及其物资管理

协助研究者完成临床研究药物的管理和计数，包括药物接收、保存、分发、回收和归还，并协助研究者确保研究药物在合适的温度条件下保存；协助研究者完成相关表格的填写；登录系统申请发放药物；协助研究者进行试验相关物资的管理和计数，包括相关物资的接收、保存、回收和归还，并完成相关记录；关注物资库存情况，按时联系 CRA 补充订购。

（八）EDC 录入 /CRF 填写及差异解决

在研究者授权下协助研究者填写病例报告表及质疑解答（需要进行医学判断的答疑除外），并得到研究者的审阅及签字。

（九）试验标本管理

协助研究者完成试验标本的处理、保存和运送工作，并收集 / 发送相应的报告或文档；协助研究者进行药动学采血（如适用）。

（十）CRA 监查工作的配合

提前准备各种文档供 CRA 监查；在研究者授权下协助研究者进行质疑解答（涉及医学判断的答疑除外）；CRC 陪同监查过程（CRA 需提前 1~2 周预约 CRC 的时间）。

（十一）申办者或管理部门的稽查和视察的配合和协调

协助研究者配合与协调申办者或管理部门的稽查和视察，在研究者授权下协助研究者进行质疑解答（涉及医学判断的答疑除外）。

（十二）多方沟通及记录

按照试验计划与中心人员及申办者、CRO 公司等进行全面的沟通（邮件、口头、传真）并记录。

（十三）票据管理

汇总 AE 相关费用，收集受试者交通补贴票据及相关信息（如适用）。

（十四）其他

协助研究者处理 CRC 介入前的遗留问题等。

四、日常管理

1. CRC 应熟悉派入临床试验机构相关部门操作流程、临床试验规章制度、标准操作规程、临床试验方案及操作要点等；并且按照机构的 SOP 进行备案上岗。

2. 工作过程中，必须严格执行标准操作规程，杜绝违章操作现象发生。

3. 每周需要填报实际工时，并及时上传负责考评的管理人员。

4. CRC 如果因为离职或者工作调整需要交接，需提前 2 周向机构及研究者提出申请，所接任的 CRC 必须满足本机构选入要求，交接时间不能少于 2 周，交接材料需原 CRC、继任 CRC、CRA 三方签字确认后交机构备案。

5. CRC 需遵守公司及所在机构的请假制度，原则上请假应提前 3 个工作日汇报本机构及负责项目 PI。

6. 在试验过程中，PI/ 机构应对 CRC 的工作进行授权与管理。建议 CRC 在临床试验机构工作时佩戴身份识别标识，建立 CRC 管理制度，对 CRC 在院内的工作进行监督、管理、培训、考评。为配合研究者工作，保证项目质量，承接项目 CRC 必须驻地该研究中心，不接受出差工作。

7. 为进一步树立 CRC 良好的形象，CRC 在工作中仪容仪表方面要养成良好的习惯，让患者产生信任和安全感，必须佩戴工作牌上岗，工作期间严格按照医院规定穿着指定工作服等。

8. SMO 派驻的 CRC 需满足以下条件：1 年以上 CRC 工作经验；该 CRC 人员需常驻本中心（不接受出差）；经过研究机构和 PI 面试通过，并在机构备案；建立 CRC 工作质量奖惩管理制度，每年根据综合能力考核评分，对 CRC 的工作考量情况评出一定名额的优秀 CRC，予以相应的奖励，以此树立优秀工作者的榜样，形成积极、发展的工作氛围，稳定 CRC 服务质量。但如果 CRC 出现违反研究机构制度规定、违背临床试验方案、故意伪造与篡改研究数据、泄露试验相关信息等问题，研究机构也可采取相应的处罚措施。情节严重，造成受试者伤害事件或严重影响数据真实可靠性的，将承担相应的法律责任，SMO 公司也会给予 CRC 相应的处罚。

五、考核

对在药物临床试验机构备案授权的 CRC 工作考核分为以下几个方面。

（一）工时考核

负责考评的管理人员根据 CRC 上报的工时，参考标准时间进行绩效评分。标准时间是由正常时间和宽放时间组成。正常时间是由实际操作时间和评比系数确定，其受工作环境、工作难易程度、熟练度和积极性等因素的影响，这也是造成作业过程中利用率损失的主要环节；宽放时间是指除了正常工作时间之外必需的停顿及休息的时间。宽放时间的主要作用是为了有效地恢复由于工作产生的精神与身体的疲劳，以及维持和提高长时间连续工作效率。CRC 的工作繁杂且需要多方配合方能顺利完成，其利用率损失主要是集中在等待参与、无效沟通、工序衔接不畅、流程标准化不足等方面，而项目人员替换频繁、专业知识储备不足、实际操作经验缺乏直接影响标准工时的结果，是绩效浪费的主要原因。

（二）服务满意度考核

此项考核分别由机构、研究者、监察员、受试者对 CRC 日常工作表现满意度给予考核评分，并提出意见或建议。

（三）综合能力考核

定期综合能力考核是分别在每年年中、年末对 CRC 进行全方位考核。考核主要结合日常工作进行考核评分及结合年度培训课程和临床试验过程中常见问题设计考题，考题主要以案例形式体现。

（四）机构对 CRC 的考核

在临床研究进行过程中，有些机构会定期对 CRC 的工作进行检查和评估。若 CRC 不能胜任工作，机构或申办者有权要求更换 CRC，并至少提前 15 天通知 SMO。对于 CRC 的更换，SMO 负责提供继任的 CRC，并在研究者同意的前提下保证 CRC 在更换发生之日起至少 2 周内到岗。

第三节　现场管理组织对临床研究协调员的培训

目前国内还没有大学或者教育机构进行 CRC 专业的培养，但行业内公认 CRC 应该接受如下方面知识的培训：《中华人民共和国药品管理办法》《药品注册管理办法》《药物临床试验质量管理规范》和 ICH-GCP 等的培训。其中，NMPA 高级研究学院及一些大专院校会定期提供 GCP 培训，并颁发 GCP 培训证书。国内也有医疗机构和学会根据临床试验的需求自行对 CRC 提供相关的临床试验的法律及法规等专业知识的培训。

近年来，国内一些医疗机构与 SMO 公司合作，由 SMO 公司专业人员对 CRC 进行培训。CRC 的培训一般分为岗前培训（理论和带教）和就职后的持续性培训。岗前或入职培训由 SMO 负责，从法规、ICH-GCP、临床试验基本技术等方面进行系统的培训，然后到临床上由带教老师（资深 CRC）进行实操培训。一名新人要接受 3 个月左右的培训之后才可以开始参与临床试验，而且是从辅助工作开始做起。就职后的 CRC 也会接受其他培训，但培训的机会在 SMO 公司之间有较大的差别，这对于 CRC 的成长影响比较大。

一、入职培训

入职培训通常分为理论基础知识和实操带教两部分（图 5-2）。理论基础知识培训通常包括 GCP 相关培训、其他法律法规相关培训、临床试验基本技术培训、SMO 公司内部规章制度培训等。实操带教通常由高年资 CRC 进行，主要包括专业技能培训、研究中心相关培训和个人能力方面培训等。入职培训时间通常为 3 个月左右，在培训结束后会进行考核，考核通过后新人才可正式上岗。

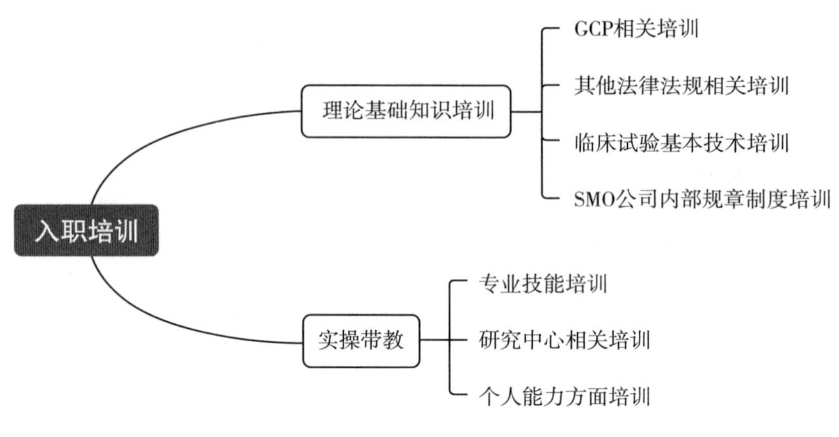

图 5-2　CRC 入职培训内容

（一）基础理论知识培训

1. GCP 相关培训　学习 GCP 相关知识，通过考试并获得 GCP 证书。

2. 其他法律法规相关培训　学习《中华人民共和国药品管理办法》《药品注册管理办法》《药物临床试验质量管理规范》和 ICH-GCP 等相关法律法规。

3. 临床试验基本技术培训　了解临床试验的基本流程、临床试验的基本分工和各方职责，基本的医学、药学知识等。

4. SMO 公司内部规章制度培训　公司管理制度、考勤制度、考核制度、员工守则、岗位职责等培训。

（二）实操带教

1. 专业技能培训　通用理论知识、行业意识、项目操作、中心操作、辅助工具等。

2. 研究中心相关培训　基于临床试验方案，学习疾病背景知识，了解药物常见的不良反应及应对措施所在研究中心的相关工作流程，明确职责和范围。

3. 个人能力方面培训　职场礼仪，沟通技巧，协调组织能力，在高压环境下冷静、自立的能力，批判性思维，多任务协调能力，团队精神等的培训。

二、入职后培训

CRC 在入职后，应该根据自己的发展方向有针对性地完成培训及学习。在我国临床研究协调员行业指南中提出，CRC 每年应该接受继续教育。SMO 公司内部通常会定期或不定期地组织各类培训。

对于各个公司的培训情况，“CRC之家”曾在2017年7月和12月进行过调查统计，具体结果是，对于SMO应当提供的培训：每个月1次以上的经过系统培训占65.2%和67.0%，有比较系统培训每2个月1次的占29.1%和27.5%，系统不太完善但每2个月至少有1次培训的占2.5%和2.8%，系统不完善超过2个月才有培训的占2.5%和2.0%，几乎没有正式培训的占0.7%和0.8%。从培训频度看有97.3%的SMO能够提供每2个月1次的培训，尽管其中有些SMO系统不太完善，但这个数据是在协作组内较大的正规的SMO之中调查的数据，如果加上地方性小规模的SMO公司的数据，培训的比例也许有所下降。

入职后培训通常是短期培训，时间长则3天，短则0.5天，内容通常包括相关法律法规、指导原则，药物、临床试验相关知识，医学、药学、护理学相关知识，科学进展与制度，以及SOP等。

三、远程培训

近年来，随着计算机技术、多媒体技术、通信技术的发展，特别是网络平台的迅猛发展，远程培训的方式得到了极大的发展。它的特点有：学生与教师分离；采用特定的传输系统和传播媒体进行教学；信息的传输方式多种多样；学习的场所和形式灵活多变。与面授培训相比，远距离培训的优势在于它可以突破时空的限制；提供更多的学习机会；扩大教学规模；提高教学质量；降低教学的成本。

目前面向CRC的远程培训主要有以下几种。

（一）单节线上直播

时间为40~100分钟，内容多为当下比较热门的话题，有时可以通过直播平台做一些简单的问答互动。这种直播通常为免费形式，学员可以从中了解一些最新的行业动态、法律法规、操作技巧等。

（二）线上录播课程

通常会围绕一个主题如质量管理、项目监察等展开一系列课程。课程多为录播形式，长度从几节到十几节不等。学员通过学习这一系列的课程，通常能较为系统地了解相关的知识。一般这种课程需要付费购买，然后登录指定网站收看。

（三）线上线下同步课程

有些线下课程会采取线上同步的方式，让无法现场参与的学员可以通过直播的方式同步收看课程。通过这种方式可以实现场内场外的远程交流，实时互动，是目前效果比较好的远程培训方式。

远程培训的特点决定了远程学习以自学为主，学员的大部分学习时间与教师、同学是分离的，没有教室，更没有课堂的氛围，这些特点会使得许多刚刚开始远程培训的学员不可避免地遇到一些困难或有些不习惯。因此远程培训要求学员有较强的自学动力和主动探索的精神。

四、国外培训情况

在欧美国家，CRC 在从业前需要参加正规专业机构或大学开设的 CRC 培训课程，毕业后方可参与临床试验。如在加利福尼亚大学，就有针对新入职 CRC 的专门的培训内容（包括新入职 21 项培训内容及新入职核心能力培训）。从业 2 年后的 CRC 需参加由社会临床研究组织（SoCRA）或临床研究专业协会（ACRP）组织的职业资格认定考试，同时在 CRC 的从业生涯中，仍需要不断参加专业机构或大学举办的临床试验技能、医学伦理学、药学及其他专科知识等方面的学习班和研修班，定期接受继续教育。在临床研究专业协会网站上，可以查询到很多有关继续教育的免费课程。

在日本，由 SMO 协会制订 CRC 培训大纲并推荐教材，明确规定每个 CRC 要接受的教育类型及培训的最低时间要求，协会注册的 SMO 公司则参照大纲制订符合自己公司的培训计划和培训内容，如精神科临床试验 CRC 培训、肺功能诊断的临床试验培训等。日本 SMO 协会每年会组织多次继续教育研究班，进行深度教育，包括临床药理学、病理生理学等，每个 CRC 每年需要接受 40 小时以上的继续教育培训。

五、国内外认证情况

（一）国外的 CRC 认证

在欧美国家，有 SoCRA 或 ACRP 组织的 CRC 职业资格认定考试。目前 SoCRA 和 ACRP 已经在欧美及亚洲的 15 个国家和地区设有 CRC 资格认证考试，对参加考试人员的硬性要求是至少有 2 年以上的 CRC 从业资格。在日本，SMO 协会于 2003 年 4 月成立，参与 CRC 业务指导、培训、认证和政策失误的处置工作，协会代表 SMO 公司制订标准、发出倡议。目前，日本 SMO 协会和日本临床药理学会等都开展 CRC 的认证考试，目前认证 CRC 人数最多的是日本 SMO 协会。日本 SMO 协会认证体系较为成熟，认证考试的时间、内容、题型和难易程度基本保持稳定，每年的认证考试合格率大概为 70%。

（二）国内的 CRC 认证

目前，我国并没有针对 CRC 的认证体系。《临床研究协调员（CRC）行业指南（试行）》中提到了新任职 CRC 的资质评估及 CRC 的职业等级评估，但其在实际工作中的适用性值得进一步验证。目前业内普遍按照 CRC 的工作年限和 KPI 考核（绩效考核，又称“关键业绩指标”考核法，是企业绩效考核的方法之一）进行划分。

刚入职的新人通常从 CRC Ⅰ开始。这时候新人对于试验方案、医院环境、患者情况、电子系统、工作流程、样本管理及突发情况的应对都不清楚；EDC 录入，每周各种数据的收集汇报，各种各样的培训课程，这些都让新人感觉很茫然。但经过一段时间有效培训，CRC 对工作就逐渐清晰起来，能够很好地去执行工作。例如，合理安排患者访视，及时准确录入数据，应对突发情况等。

通常工作 1 年左右，CRC Ⅰ有机会晋升到 CRC Ⅱ。相较于 CRC Ⅰ，CRC Ⅱ能够更加熟练地独立完成工作，并且相关知识水平也有了进一步的提升。例如，可以高效处理患者访视，快速、整齐、完整归档研究文件，记录 AE，清楚准确地合并用药，及时完整地上报 SAE 等。

CRC Ⅱ经过 2~3 年工作锻炼，有机会晋升到高级 CRC（Sr. CRC）。Sr. CRC 在 CRC Ⅰ/ Ⅱ的基础工作上会增加一些管理或者商务方面的职责。例如，参与辅助的项目管理或者参与竞标，或者参与新人的培训带教，参与科室或者医院小团队管理等。

相信在不久的将来国家会成立专门的 CRC 认证机构和等级评估体系，让 CRC 这一职业得到更多的认知，使行业能够健康发展。

六、结语

我国临床试验的迅速发展给 CRC 的发展带来了很大的机遇，因此除了 SMO 公司组织的培训，每个 CRC 也应该根据自己的优势选择发展方向，如项目管理、人事管理、培训管理、质量管理等，进行自我学习和提升，并针对不同的发展方向完成有针对性的学习，从初级到高级，从技术到管理，逐步发展，不断进步。

我国 SMO 未来阶段性的首要任务依然是持续稳定地为行业输送合格的 CRC 从业者，联合研究机构共同负责 CRC 的管理和培养工作。由于行业的过快增长，工作场地的环境不固定，致使迅速补充的 CRC 从业人员缺乏归属感、职业认同感；只有长远、稳定经营，SMO 才可以得到健康稳定的发展。

在临床研究产业链条上，临床研究执行是最为关键的环节，也是投入和周期最长，涉及角色最多最复杂的环节。在这个环节上最基础也是最艰难的工作便是医院现场执行，也就是 CRC 和研究者及研究护士和医院研究团队共同完成的相关工作，从研究中心启动到患者筛选入组、访视、数据采集、文件管理、药物管理、样本管理等工作。如果能在这些具体工作上踏实锻炼数年时间，CRC 往往有很好的 GCP 认知，项目执行操作技能，疾病知识，沟通协调能力，严谨细致、吃苦耐劳的品质，这些是这个行业非常需要的特质，所以 CRC 的发展机会很广，职业规划前景看好。

相信未来随着 SMO 公司运营能力和 CRC 工作职能越来越强，自身专业能力不断提升和规范，还会继续探索创新出更多的服务模式，与研究机构形成共赢，推动中国的新药研发事业的快速发展，深耕于行业，造福于社会。

参考文献

[1] 李树婷，刘洋，高志刚，等．中国临床研究助理的生态环境及现场管理组织发展报告［J］．中国新药杂志，2018，27（11）：1266-1272.

[2] 梁晓坤．临床研究协调员规范化培训手册［M］．北京：北京大学医学出版社，2019.

[3] 胡牧，支修益．中美临床试验协调员工作现状比较分析［J］．中国医院管理，2012，32（002）：69-70.

[4] 王欣，汪芳．日本临床研究协调员行业发展透视和经验借鉴［J］．中国药房，2016，27（18）：2587-2589.

[5] 李树婷，刘洋，高志刚，等．中国临床研究助理的生态环境和现场管理组织发展报告［J］．中国新药杂志，2018，27（11）：1226-1272.

[6] 李鹏岗，杨莉．临床研究协调员职业发展综述［J］．中国临床研究，2016，29（09）：1285-1289.

[7] 葛洁英．药物临床试验・CRC 管理・广东共识（2014 年）［J］．今日药学，2015，25（2）：77-77.

[8] 中关村玖泰药物临床试验技术创新联盟，中国药物临床试验机构联盟．临床研究协调员（CRC）行业指南（试行）［J］．药物评价研究，38（3）：233-237.

案例——“7・22”事件

一、案例概述

2015 年 7 月 22 日，CFDA 发出临床试验数据核查公告（2015 年第 117 号），组织对已申报生产或进口的待审药品开展临床试验数据自查核查工作。

117 号公告要求 1622 个临床试验项目进行自查，强调四个“最严”（即最严谨的标准、最严格的监管、最严厉的处罚、最严肃的问责）。如发现真实性、完整性问题则在 2015 年 8 月 25 日前主动撤回。如果在规定时间内没有提交报告或撤回的，NMPA 将进行飞行检查，一旦查出问题，除了该药物不予批准外，还将受到“3 年内不受理其申请”（相关申请人）、“吊销药物临床试验机构的资格”（临床试验机构）、“列入黑名单”（申请人、临床试验机构、CRO 和相关负责人）等处罚。

有业内人士认为，发起此项核查的初衷是解决注册申报项目积压，审评时限严重超期的痼疾。“临床试验项目的核查以前不是没有过，一开始，大家没觉得事情有多严重。”彼时，大多数临床试验从业者，对此新政并未太上心，认为各省市象征性撤回一些品种，事情就过去了。第一个月，在各方劝说及压力下，申请人撤回的品种只占到 1622 种的 20%，大家左顾右盼希望这阵风早点过去。但很快，事情的发展与预想的所不同了。

接下来的 8 月到 11 月间，CFDA 组织多批核查专家，对部分项目进行颇为严格的核查，并连发多份核查公告，详细描述了 32 家企业共计 30 个注册申请临床试验数据不规范、不完整的具体情况，作出不予批准的决定，责成属地部门对涉及的企业、医疗机构、检测机构立案调查。

最终，在 2015 年 117 号公告中列出的 1622 个申报项目中，撤回和不予批准的总数为 1277 个，占应当核查的比重为 89.4%。至此，“7·22 事件”以疾风扫落叶的气势、令人震惊的撤回率，解决了审评审批的积压和延期问题，完成了历史使命。

二、案例分析

“撤回”说明了什么？一是对试验过程的规范性、数据完整性缺乏信心；二是等待、观望；三是试验数据真实性存在问题；四是注册品种老化，选择放弃。主动撤回的背后有迫于监管压力所致，这彰显了监管决心，同时体现了业界良心，目的是为重塑医药行业信心，让百姓安心。

“7·22”事件一段时间后，产业链各主体逐步明晰了监管部门划定的监管原则，在严要求、强执行、严监管的背景下，高效、严谨的产业环境被重新塑造，从造假刑罚的严惩，到仿创结合的过渡，再到创新药技术的追捧，中国药品研发产业也在“7·22”事件后发生着悄然蜕变。

“3 年内不受理其申请”“吊销药物临床试验机构的资格”“列入黑名单”等处罚措施虽未正式实施，但其产生的威慑作用不容低估，无论是药厂、医院还是 CRO 公司都对研究质量高度重视，间接促进了新药研发各环节在较短的时间内进入良性发展的轨道。如今，研究造假已经入刑，职业化稽查队伍已经建立，《药物非临床安全性评价研究机构和药物临床试验机构药品安全信用档案管理制度》已经进入征求意见阶段，这些措施在法律层面保障了我国新药研发事业的长期稳定发展。随着国内医药产业发展环境不断改善，资本市场也将目光瞄向了医药产业。自 2015 年起，中国医药行业的融资额连续 4 年实现了 50% 以上的同比增长，2018 年医药产业投融资总额更是达到了 104.01 亿美元的历史高点，得益于此，一大批拥有较好发展潜力的创新药研发型企业开始涌现。

如今回看“7·22 事件”，其实质就是通过一场疾风骤雨般的“整风运动”，起到了避免审批积压的作用，此后一系列新政的出台为产业发展创造了良好的生态环境，造就了中国创新药产业的蓬勃发展。

三、问题

“7·22 事件”给我们什么启示？（开放性答案）

【参考答案】我们要坚持规范、严谨的理念，坚持强调责任意识。其次，加强各级各类研究团队人员培训，不断强化、更新认识，让临床试验融入临床实践，通过规范临床实践让临床试验变得更加合理规范等。

思考题

1. SMO 公司对 CRC 的任职要求有哪些?
2. SMO 公司对 CRC 的考核包括什么内容?
3. 简述 SMO 公司对 CRC 的入职培训主要包括哪些内容。
4. 我国 SMO 公司的主要职责有哪些?
5. 结合个人实际情况，谈谈 CRC 在入职后应如何自我学习。

附　录

附录一　中华人民共和国药品管理法

（1984 年 9 月 20 日第六届全国人民代表大会常务委员会第七次会议通过 2001 年 2 月 28 日第九届全国人民代表大会常务委员会第二十次会议第一次修订根据 2013 年 12 月 28 日第十二届全国人民代表大会常务委员会第六次会议《关于修改〈中华人民共和国海洋环境保护法〉等七部法律的决定》第一次修正根据 2015 年 4 月 24 日第十二届全国人民代表大会常务委员会第十四次会议《关于修改〈中华人民共和国药品管理法〉的决定》第二次修正 2019 年 8 月 26 日第十三届全国人民代表大会常务委员会第十二次会议第二次修订）

第一章　总则

第一条　为了加强药品管理，保证药品质量，保障公众用药安全和合法权益，保护和促进公众健康，制定本法。

第二条　在中华人民共和国境内从事药品研制、生产、经营、使用和监督管理活动，适用本法。

本法所称药品，是指用于预防、治疗、诊断人的疾病，有目的地调节人的生理机能并规定有适应症或者功能主治、用法和用量的物质，包括中药、化学药和生物制品等。

第三条　药品管理应当以人民健康为中心，坚持风险管理、全程管控、社会共治的原则，建立科学、严格的监督管理制度，全面提升药品质量，保障药品的安全、有效、可及。

第四条　国家发展现代药和传统药，充分发挥其在预防、医疗和保健中的作用。

国家保护野生药材资源和中药品种，鼓励培育道地中药材。

第五条　国家鼓励研究和创制新药，保护公民、法人和其他组织研究、开发新药的合法权益。

第六条　国家对药品管理实行药品上市许可持有人制度。药品上市许可持有人依法对药品研制、生产、经营、使用全过程中药品的安全性、有效性和质量可控性负责。

第七条　从事药品研制、生产、经营、使用活动，应当遵守法律、法规、规章、标准和规范，保证全过程信息真实、准确、完整和可追溯。

第八条　国务院药品监督管理部门主管全国药品监督管理工作。国务院有关部门在各自职责范围内负责与药品有关的监督管理工作。国务院药品监督管理部门配合国务院有关部门，执行国家药品行业发展规划和产业政策。

省、自治区、直辖市人民政府药品监督管理部门负责本行政区域内的药品监督管理工作。设区的市级、县级人民政府承担药品监督管理职责的部门（以下称药品监督管理部门）负责本行政区域内的药品监督管理工作。县级以上地方人民政府有关部门在各自职责范围内负责与药品有关的监督管理工作。

第九条　县级以上地方人民政府对本行政区域内的药品监督管理工作负责，统一领导、组织、协调本行政区域内的药品监督管理工作以及药品安全突发事件应对工作，建立健全药品监督管理工作机制和信息共享机制。

第十条　县级以上人民政府应当将药品安全工作纳入本级国民经济和社会发展规划，将药品安全工作经费列入本级政府预算，加强药品监督管理能力建设，为药品安全工作提供保障。

第十一条　药品监督管理部门设置或者指定的药品专业技术机构，承担依法实施药品监督管理所需的审评、检验、核查、监测与评价等工作。

第十二条　国家建立健全药品追溯制度。国务院药品监督管理部门应当制定统一的药品追溯标准和规范，推进药品追溯信息互通互享，实现药品可追溯。

国家建立药物警戒制度，对药品不良反应及其他与用药有关的有害反应进行监测、识别、评估和控制。

第十三条　各级人民政府及其有关部门、药品行业协会等应当加强药品安全宣传教育，开展药品安全法律法规等知识的普及工作。

新闻媒体应当开展药品安全法律法规等知识的公益宣传，并对药品违法行为进行舆论监督。有关药品的宣传报道应当全面、科学、客观、公正。

第十四条　药品行业协会应当加强行业自律，建立健全行业规范，推动行业诚信体系建设，引导和督促会员依法开展药品生产经营等活动。

第十五条　县级以上人民政府及其有关部门对在药品研制、生产、经营、使用和监督管理工作中做出突出贡献的单位和个人，按照国家有关规定给予表彰、奖励。

第二章　药品研制和注册

第十六条　国家支持以临床价值为导向、对人的疾病具有明确或者特殊疗效的药物创新，鼓励具有新的治疗机理、治疗严重危及生命的疾病或者罕见病、对人体具有多靶向系统性调节干预功能等的新药研制，推动药品技术进步。

国家鼓励运用现代科学技术和传统中药研究方法开展中药科学技术研究和药物开发，建立和完善符合中药特点的技术评价体系，促进中药传承创新。

国家采取有效措施，鼓励儿童用药品的研制和创新，支持开发符合儿童生理特征的儿童用药品新品种、剂型和规格，对儿童用药品予以优先审评审批。

第十七条　从事药品研制活动，应当遵守药物非临床研究质量管理规范、药物临床试验质量管理规范，保证药品研制全过程持续符合法定要求。

药物非临床研究质量管理规范、药物临床试验质量管理规范由国务院药品监督管理部门会同国务院有关部门制定。

第十八条　开展药物非临床研究，应当符合国家有关规定，有与研究项目相适应的人员、场地、设备、仪器和管理制度，保证有关数据、资料和样品的真实性。

第十九条　开展药物临床试验，应当按照国务院药品监督管理部门的规定如实报送研制方法、质量指标、药理及毒理试验结果等有关数据、资料和样品，经国务院药品监督管理部门批准。国务院药品监督管理部门应当自受理临床试验申请之日起六十个工作日内决定是否同意并通知临床试验申办者，逾期未通知的，视为同意。其中，开展生物等效性试验的，报国务院药品监督管理部门备案。

开展药物临床试验，应当在具备相应条件的临床试验机构进行。药物临床试验机构实行备案管理，具体办法由国务院药品监督管理部门、国务院卫生健康主管部门共同制定。

第二十条　开展药物临床试验，应当符合伦理原则，制定临床试验方案，经伦理委员会审查同意。

伦理委员会应当建立伦理审查工作制度，保证伦理审查过程独立、客观、公正，监督规范开展药物临床试验，保障受试者合法权益，维护社会公共利益。

第二十一条　实施药物临床试验，应当向受试者或者其监护人如实说明和解释临床试验的目的和风险等详细情况，取得受试者或者其监护人自愿签署的知情同意书，并采取有效措施保护受试者合法权益。

第二十二条　药物临床试验期间，发现存在安全性问题或者其他风险的，临床试验申办者应当及时调整临床试验方案、暂停或者终止临床试验，并向国务院药品监督管理部门报告。必要时，国务院药品监督管理部门可以责令调整临床试验方案、暂停或者终止临床试验。

第二十三条　对正在开展临床试验的用于治疗严重危及生命且尚无有效治疗手段的疾病的药物，经医学观察可能获益，并且符合伦理原则的，经审查、知情同意后可以在开展临床试验的机构内用于其他病情相同的患者。

第二十四条　在中国境内上市的药品，应当经国务院药品监督管理部门批准，取得药品注册证书；但是，未实施审批管理的中药材和中药饮片除外。实施审批管理的中药材、中药饮片品种目录由国务院药品监督管理部门会同国务院中医药主管部门制定。

申请药品注册，应当提供真实、充分、可靠的数据、资料和样品，证明药品的安全性、有效性和质量可控性。

第二十五条　对申请注册的药品，国务院药品监督管理部门应当组织药学、医学和其他技术人员进行审评，对药品的安全性、有效性和质量可控性以及申请人的质量管理、风险防控和责任赔偿等能力进行审查；符合条件的，颁发药品注册证书。

国务院药品监督管理部门在审批药品时，对化学原料药一并审评审批，对相关辅料、直接接触药品的包装材料和容器一并审评，对药品的质量标准、生产工艺、标签和说明书一并核准。

本法所称辅料，是指生产药品和调配处方时所用的赋形剂和附加剂。

第二十六条　对治疗严重危及生命且尚无有效治疗手段的疾病以及公共卫生方面急需的药品，药物临床试验已有数据显示疗效并能预测其临床价值的，可以附条件批准，并在药品注册证书中载明相关事项。

第二十七条　国务院药品监督管理部门应当完善药品审评审批工作制度，加强能力建设，建立健全沟通交流、专家咨询等机制，优化审评审批流程，提高审评审批效率。

批准上市药品的审评结论和依据应当依法公开，接受社会监督。对审评审批中知悉的商业秘密应当保密。

第二十八条　药品应当符合国家药品标准。经国务院药品监督管理部门核准的药品质量标准高于国家药品标准的，按照经核准的药品质量标准执行；没有国家药品标准的，应当符合经核准的药品质量标准。

国务院药品监督管理部门颁布的《中华人民共和国药典》和药品标准为国家药品标准。

国务院药品监督管理部门会同国务院卫生健康主管部门组织药典委员会，负责国家药品标准的制定和修订。

国务院药品监督管理部门设置或者指定的药品检验机构负责标定国家药品标准品、对照品。

第二十九条　列入国家药品标准的药品名称为药品通用名称。已经作为药品通用名称的，该名称不得作为药品商标使用。

第三章　药品上市许可持有人

第三十条　药品上市许可持有人是指取得药品注册证书的企业或者药品研制机构等。

药品上市许可持有人应当依照本法规定，对药品的非临床研究、临床试验、生产经营、上市后研究、不良反应监测及报告与处理等承担责任。其他从事药品研制、生产、经营、储存、运输、使用等活动的单位和个人依法承担相应责任。

药品上市许可持有人的法定代表人、主要负责人对药品质量全面负责。

第三十一条　药品上市许可持有人应当建立药品质量保证体系，配备专门人员独立负责药品质量管理。

药品上市许可持有人应当对受托药品生产企业、药品经营企业的质量管理体系进行定期审核，监督其持续具备质量保证和控制能力。

第三十二条　药品上市许可持有人可以自行生产药品，也可以委托药品生产企业生产。

药品上市许可持有人自行生产药品的，应当依照本法规定取得药品生产许可证；委托生产的，应当委托符合条件的药品生产企业。药品上市许可持有人和受托生产企业应当签订委托协议和质量协议，并严格履行协议约定的义务。

国务院药品监督管理部门制定药品委托生产质量协议指南，指导、监督药品上市许可持有人和受托生产企业履行药品质量保证义务。

血液制品、麻醉药品、精神药品、医疗用毒性药品、药品类易制毒化学品不得委托生产；但是，国务院药品监督管理部门另有规定的除外。

第三十三条　药品上市许可持有人应当建立药品上市放行规程，对药品生产企业出厂放行的药品进行审核，经质量受权人签字后方可放行。不符合国家药品标准的，不得放行。

第三十四条　药品上市许可持有人可以自行销售其取得药品注册证书的药品，也可以委托药品经营企业销售。药品上市许可持有人从事药品零售活动的，应当取得药品经营许可证。

药品上市许可持有人自行销售药品的，应当具备本法第五十二条规定的条件；委托销售的，应当委托符合条件的药品经营企业。药品上市许可持有人和受托经营企业应当签订委托协议，并严格履行协议约定的义务。

第三十五条　药品上市许可持有人、药品生产企业、药品经营企业委托储存、运输药品的，应当对受托方的质量保证能力和风险管理能力进行评估，与其签订委托协议，约定药品质量责任、操作规程等内容，并对受托方进行监督。

第三十六条　药品上市许可持有人、药品生产企业、药品经营企业和医疗机构应当建立并实施药品追溯制度，按照规定提供追溯信息，保证药品可追溯。

第三十七条　药品上市许可持有人应当建立年度报告制度，每年将药品生产销售、上市后研究、风险管理等情况按照规定向省、自治区、直辖市人民政府药品监督管理部门报告。

第三十八条　药品上市许可持有人为境外企业的，应当由其指定的在中国境内的企业法人履行药品上市许可持有人义务，与药品上市许可持有人承担连带责任。

第三十九条　中药饮片生产企业履行药品上市许可持有人的相关义务，对中药饮片生产、销售实行全过程管理，建立中药饮片追溯体系，保证中药饮片安全、有效、可追溯。

第四十条　经国务院药品监督管理部门批准，药品上市许可持有人可以转让药品上市许可。受让方应当具备保障药品安全性、有效性和质量可控性的质量管理、风险防控和责任赔偿等能力，履行药品上市许可持有人义务。

第四章　药品生产

第四十一条　从事药品生产活动，应当经所在地省、自治区、直辖市人民政府药品监督管理部门批准，取得药品生产许可证。无药品生产许可证的，不得生产药品。

药品生产许可证应当标明有效期和生产范围，到期重新审查发证。

第四十二条　从事药品生产活动，应当具备以下条件：

（一）有依法经过资格认定的药学技术人员、工程技术人员及相应的技术工人；

（二）有与药品生产相适应的厂房、设施和卫生环境；

（三）有能对所生产药品进行质量管理和质量检验的机构、人员及必要的仪器设备；

（四）有保证药品质量的规章制度，并符合国务院药品监督管理部门依据本法制定的药品生产质量管理规范要求。

第四十三条　从事药品生产活动，应当遵守药品生产质量管理规范，建立健全药品生产质量管理体系，保证药品生产全过程持续符合法定要求。

药品生产企业的法定代表人、主要负责人对本企业的药品生产活动全面负责。

第四十四条　药品应当按照国家药品标准和经药品监督管理部门核准的生产工艺进行生产。生产、检验记录应当完整准确，不得编造。

中药饮片应当按照国家药品标准炮制；国家药品标准没有规定的，应当按照省、自治区、直辖市人民政府药品监督管理部门制定的炮制规范炮制。省、自治区、直辖市人民政府药品监督管理部门制定的炮制规范应当报国务院药品监督管理部门备案。不符合国家药品标准或者不按照省、自治区、直辖市人民政府药品监督管理部门制定的炮制规范炮制的，不得出厂、销售。

第四十五条　生产药品所需的原料、辅料，应当符合药用要求、药品生产质量管理规范的有关要求。

生产药品，应当按照规定对供应原料、辅料等的供应商进行审核，保证购进、使用的原料、辅料等符合前款规定要求。

第四十六条　直接接触药品的包装材料和容器，应当符合药用要求，符合保障人体健康、安全的标准。

对不合格的直接接触药品的包装材料和容器，由药品监督管理部门责令停止使用。

第四十七条　药品生产企业应当对药品进行质量检验。不符合国家药品标准的，不得出厂。

药品生产企业应当建立药品出厂放行规程，明确出厂放行的标准、条件。符合标准、条件的，经质量受权人签字后方可放行。

第四十八条　药品包装应当适合药品质量的要求，方便储存、运输和医疗使用。

发运中药材应当有包装。在每件包装上，应当注明品名、产地、日期、供货单位，并附有质量合格的标志。

第四十九条 药品包装应当按照规定印有或者贴有标签并附有说明书。

标签或者说明书应当注明药品的通用名称、成份、规格、上市许可持有人及其地址、生产企业及其地址、批准文号、产品批号、生产日期、有效期、适应症或者功能主治、用法、用量、禁忌、不良反应和注意事项。标签、说明书中的文字应当清晰，生产日期、有效期等事项应当显著标注，容易辨识。

麻醉药品、精神药品、医疗用毒性药品、放射性药品、外用药品和非处方药的标签、说明书，应当印有规定的标志。

第五十条 药品上市许可持有人、药品生产企业、药品经营企业和医疗机构中直接接触药品的工作人员，应当每年进行健康检查。患有传染病或者其他可能污染药品的疾病的，不得从事直接接触药品的工作。

第五章 药品经营

第五十一条 从事药品批发活动，应当经所在地省、自治区、直辖市人民政府药品监督管理部门批准，取得药品经营许可证。从事药品零售活动，应当经所在地县级以上地方人民政府药品监督管理部门批准，取得药品经营许可证。无药品经营许可证的，不得经营药品。

药品经营许可证应当标明有效期和经营范围，到期重新审查发证。

药品监督管理部门实施药品经营许可，除依据本法第五十二条规定的条件外，还应当遵循方便群众购药的原则。

第五十二条 从事药品经营活动应当具备以下条件：

（一）有依法经过资格认定的药师或者其他药学技术人员；

（二）有与所经营药品相适应的营业场所、设备、仓储设施和卫生环境；

（三）有与所经营药品相适应的质量管理机构或者人员；

（四）有保证药品质量的规章制度，并符合国务院药品监督管理部门依据本法制定的药品经营质量管理规范要求。

第五十三条 从事药品经营活动，应当遵守药品经营质量管理规范，建立健全药品经营质量管理体系，保证药品经营全过程持续符合法定要求。

国家鼓励、引导药品零售连锁经营。从事药品零售连锁经营活动的企业总部，应当建立统一的质量管理制度，对所属零售企业的经营活动履行管理责任。

药品经营企业的法定代表人、主要负责人对本企业的药品经营活动全面负责。

第五十四条 国家对药品实行处方药与非处方药分类管理制度。具体办法由国务院药品监督管理部门会同国务院卫生健康主管部门制定。

第五十五条　药品上市许可持有人、药品生产企业、药品经营企业和医疗机构应当从药品上市许可持有人或者具有药品生产、经营资格的企业购进药品；但是，购进未实施审批管理的中药材除外。

第五十六条　药品经营企业购进药品，应当建立并执行进货检查验收制度，验明药品合格证明和其他标识；不符合规定要求的，不得购进和销售。

第五十七条　药品经营企业购销药品，应当有真实、完整的购销记录。购销记录应当注明药品的通用名称、剂型、规格、产品批号、有效期、上市许可持有人、生产企业、购销单位、购销数量、购销价格、购销日期及国务院药品监督管理部门规定的其他内容。

第五十八条　药品经营企业零售药品应当准确无误，并正确说明用法、用量和注意事项；调配处方应当经过核对，对处方所列药品不得擅自更改或者代用。对有配伍禁忌或者超剂量的处方，应当拒绝调配；必要时，经处方医师更正或者重新签字，方可调配。

药品经营企业销售中药材，应当标明产地。

依法经过资格认定的药师或者其他药学技术人员负责本企业的药品管理、处方审核和调配、合理用药指导等工作。

第五十九条　药品经营企业应当制定和执行药品保管制度，采取必要的冷藏、防冻、防潮、防虫、防鼠等措施，保证药品质量。

药品入库和出库应当执行检查制度。

第六十条　城乡集市贸易市场可以出售中药材，国务院另有规定的除外。

第六十一条　药品上市许可持有人、药品经营企业通过网络销售药品，应当遵守本法药品经营的有关规定。具体管理办法由国务院药品监督管理部门会同国务院卫生健康主管部门等部门制定。

疫苗、血液制品、麻醉药品、精神药品、医疗用毒性药品、放射性药品、药品类易制毒化学品等国家实行特殊管理的药品不得在网络上销售。

第六十二条　药品网络交易第三方平台提供者应当按照国务院药品监督管理部门的规定，向所在地省、自治区、直辖市人民政府药品监督管理部门备案。

第三方平台提供者应当依法对申请进入平台经营的药品上市许可持有人、药品经营企业的资质等进行审核，保证其符合法定要求，并对发生在平台的药品经营行为进行管理。

第三方平台提供者发现进入平台经营的药品上市许可持有人、药品经营企业有违反本法规定行为的，应当及时制止并立即报告所在地县级人民政府药品监督管理部门；发现严重违法行为的，应当立即停止提供网络交易平台服务。

第六十三条　新发现和从境外引种的药材，经国务院药品监督管理部门批准后，方可销售。

第六十四条　药品应当从允许药品进口的口岸进口，并由进口药品的企业向口岸所在地药品监督管理部门备案。海关凭药品监督管理部门出具的进口药品通关单办理通关手续。无进口药品通关单的，海关不得放行。

口岸所在地药品监督管理部门应当通知药品检验机构按照国务院药品监督管理部门的规定对进口药品进行抽查检验。

允许药品进口的口岸由国务院药品监督管理部门会同海关总署提出，报国务院批准。

第六十五条 医疗机构因临床急需进口少量药品的，经国务院药品监督管理部门或者国务院授权的省、自治区、直辖市人民政府批准，可以进口。进口的药品应当在指定医疗机构内用于特定医疗目的。

个人自用携带入境少量药品，按照国家有关规定办理。

第六十六条 进口、出口麻醉药品和国家规定范围内的精神药品，应当持有国务院药品监督管理部门颁发的进口准许证、出口准许证。

第六十七条 禁止进口疗效不确切、不良反应大或者因其他原因危害人体健康的药品。

第六十八条 国务院药品监督管理部门对下列药品在销售前或者进口时，应当指定药品检验机构进行检验；未经检验或者检验不合格的，不得销售或者进口：

（一）首次在中国境内销售的药品；

（二）国务院药品监督管理部门规定的生物制品；

（三）国务院规定的其他药品。

第六章 医疗机构药事管理

第六十九条 医疗机构应当配备依法经过资格认定的药师或者其他药学技术人员，负责本单位的药品管理、处方审核和调配、合理用药指导等工作。非药学技术人员不得直接从事药剂技术工作。

第七十条 医疗机构购进药品，应当建立并执行进货检查验收制度，验明药品合格证明和其他标识；不符合规定要求的，不得购进和使用。

第七十一条 医疗机构应当有与所使用药品相适应的场所、设备、仓储设施和卫生环境，制定和执行药品保管制度，采取必要的冷藏、防冻、防潮、防虫、防鼠等措施，保证药品质量。

第七十二条 医疗机构应当坚持安全有效、经济合理的用药原则，遵循药品临床应用指导原则、临床诊疗指南和药品说明书等合理用药，对医师处方、用药医嘱的适宜性进行审核。

医疗机构以外的其他药品使用单位，应当遵守本法有关医疗机构使用药品的规定。

第七十三条 依法经过资格认定的药师或者其他药学技术人员调配处方，应当进行核对，对处方所列药品不得擅自更改或者代用。对有配伍禁忌或者超剂量的处方，应当拒绝调配；必要时，经处方医师更正或者重新签字，方可调配。

第七十四条 医疗机构配制制剂，应当经所在地省、自治区、直辖市人民政府药品监督管理部门批准，取得医疗机构制剂许可证。无医疗机构制剂许可证的，不得配制制剂。

医疗机构制剂许可证应当标明有效期，到期重新审查发证。

第七十五条　医疗机构配制制剂，应当有能够保证制剂质量的设施、管理制度、检验仪器和卫生环境。

医疗机构配制制剂，应当按照经核准的工艺进行，所需的原料、辅料和包装材料等应当符合药用要求。

第七十六条　医疗机构配制的制剂，应当是本单位临床需要而市场上没有供应的品种，并应当经所在地省、自治区、直辖市人民政府药品监督管理部门批准；但是，法律对配制中药制剂另有规定的除外。

医疗机构配制的制剂应当按照规定进行质量检验；合格的，凭医师处方在本单位使用。经国务院药品监督管理部门或者省、自治区、直辖市人民政府药品监督管理部门批准，医疗机构配制的制剂可以在指定的医疗机构之间调剂使用。

医疗机构配制的制剂不得在市场上销售。

第七章　药品上市后管理

第七十七条　药品上市许可持有人应当制定药品上市后风险管理计划，主动开展药品上市后研究，对药品的安全性、有效性和质量可控性进行进一步确证，加强对已上市药品的持续管理。

第七十八条　对附条件批准的药品，药品上市许可持有人应当采取相应风险管理措施，并在规定期限内按照要求完成相关研究；逾期未按照要求完成研究或者不能证明其获益大于风险的，国务院药品监督管理部门应当依法处理，直至注销药品注册证书。

第七十九条　对药品生产过程中的变更，按照其对药品安全性、有效性和质量可控性的风险和产生影响的程度，实行分类管理。属于重大变更的，应当经国务院药品监督管理部门批准，其他变更应当按照国务院药品监督管理部门的规定备案或者报告。

药品上市许可持有人应当按照国务院药品监督管理部门的规定，全面评估、验证变更事项对药品安全性、有效性和质量可控性的影响。

第八十条　药品上市许可持有人应当开展药品上市后不良反应监测，主动收集、跟踪分析疑似药品不良反应信息，对已识别风险的药品及时采取风险控制措施。

第八十一条　药品上市许可持有人、药品生产企业、药品经营企业和医疗机构应当经常考察本单位所生产、经营、使用的药品质量、疗效和不良反应。发现疑似不良反应的，应当及时向药品监督管理部门和卫生健康主管部门报告。具体办法由国务院药品监督管理部门会同国务院卫生健康主管部门制定。

对已确认发生严重不良反应的药品，由国务院药品监督管理部门或者省、自治区、直辖市人民政府药品监督管理部门根据实际情况采取停止生产、销售、使用等紧急控制措施，并应当在五日内组织鉴定，自鉴定结论作出之日起十五日内依法作出行政处理决定。

第八十二条　药品存在质量问题或者其他安全隐患的，药品上市许可持有人应当立即停止销售，告知相关药品经营企业和医疗机构停止销售和使用，召回已销售的药品，及时公开召回信息，必要时应当立即停止生产，并将药品召回和处理情况向省、自治区、直辖市人民政府药品监督管理部门和卫生健康主管部门报告。药品生产企业、药品经营企业和医疗机构应当配合。

药品上市许可持有人依法应当召回药品而未召回的，省、自治区、直辖市人民政府药品监督管理部门应当责令其召回。

第八十三条　药品上市许可持有人应当对已上市药品的安全性、有效性和质量可控性定期开展上市后评价。必要时，国务院药品监督管理部门可以责令药品上市许可持有人开展上市后评价或者直接组织开展上市后评价。

经评价，对疗效不确切、不良反应大或者因其他原因危害人体健康的药品，应当注销药品注册证书。

已被注销药品注册证书的药品，不得生产或者进口、销售和使用。

已被注销药品注册证书、超过有效期等的药品，应当由药品监督管理部门监督销毁或者依法采取其他无害化处理等措施。

第八章　药品价格和广告

第八十四条　国家完善药品采购管理制度，对药品价格进行监测，开展成本价格调查，加强药品价格监督检查，依法查处价格垄断、哄抬价格等药品价格违法行为，维护药品价格秩序。

第八十五条　依法实行市场调节价的药品，药品上市许可持有人、药品生产企业、药品经营企业和医疗机构应当按照公平、合理和诚实信用、质价相符的原则制定价格，为用药者提供价格合理的药品。

药品上市许可持有人、药品生产企业、药品经营企业和医疗机构应当遵守国务院药品价格主管部门关于药品价格管理的规定，制定和标明药品零售价格，禁止暴利、价格垄断和价格欺诈等行为。

第八十六条　药品上市许可持有人、药品生产企业、药品经营企业和医疗机构应当依法向药品价格主管部门提供其药品的实际购销价格和购销数量等资料。

第八十七条　医疗机构应当向患者提供所用药品的价格清单，按照规定如实公布其常用药品的价格，加强合理用药管理。具体办法由国务院卫生健康主管部门制定。

第八十八条　禁止药品上市许可持有人、药品生产企业、药品经营企业和医疗机构在药品购销中给予、收受回扣或者其他不正当利益。

禁止药品上市许可持有人、药品生产企业、药品经营企业或者代理人以任何名义给予使用其药品的医疗机构的负责人、药品采购人员、医师、药师等有关人员财物或者其他不正当利益。禁止医疗机构的负责人、药品采购人员、医师、药师等有关人员以任何名义收受药品上市许可持有人、药品生产企业、药品经营企业或者代理人给予的财物或者其他不正当利益。

第八十九条　药品广告应当经广告主所在地省、自治区、直辖市人民政府确定的广告审查机关批准；未经批准的，不得发布。

第九十条　药品广告的内容应当真实、合法，以国务院药品监督管理部门核准的药品说明书为准，不得含有虚假的内容。

药品广告不得含有表示功效、安全性的断言或者保证；不得利用国家机关、科研单位、学术机构、行业协会或者专家、学者、医师、药师、患者等的名义或者形象作推荐、证明。

非药品广告不得有涉及药品的宣传。

第九十一条　药品价格和广告，本法未作规定的，适用《中华人民共和国价格法》、《中华人民共和国反垄断法》、《中华人民共和国反不正当竞争法》、《中华人民共和国广告法》等的规定。

第九章　药品储备和供应

第九十二条　国家实行药品储备制度，建立中央和地方两级药品储备。

发生重大灾情、疫情或者其他突发事件时，依照《中华人民共和国突发事件应对法》的规定，可以紧急调用药品。

第九十三条　国家实行基本药物制度，遴选适当数量的基本药物品种，加强组织生产和储备，提高基本药物的供给能力，满足疾病防治基本用药需求。

第九十四条　国家建立药品供求监测体系，及时收集和汇总分析短缺药品供求信息，对短缺药品实行预警，采取应对措施。

第九十五条　国家实行短缺药品清单管理制度。具体办法由国务院卫生健康主管部门会同国务院药品监督管理部门等部门制定。

药品上市许可持有人停止生产短缺药品的，应当按照规定向国务院药品监督管理部门或者省、自治区、直辖市人民政府药品监督管理部门报告。

第九十六条　国家鼓励短缺药品的研制和生产，对临床急需的短缺药品、防治重大传染病和罕见病等疾病的新药予以优先审评审批。

第九十七条　对短缺药品，国务院可以限制或者禁止出口。必要时，国务院有关部门可以采取组织生产、价格干预和扩大进口等措施，保障药品供应。

药品上市许可持有人、药品生产企业、药品经营企业应当按照规定保障药品的生产和供应。

第十章　监督管理

第九十八条　禁止生产（包括配制，下同）、销售、使用假药、劣药。

有下列情形之一的，为假药：

（一）药品所含成份与国家药品标准规定的成份不符；

（二）以非药品冒充药品或者以他种药品冒充此种药品；

（三）变质的药品；

（四）药品所标明的适应症或者功能主治超出规定范围。

有下列情形之一的，为劣药：

（一）药品成份的含量不符合国家药品标准；

（二）被污染的药品；

（三）未标明或者更改有效期的药品；

（四）未注明或者更改产品批号的药品；

（五）超过有效期的药品；

（六）擅自添加防腐剂、辅料的药品；

（七）其他不符合药品标准的药品。

禁止未取得药品批准证明文件生产、进口药品；禁止使用未按照规定审评、审批的原料药、包装材料和容器生产药品。

第九十九条　药品监督管理部门应当依照法律、法规的规定对药品研制、生产、经营和药品使用单位使用药品等活动进行监督检查，必要时可以对为药品研制、生产、经营、使用提供产品或者服务的单位和个人进行延伸检查，有关单位和个人应当予以配合，不得拒绝和隐瞒。

药品监督管理部门应当对高风险的药品实施重点监督检查。

对有证据证明可能存在安全隐患的，药品监督管理部门根据监督检查情况，应当采取告诫、约谈、限期整改以及暂停生产、销售、使用、进口等措施，并及时公布检查处理结果。

药品监督管理部门进行监督检查时，应当出示证明文件，对监督检查中知悉的商业秘密应当保密。

第一百条　药品监督管理部门根据监督管理的需要，可以对药品质量进行抽查检验。抽查检验应当按照规定抽样，并不得收取任何费用；抽样应当购买样品。所需费用按照国务院规定列支。

对有证据证明可能危害人体健康的药品及其有关材料，药品监督管理部门可以查封、扣押，并在七日内作出行政处理决定；药品需要检验的，应当自检验报告书发出之日起十五日内作出行政处理决定。

第一百零一条 国务院和省、自治区、直辖市人民政府的药品监督管理部门应当定期公告药品质量抽查检验结果；公告不当的，应当在原公告范围内予以更正。

第一百零二条 当事人对药品检验结果有异议的，可以自收到药品检验结果之日起七日内向原药品检验机构或者上一级药品监督管理部门设置或者指定的药品检验机构申请复验，也可以直接向国务院药品监督管理部门设置或者指定的药品检验机构申请复验。受理复验的药品检验机构应当在国务院药品监督管理部门规定的时间内作出复验结论。

第一百零三条 药品监督管理部门应当对药品上市许可持有人、药品生产企业、药品经营企业和药物非临床安全性评价研究机构、药物临床试验机构等遵守药品生产质量管理规范、药品经营质量管理规范、药物非临床研究质量管理规范、药物临床试验质量管理规范等情况进行检查，监督其持续符合法定要求。

第一百零四条 国家建立职业化、专业化药品检查员队伍。检查员应当熟悉药品法律法规，具备药品专业知识。

第一百零五条 药品监督管理部门建立药品上市许可持有人、药品生产企业、药品经营企业、药物非临床安全性评价研究机构、药物临床试验机构和医疗机构药品安全信用档案，记录许可颁发、日常监督检查结果、违法行为查处等情况，依法向社会公布并及时更新；对有不良信用记录的，增加监督检查频次，并可以按照国家规定实施联合惩戒。

第一百零六条 药品监督管理部门应当公布本部门的电子邮件地址、电话，接受咨询、投诉、举报，并依法及时答复、核实、处理。对查证属实的举报，按照有关规定给予举报人奖励。

药品监督管理部门应当对举报人的信息予以保密，保护举报人的合法权益。举报人举报所在单位的，该单位不得以解除、变更劳动合同或者其他方式对举报人进行打击报复。

第一百零七条 国家实行药品安全信息统一公布制度。国家药品安全总体情况、药品安全风险警示信息、重大药品安全事件及其调查处理信息和国务院确定需要统一公布的其他信息由国务院药品监督管理部门统一公布。药品安全风险警示信息和重大药品安全事件及其调查处理信息的影响限于特定区域的，也可以由有关省、自治区、直辖市人民政府药品监督管理部门公布。未经授权不得发布上述信息。

公布药品安全信息，应当及时、准确、全面，并进行必要的说明，避免误导。

任何单位和个人不得编造、散布虚假药品安全信息。

第一百零八条 县级以上人民政府应当制定药品安全事件应急预案。药品上市许可持有人、药品生产企业、药品经营企业和医疗机构等应当制定本单位的药品安全事件处置方案，并组织开展培训和应急演练。

发生药品安全事件，县级以上人民政府应当按照应急预案立即组织开展应对工作；有关单位应当立即采取有效措施进行处置，防止危害扩大。

第一百零九条 药品监督管理部门未及时发现药品安全系统性风险，未及时消除监督管理区域内药品安全隐患的，本级人民政府或者上级人民政府药品监督管理部门应当对其主要负责人进行约谈。

地方人民政府未履行药品安全职责，未及时消除区域性重大药品安全隐患的，上级人民政府或者上级人民政府药品监督管理部门应当对其主要负责人进行约谈。

被约谈的部门和地方人民政府应当立即采取措施，对药品监督管理工作进行整改。

约谈情况和整改情况应当纳入有关部门和地方人民政府药品监督管理工作评议、考核记录。

第一百一十条　地方人民政府及其药品监督管理部门不得以要求实施药品检验、审批等手段限制或者排斥非本地区药品上市许可持有人、药品生产企业生产的药品进入本地区。

第一百一十一条　药品监督管理部门及其设置或者指定的药品专业技术机构不得参与药品生产经营活动，不得以其名义推荐或者监制、监销药品。

药品监督管理部门及其设置或者指定的药品专业技术机构的工作人员不得参与药品生产经营活动。

第一百一十二条　国务院对麻醉药品、精神药品、医疗用毒性药品、放射性药品、药品类易制毒化学品等有其他特殊管理规定的，依照其规定。

第一百一十三条　药品监督管理部门发现药品违法行为涉嫌犯罪的，应当及时将案件移送公安机关。

对依法不需要追究刑事责任或者免予刑事处罚，但应当追究行政责任的，公安机关、人民检察院、人民法院应当及时将案件移送药品监督管理部门。

公安机关、人民检察院、人民法院商请药品监督管理部门、生态环境主管部门等部门提供检验结论、认定意见以及对涉案药品进行无害化处理等协助的，有关部门应当及时提供，予以协助。

第十一章　法律责任

第一百一十四条　违反本法规定，构成犯罪的，依法追究刑事责任。

第一百一十五条　未取得药品生产许可证、药品经营许可证或者医疗机构制剂许可证生产、销售药品的，责令关闭，没收违法生产、销售的药品和违法所得，并处违法生产、销售的药品（包括已售出和未售出的药品，下同）货值金额十五倍以上三十倍以下的罚款；货值金额不足十万元的，按十万元计算。

第一百一十六条　生产、销售假药的，没收违法生产、销售的药品和违法所得，责令停产停业整顿，吊销药品批准证明文件，并处违法生产、销售的药品货值金额十五倍以上三十倍以下的罚款；货值金额不足十万元的，按十万元计算；情节严重的，吊销药品生产许可证、药品经营许可证或者医疗机构制剂许可证，十年内不受理其相应申请；药品上市许可持有人为境外企业的，十年内禁止其药品进口。

第一百一十七条　生产、销售劣药的，没收违法生产、销售的药品和违法所得，并处违法生产、销售的药品货值金额十倍以上二十倍以下的罚款；违法生产、批发的药品货值金额不足十万元的，按十万元计算，违法零售的药品货值金额不足一万元的，按一万元计算；情节严重的，责令停产停业整顿直至吊销药品批准证明文件、药品生产许可证、药品经营许可证或者医疗机构制剂许可证。

生产、销售的中药饮片不符合药品标准，尚不影响安全性、有效性的，责令限期改正，给予警告；可以处十万元以上五十万元以下的罚款。

第一百一十八条　生产、销售假药，或者生产、销售劣药且情节严重的，对法定代表人、主要负责人、直接负责的主管人员和其他责任人员，没收违法行为发生期间自本单位所获收入，并处所获收入百分之三十以上三倍以下的罚款，终身禁止从事药品生产经营活动，并可以由公安机关处五日以上十五日以下的拘留。

对生产者专门用于生产假药、劣药的原料、辅料、包装材料、生产设备予以没收。

第一百一十九条　药品使用单位使用假药、劣药的，按照销售假药、零售劣药的规定处罚；情节严重的，法定代表人、主要负责人、直接负责的主管人员和其他责任人员有医疗卫生人员执业证书的，还应当吊销执业证书。

第一百二十条　知道或者应当知道属于假药、劣药或者本法第一百二十四条第一款第一项至第五项规定的药品，而为其提供储存、运输等便利条件的，没收全部储存、运输收入，并处违法收入一倍以上五倍以下的罚款；情节严重的，并处违法收入五倍以上十五倍以下的罚款；违法收入不足五万元的，按五万元计算。

第一百二十一条　对假药、劣药的处罚决定，应当依法载明药品检验机构的质量检验结论。

第一百二十二条　伪造、变造、出租、出借、非法买卖许可证或者药品批准证明文件的，没收违法所得，并处违法所得一倍以上五倍以下的罚款；情节严重的，并处违法所得五倍以上十五倍以下的罚款，吊销药品生产许可证、药品经营许可证、医疗机构制剂许可证或者药品批准证明文件，对法定代表人、主要负责人、直接负责的主管人员和其他责任人员，处二万元以上二十万元以下的罚款，十年内禁止从事药品生产经营活动，并可以由公安机关处五日以上十五日以下的拘留；违法所得不足十万元的，按十万元计算。

第一百二十三条　提供虚假的证明、数据、资料、样品或者采取其他手段骗取临床试验许可、药品生产许可、药品经营许可、医疗机构制剂许可或者药品注册等许可的，撤销相关许可，十年内不受理其相应申请，并处五十万元以上五百万元以下的罚款；情节严重的，对法定代表人、主要负责人、直接负责的主管人员和其他责任人员，处二万元以上二十万元以下的罚款，十年内禁止从事药品生产经营活动，并可以由公安机关处五日以上十五日以下的拘留。

第一百二十四条　违反本法规定，有下列行为之一的，没收违法生产、进口、销售的药品和违法所得以及专门用于违法生产的原料、辅料、包装材料和生产设备，责令停产停业整顿，并处违法生产、进口、销售的药品货值金额十五倍以上三十倍以下的罚款；货值金额不足十万元的，按十万元计算；情节严重的，吊销药品批准证明文件直至吊销药品生产许可证、药品经营许可证或者医疗机构制剂许可证，对法定代表人、主要负责人、直接负责的主管人员和其他责任人员，没收违法行为发生期间自本单位所获收入，并处所获收入百分之三十以上三倍以下的罚款，十年直至终身禁止从事药品生产经营活动，并可以由公安机关处五日以上十五日以下的拘留：

（一）未取得药品批准证明文件生产、进口药品；

（二）使用采取欺骗手段取得的药品批准证明文件生产、进口药品；

（三）使用未经审评审批的原料药生产药品；

（四）应当检验而未经检验即销售药品；

（五）生产、销售国务院药品监督管理部门禁止使用的药品；

（六）编造生产、检验记录；

（七）未经批准在药品生产过程中进行重大变更。

销售前款第一项至第三项规定的药品，或者药品使用单位使用前款第一项至第五项规定的药品的，依照前款规定处罚；情节严重的，药品使用单位的法定代表人、主要负责人、直接负责的主管人员和其他责任人员有医疗卫生人员执业证书的，还应当吊销执业证书。

未经批准进口少量境外已合法上市的药品，情节较轻的，可以依法减轻或者免予处罚。

第一百二十五条　违反本法规定，有下列行为之一的，没收违法生产、销售的药品和违法所得以及包装材料、容器，责令停产停业整顿，并处五十万元以上五百万元以下的罚款；情节严重的，吊销药品批准证明文件、药品生产许可证、药品经营许可证，对法定代表人、主要负责人、直接负责的主管人员和其他责任人员处二万元以上二十万元以下的罚款，十年直至终身禁止从事药品生产经营活动：

（一）未经批准开展药物临床试验；

（二）使用未经审评的直接接触药品的包装材料或者容器生产药品，或者销售该类药品；

（三）使用未经核准的标签、说明书。

第一百二十六条　除本法另有规定的情形外，药品上市许可持有人、药品生产企业、药品经营企业、药物非临床安全性评价研究机构、药物临床试验机构等未遵守药品生产质量管理规范、药品经营质量管理规范、药物非临床研究质量管理规范、药物临床试验质量管理规范等的，责令限期改正，给予警告；逾期不改正的，处十万元以上五十万元以下的罚款；情节严重的，处五十万元以上二百万元以下的罚款，责令停产停业整顿直至吊销药品批准证明文件、药品生产许可证、药品经营许可证等，药物非临床安全性评价研究机构、药物临床试验机构等五年内不得开展药物非临床安全性评价研究、药物临床试验，对法定代表人、主要负责人、直接负责的主管人员和其他责任人员，没收违法行为发生期间自本单位所获收入，并处所获收入百分之十以上百分之五十以下的罚款，十年直至终身禁止从事药品生产经营等活动。

第一百二十七条　违反本法规定，有下列行为之一的，责令限期改正，给予警告；逾期不改正的，处十万元以上五十万元以下的罚款：

（一）开展生物等效性试验未备案；

（二）药物临床试验期间，发现存在安全性问题或者其他风险，临床试验申办者未及时调整临床试验方案、暂停或者终止临床试验，或者未向国务院药品监督管理部门报告；

（三）未按照规定建立并实施药品追溯制度；

（四）未按照规定提交年度报告；

（五）未按照规定对药品生产过程中的变更进行备案或者报告；

（六）未制定药品上市后风险管理计划；

（七）未按照规定开展药品上市后研究或者上市后评价。

第一百二十八条　除依法应当按照假药、劣药处罚的外，药品包装未按照规定印有、贴有标签或者附有说明书，标签、说明书未按照规定注明相关信息或者印有规定标志的，责令改正，给予警告；情节严重的，吊销药品注册证书。

第一百二十九条　违反本法规定，药品上市许可持有人、药品生产企业、药品经营企业或者医疗机构未从药品上市许可持有人或者具有药品生产、经营资格的企业购进药品的，责令改正，没收违法购进的药品和违法所得，并处违法购进药品货值金额二倍以上十倍以下的罚款；情节严重的，并处货值金额十倍以上三十倍以下的罚款，吊销药品批准证明文件、药品生产许可证、药品经营许可证或者医疗机构执业许可证；货值金额不足五万元的，按五万元计算。

第一百三十条　违反本法规定，药品经营企业购销药品未按照规定进行记录，零售药品未正确说明用法、用量等事项，或者未按照规定调配处方的，责令改正，给予警告；情节严重的，吊销药品经营许可证。

第一百三十一条　违反本法规定，药品网络交易第三方平台提供者未履行资质审核、报告、停止提供网络交易平台服务等义务的，责令改正，没收违法所得，并处二十万元以上二百万元以下的罚款；情节严重的，责令停业整顿，并处二百万元以上五百万元以下的罚款。

第一百三十二条　进口已获得药品注册证书的药品，未按照规定向允许药品进口的口岸所在地药品监督管理部门备案的，责令限期改正，给予警告；逾期不改正的，吊销药品注册证书。

第一百三十三条　违反本法规定，医疗机构将其配制的制剂在市场上销售的，责令改正，没收违法销售的制剂和违法所得，并处违法销售制剂货值金额二倍以上五倍以下的罚款；情节严重的，并处货值金额五倍以上十五倍以下的罚款；货值金额不足五万元的，按五万元计算。

第一百三十四条　药品上市许可持有人未按照规定开展药品不良反应监测或者报告疑似药品不良反应的，责令限期改正，给予警告；逾期不改正的，责令停产停业整顿，并处十万元以上一百万元以下的罚款。

药品经营企业未按照规定报告疑似药品不良反应的，责令限期改正，给予警告；逾期不改正的，责令停产停业整顿，并处五万元以上五十万元以下的罚款。

医疗机构未按照规定报告疑似药品不良反应的，责令限期改正，给予警告；逾期不改正的，处五万元以上五十万元以下的罚款。

第一百三十五条　药品上市许可持有人在省、自治区、直辖市人民政府药品监督管理部门责令其召回后，拒不召回的，处应召回药品货值金额五倍以上十倍以下的罚款；货值金额不足十万元的，按十万元计算；情节严重的，吊销药品批准证明文件、药品生产许可证、药品经营许可证，对法定代表人、主要负责人、直接负责的主管人员和其他责任人员，处二万元以上二十万元以下的罚款。药品生产企业、药品经营企业、医疗机构拒不配合召回的，处十万元以上五十万元以下的罚款。

第一百三十六条　药品上市许可持有人为境外企业的，其指定的在中国境内的企业法人未依照本法规定履行相关义务的，适用本法有关药品上市许可持有人法律责任的规定。

第一百三十七条　有下列行为之一的，在本法规定的处罚幅度内从重处罚：

（一）以麻醉药品、精神药品、医疗用毒性药品、放射性药品、药品类易制毒化学品冒充其他药品，或者以其他药品冒充上述药品；

（二）生产、销售以孕产妇、儿童为主要使用对象的假药、劣药；

（三）生产、销售的生物制品属于假药、劣药；

（四）生产、销售假药、劣药，造成人身伤害后果；

（五）生产、销售假药、劣药，经处理后再犯；

（六）拒绝、逃避监督检查，伪造、销毁、隐匿有关证据材料，或者擅自动用查封、扣押物品。

第一百三十八条　药品检验机构出具虚假检验报告的，责令改正，给予警告，对单位并处二十万元以上一百万元以下的罚款；对直接负责的主管人员和其他直接责任人员依法给予降级、撤职、开除处分，没收违法所得，并处五万元以下的罚款；情节严重的，撤销其检验资格。药品检验机构出具的检验结果不实，造成损失的，应当承担相应的赔偿责任。

第一百三十九条　本法第一百一十五条至第一百三十八条规定的行政处罚，由县级以上人民政府药品监督管理部门按照职责分工决定；撤销许可、吊销许可证件的，由原批准、发证的部门决定。

第一百四十条　药品上市许可持有人、药品生产企业、药品经营企业或者医疗机构违反本法规定聘用人员的，由药品监督管理部门或者卫生健康主管部门责令解聘，处五万元以上二十万元以下的罚款。

第一百四十一条　药品上市许可持有人、药品生产企业、药品经营企业或者医疗机构在药品购销中给予、收受回扣或者其他不正当利益的，药品上市许可持有人、药品生产企业、药品经营企业或者代理人给予使用其药品的医疗机构的负责人、药品采购人员、医师、药师等有关人员财物或者其他不正当利益的，由市场监督管理部门没收违法所得，并处三十万元以上三百万元以下的罚款；情节严重的，吊销药品上市许可持有人、药品生产企业、药品经营企业营业执照，并由药品监督管理部门吊销药品批准证明文件、药品生产许可证、药品经营许可证。

药品上市许可持有人、药品生产企业、药品经营企业在药品研制、生产、经营中向国家工作人员行贿的，对法定代表人、主要负责人、直接负责的主管人员和其他责任人员终身禁止从事药品生产经营活动。

第一百四十二条　药品上市许可持有人、药品生产企业、药品经营企业的负责人、采购人员等有关人员在药品购销中收受其他药品上市许可持有人、药品生产企业、药品经营企业或者代理人给予的财物或者其他不正当利益的，没收违法所得，依法给予处罚；情节严重的，五年内禁止从事药品生产经营活动。

医疗机构的负责人、药品采购人员、医师、药师等有关人员收受药品上市许可持有人、药品生产企业、药品经营企业或者代理人给予的财物或者其他不正当利益的，由卫生健康主管部门或者本单位给予处分，没收违法所得；情节严重的，还应当吊销其执业证书。

第一百四十三条　违反本法规定，编造、散布虚假药品安全信息，构成违反治安管理行为的，由公安机关依法给予治安管理处罚。

第一百四十四条　药品上市许可持有人、药品生产企业、药品经营企业或者医疗机构违反本法规定，给用药者造成损害的，依法承担赔偿责任。

因药品质量问题受到损害的，受害人可以向药品上市许可持有人、药品生产企业请求赔偿损失，也可以向药品经营企业、医疗机构请求赔偿损失。接到受害人赔偿请求的，应当实行首负责任制，先行赔付；先行赔付后，可以依法追偿。

生产假药、劣药或者明知是假药、劣药仍然销售、使用的，受害人或者其近亲属除请求赔偿损失外，还可以请求支付价款十倍或者损失三倍的赔偿金；增加赔偿的金额不足一千元的，为一千元。

第一百四十五条　药品监督管理部门或者其设置、指定的药品专业技术机构参与药品生产经营活动的，由其上级主管机关责令改正，没收违法收入；情节严重的，对直接负责的主管人员和其他直接责任人员依法给予处分。

药品监督管理部门或者其设置、指定的药品专业技术机构的工作人员参与药品生产经营活动的，依法给予处分。

第一百四十六条　药品监督管理部门或者其设置、指定的药品检验机构在药品监督检验中违法收取检验费用的，由政府有关部门责令退还，对直接负责的主管人员和其他直接责任人员依法给予处分；情节严重的，撤销其检验资格。

第一百四十七条　违反本法规定，药品监督管理部门有下列行为之一的，应当撤销相关许可，对直接负责的主管人员和其他直接责任人员依法给予处分：

（一）不符合条件而批准进行药物临床试验；

（二）对不符合条件的药品颁发药品注册证书；

（三）对不符合条件的单位颁发药品生产许可证、药品经营许可证或者医疗机构制剂许可证。

第一百四十八条　违反本法规定，县级以上地方人民政府有下列行为之一的，对直接负责的主管人员和其他直接责任人员给予记过或者记大过处分；情节严重的，给予降级、撤职或者开除处分：

（一）瞒报、谎报、缓报、漏报药品安全事件；

（二）未及时消除区域性重大药品安全隐患，造成本行政区域内发生特别重大药品安全事件，或者连续发生重大药品安全事件；

（三）履行职责不力，造成严重不良影响或者重大损失。

第一百四十九条　违反本法规定，药品监督管理等部门有下列行为之一的，对直接负责的主管人员和其他直接责任人员给予记过或者记大过处分；情节较重的，给予降级或者撤职处分；情节严重的，给予开除处分：

（一）瞒报、谎报、缓报、漏报药品安全事件；

（二）对发现的药品安全违法行为未及时查处；

（三）未及时发现药品安全系统性风险，或者未及时消除监督管理区域内药品安全隐患，造成严重影响；

（四）其他不履行药品监督管理职责，造成严重不良影响或者重大损失。

第一百五十条　药品监督管理人员滥用职权、徇私舞弊、玩忽职守的，依法给予处分。查处假药、劣药违法行为有失职、渎职行为的，对药品监督管理部门直接负责的主管人员和其他直接责任人员依法从重给予处分。

第一百五十一条　本章规定的货值金额以违法生产、销售药品的标价计算；没有标价的，按照同类药品的市场价格计算。

第十二章　附则

第一百五十二条　中药材种植、采集和饲养的管理，依照有关法律、法规的规定执行。

第一百五十三条　地区性民间习用药材的管理办法，由国务院药品监督管理部门会同国务院中医药主管部门制定。

第一百五十四条　中国人民解放军和中国人民武装警察部队执行本法的具体办法，由国务院、中央军事委员会依据本法制定。

第一百五十五条　本法自 2019 年 12 月 1 日起施行。

附录二　药品注册管理办法

（2020 年 1 月 22 日国家市场监督管理总局令第 27 号公布）

第一章　总则

第一条　为规范药品注册行为，保证药品的安全、有效和质量可控，根据《中华人民共和国药品管理法》（以下简称《药品管理法》）、《中华人民共和国中医药法》、《中华人民共和国疫苗管理法》（以下简称《疫苗管理法》）、《中华人民共和国行政许可法》、《中华人民共和国药品管理法实施条例》等法律、行政法规，制定本办法。

第二条　在中华人民共和国境内以药品上市为目的，从事药品研制、注册及监督管理活动，适用本办法。

第三条　药品注册是指药品注册申请人（以下简称申请人）依照法定程序和相关要求提出药物临床试验、药品上市许可、再注册等申请以及补充申请，药品监督管理部门基于法律法规和现有科学认知进行安全性、有效性和质量可控性等审查，决定是否同意其申请的活动。

申请人取得药品注册证书后，为药品上市许可持有人（以下简称持有人）。

第四条　药品注册按照中药、化学药和生物制品等进行分类注册管理。

中药注册按照中药创新药、中药改良型新药、古代经典名方中药复方制剂、同名同方药等进行分类。

化学药注册按照化学药创新药、化学药改良型新药、仿制药等进行分类。

生物制品注册按照生物制品创新药、生物制品改良型新药、已上市生物制品（含生物类似药）等进行分类。

中药、化学药和生物制品等药品的细化分类和相应的申报资料要求，由国家药品监督管理局根据注册药品的产品特性、创新程度和审评管理需要组织制定，并向社会公布。

境外生产药品的注册申请，按照药品的细化分类和相应的申报资料要求执行。

第五条　国家药品监督管理局主管全国药品注册管理工作，负责建立药品注册管理工作体系和制度，制定药品注册管理规范，依法组织药品注册审评审批以及相关的监督管理工作。国家药品监督管理局药品审评中心（以下简称药品审评中心）负责药物临床试验申请、药品上市许可申请、补充申请和境外生产药品再注册申请等的审评。中国食品药品检定研究院（以下简称中检院）、国家药典委员会（以下简称药典委）、国家药品监督管理局食品药品审核查验中心（以下简称药品核查中心）、国家药品监督管理局药品评价中心（以下简称药品评价中心）、国家药品监督管理局行政事项受理服务和投诉举报中心、国家药品监督管理局信息中心（以下简称信息中心）

等药品专业技术机构，承担依法实施药品注册管理所需的药品注册检验、通用名称核准、核查、监测与评价、制证送达以及相应的信息化建设与管理等相关工作。

第六条 省、自治区、直辖市药品监督管理部门负责本行政区域内以下药品注册相关管理工作：

（一）境内生产药品再注册申请的受理、审查和审批；

（二）药品上市后变更的备案、报告事项管理；

（三）组织对药物非临床安全性评价研究机构、药物临床试验机构的日常监管及违法行为的查处；

（四）参与国家药品监督管理局组织的药品注册核查、检验等工作；

（五）国家药品监督管理局委托实施的药品注册相关事项。

省、自治区、直辖市药品监督管理部门设置或者指定的药品专业技术机构，承担依法实施药品监督管理所需的审评、检验、核查、监测与评价等工作。

第七条 药品注册管理遵循公开、公平、公正原则，以临床价值为导向，鼓励研究和创制新药，积极推动仿制药发展。

国家药品监督管理局持续推进审评审批制度改革，优化审评审批程序，提高审评审批效率，建立以审评为主导，检验、核查、监测与评价等为支撑的药品注册管理体系。

第二章 基本制度和要求

第八条 从事药物研制和药品注册活动，应当遵守有关法律、法规、规章、标准和规范；参照相关技术指导原则，采用其他评价方法和技术的，应当证明其科学性、适用性；应当保证全过程信息真实、准确、完整和可追溯。

药品应当符合国家药品标准和经国家药品监督管理局核准的药品质量标准。经国家药品监督管理局核准的药品质量标准，为药品注册标准。药品注册标准应当符合《中华人民共和国药典》通用技术要求，不得低于《中华人民共和国药典》的规定。申报注册品种的检测项目或者指标不适用《中华人民共和国药典》的，申请人应当提供充分的支持性数据。

药品审评中心等专业技术机构，应当根据科学进展、行业发展实际和药品监督管理工作需要制定技术指导原则和程序，并向社会公布。

第九条 申请人应当为能够承担相应法律责任的企业或者药品研制机构等。境外申请人应当指定中国境内的企业法人办理相关药品注册事项。

第十条 申请人在申请药品上市注册前，应当完成药学、药理毒理学和药物临床试验等相关研究工作。药物非临床安全性评价研究应当在经过药物非临床研究质量管理规范认证的机构开展，并遵守药物非临床研究质量管理规范。药物临床试验应当经批准，其中生物等效性试验应当备案；药物临床试验应当在符合相关规定的药物临床试验机构开展，并遵守药物临床试验质量管理规范。

申请药品注册，应当提供真实、充分、可靠的数据、资料和样品，证明药品的安全性、有效性和质量可控性。

使用境外研究资料和数据支持药品注册的，其来源、研究机构或者实验室条件、质量体系要求及其他管理条件等应当符合国际人用药品注册技术要求协调会通行原则，并符合我国药品注册管理的相关要求。

第十一条　变更原药品注册批准证明文件及其附件所载明的事项或者内容的，申请人应当按照规定，参照相关技术指导原则，对药品变更进行充分研究和验证，充分评估变更可能对药品安全性、有效性和质量可控性的影响，按照变更程序提出补充申请、备案或者报告。

第十二条　药品注册证书有效期为五年，药品注册证书有效期内持有人应当持续保证上市药品的安全性、有效性和质量可控性，并在有效期届满前六个月申请药品再注册。

第十三条　国家药品监督管理局建立药品加快上市注册制度，支持以临床价值为导向的药物创新。对符合条件的药品注册申请，申请人可以申请适用突破性治疗药物、附条件批准、优先审评审批及特别审批程序。在药品研制和注册过程中，药品监督管理部门及其专业技术机构给予必要的技术指导、沟通交流、优先配置资源、缩短审评时限等政策和技术支持。

第十四条　国家药品监督管理局建立化学原料药、辅料及直接接触药品的包装材料和容器关联审评审批制度。在审批药品制剂时，对化学原料药一并审评审批，对相关辅料、直接接触药品的包装材料和容器一并审评。药品审评中心建立化学原料药、辅料及直接接触药品的包装材料和容器信息登记平台，对相关登记信息进行公示，供相关申请人或者持有人选择，并在相关药品制剂注册申请审评时关联审评。

第十五条　处方药和非处方药实行分类注册和转换管理。药品审评中心根据非处方药的特点，制定非处方药上市注册相关技术指导原则和程序，并向社会公布。药品评价中心制定处方药和非处方药上市后转换相关技术要求和程序，并向社会公布。

第十六条　申请人在药物临床试验申请前、药物临床试验过程中以及药品上市许可申请前等关键阶段，可以就重大问题与药品审评中心等专业技术机构进行沟通交流。药品注册过程中，药品审评中心等专业技术机构可以根据工作需要组织与申请人进行沟通交流。

沟通交流的程序、要求和时限，由药品审评中心等专业技术机构依照职能分别制定，并向社会公布。

第十七条　药品审评中心等专业技术机构根据工作需要建立专家咨询制度，成立专家咨询委员会，在审评、核查、检验、通用名称核准等过程中就重大问题听取专家意见，充分发挥专家的技术支撑作用。

第十八条　国家药品监督管理局建立收载新批准上市以及通过仿制药质量和疗效一致性评价

的化学药品目录集，载明药品名称、活性成分、剂型、规格、是否为参比制剂、持有人等相关信息，及时更新并向社会公开。化学药品目录集收载程序和要求，由药品审评中心制定，并向社会公布。

第十九条 国家药品监督管理局支持中药传承和创新，建立和完善符合中药特点的注册管理制度和技术评价体系，鼓励运用现代科学技术和传统研究方法研制中药，加强中药质量控制，提高中药临床试验水平。

中药注册申请，申请人应当进行临床价值和资源评估，突出以临床价值为导向，促进资源可持续利用。

第三章 药品上市注册

第一节 药物临床试验

第二十条 本办法所称药物临床试验是指以药品上市注册为目的，为确定药物安全性与有效性在人体开展的药物研究。

第二十一条 药物临床试验分为Ⅰ期临床试验、Ⅱ期临床试验、Ⅲ期临床试验、Ⅳ期临床试验以及生物等效性试验。根据药物特点和研究目的，研究内容包括临床药理学研究、探索性临床试验、确证性临床试验和上市后研究。

第二十二条 药物临床试验应当在具备相应条件并按规定备案的药物临床试验机构开展。其中，疫苗临床试验应当由符合国家药品监督管理局和国家卫生健康委员会规定条件的三级医疗机构或者省级以上疾病预防控制机构实施或者组织实施。

第二十三条 申请人完成支持药物临床试验的药学、药理毒理学等研究后，提出药物临床试验申请的，应当按照申报资料要求提交相关研究资料。经形式审查，申报资料符合要求的，予以受理。药品审评中心应当组织药学、医学和其他技术人员对已受理的药物临床试验申请进行审评。对药物临床试验申请应当自受理之日起六十日内决定是否同意开展，并通过药品审评中心网站通知申请人审批结果；逾期未通知的，视为同意，申请人可以按照提交的方案开展药物临床试验。

申请人获准开展药物临床试验的为药物临床试验申办者（以下简称申办者）。

第二十四条 申请人拟开展生物等效性试验的，应当按照要求在药品审评中心网站完成生物等效性试验备案后，按照备案的方案开展相关研究工作。

第二十五条 开展药物临床试验，应当经伦理委员会审查同意。

药物临床试验用药品的管理应当符合药物临床试验质量管理规范的有关要求。

第二十六条 获准开展药物临床试验的，申办者在开展后续分期药物临床试验前，应当制定相应的药物临床试验方案，经伦理委员会审查同意后开展，并在药品审评中心网站提交相应的药物临床试验方案和支持性资料。

第二十七条　获准开展药物临床试验的药物拟增加适应症（或者功能主治）以及增加与其他药物联合用药的，申请人应当提出新的药物临床试验申请，经批准后方可开展新的药物临床试验。

获准上市的药品增加适应症（或者功能主治）需要开展药物临床试验的，应当提出新的药物临床试验申请。

第二十八条　申办者应当定期在药品审评中心网站提交研发期间安全性更新报告。研发期间安全性更新报告应当每年提交一次，于药物临床试验获准后每满一年后的两个月内提交。药品审评中心可以根据审查情况，要求申办者调整报告周期。

对于药物临床试验期间出现的可疑且非预期严重不良反应和其他潜在的严重安全性风险信息，申办者应当按照相关要求及时向药品审评中心报告。根据安全性风险严重程度，可以要求申办者采取调整药物临床试验方案、知情同意书、研究者手册等加强风险控制的措施，必要时可以要求申办者暂停或者终止药物临床试验。

研发期间安全性更新报告的具体要求由药品审评中心制定公布。

第二十九条　药物临床试验期间，发生药物临床试验方案变更、非临床或者药学的变化或者有新发现的，申办者应当按照规定，参照相关技术指导原则，充分评估对受试者安全的影响。

申办者评估认为不影响受试者安全的，可以直接实施并在研发期间安全性更新报告中报告。可能增加受试者安全性风险的，应当提出补充申请。对补充申请应当自受理之日起六十日内决定是否同意，并通过药品审评中心网站通知申请人审批结果；逾期未通知的，视为同意。

申办者发生变更的，由变更后的申办者承担药物临床试验的相关责任和义务。

第三十条　药物临床试验期间，发现存在安全性问题或者其他风险的，申办者应当及时调整临床试验方案、暂停或者终止临床试验，并向药品审评中心报告。

有下列情形之一的，可以要求申办者调整药物临床试验方案、暂停或者终止药物临床试验：

（一）伦理委员会未履行职责的；

（二）不能有效保证受试者安全的；

（三）申办者未按照要求提交研发期间安全性更新报告的；

（四）申办者未及时处置并报告可疑且非预期严重不良反应的；

（五）有证据证明研究药物无效的；

（六）临床试验用药品出现质量问题的；

（七）药物临床试验过程中弄虚作假的；

（八）其他违反药物临床试验质量管理规范的情形。

药物临床试验中出现大范围、非预期的严重不良反应，或者有证据证明临床试验用药品存在严重质量问题时，申办者和药物临床试验机构应当立即停止药物临床试验。药品监督管理部门依职责可以责令调整临床试验方案、暂停或者终止药物临床试验。

第三十一条　药物临床试验被责令暂停后，申办者拟继续开展药物临床试验的，应当在完成整改后提出恢复药物临床试验的补充申请，经审查同意后方可继续开展药物临床试验。药物临床试验暂停时间满三年且未申请并获准恢复药物临床试验的，该药物临床试验许可自行失效。

药物临床试验终止后，拟继续开展药物临床试验的，应当重新提出药物临床试验申请。

第三十二条　药物临床试验应当在批准后三年内实施。药物临床试验申请自获准之日起，三年内未有受试者签署知情同意书的，该药物临床试验许可自行失效。仍需实施药物临床试验的，应当重新申请。

第三十三条　申办者应当在开展药物临床试验前在药物临床试验登记与信息公示平台登记药物临床试验方案等信息。药物临床试验期间，申办者应当持续更新登记信息，并在药物临床试验结束后登记药物临床试验结果等信息。登记信息在平台进行公示，申办者对药物临床试验登记信息的真实性负责。

药物临床试验登记和信息公示的具体要求，由药品审评中心制定公布。

第二节　药品上市许可

第三十四条　申请人在完成支持药品上市注册的药学、药理毒理学和药物临床试验等研究，确定质量标准，完成商业规模生产工艺验证，并做好接受药品注册核查检验的准备后，提出药品上市许可申请，按照申报资料要求提交相关研究资料。经对申报资料进行形式审查，符合要求的，予以受理。

第三十五条　仿制药、按照药品管理的体外诊断试剂以及其他符合条件的情形，经申请人评估，认为无需或者不能开展药物临床试验，符合豁免药物临床试验条件的，申请人可以直接提出药品上市许可申请。豁免药物临床试验的技术指导原则和有关具体要求，由药品审评中心制定公布。

仿制药应当与参比制剂质量和疗效一致。申请人应当参照相关技术指导原则选择合理的参比制剂。

第三十六条　符合以下情形之一的，可以直接提出非处方药上市许可申请：

（一）境内已有相同活性成分、适应症（或者功能主治）、剂型、规格的非处方药上市的药品；

（二）经国家药品监督管理局确定的非处方药改变剂型或者规格，但不改变适应症（或者功能主治）、给药剂量以及给药途径的药品；

（三）使用国家药品监督管理局确定的非处方药的活性成份组成的新的复方制剂；

（四）其他直接申报非处方药上市许可的情形。

第三十七条　申报药品拟使用的药品通用名称，未列入国家药品标准或者药品注册标准的，申请人应当在提出药品上市许可申请时同时提出通用名称核准申请。药品上市许可申请受理后，通用名称核准相关资料转药典委，药典委核准后反馈药品审评中心。

申报药品拟使用的药品通用名称，已列入国家药品标准或者药品注册标准，药品审评中心在审评过程中认为需要核准药品通用名称的，应当通知药典委核准通用名称并提供相关资料，药典委核准后反馈药品审评中心。

药典委在核准药品通用名称时，应当与申请人做好沟通交流，并将核准结果告知申请人。

第三十八条　药品审评中心应当组织药学、医学和其他技术人员，按要求对已受理的药品上市许可申请进行审评。

审评过程中基于风险启动药品注册核查、检验，相关技术机构应当在规定时限内完成核查、检验工作。

药品审评中心根据药品注册申报资料、核查结果、检验结果等，对药品的安全性、有效性和质量可控性等进行综合审评，非处方药还应当转药品评价中心进行非处方药适宜性审查。

第三十九条　综合审评结论通过的，批准药品上市，发给药品注册证书。综合审评结论不通过的，作出不予批准决定。药品注册证书载明药品批准文号、持有人、生产企业等信息。非处方药的药品注册证书还应当注明非处方药类别。

经核准的药品生产工艺、质量标准、说明书和标签作为药品注册证书的附件一并发给申请人，必要时还应当附药品上市后研究要求。上述信息纳入药品品种档案，并根据上市后变更情况及时更新。

药品批准上市后，持有人应当按照国家药品监督管理局核准的生产工艺和质量标准生产药品，并按照药品生产质量管理规范要求进行细化和实施。

第四十条　药品上市许可申请审评期间，发生可能影响药品安全性、有效性和质量可控性的重大变更的，申请人应当撤回原注册申请，补充研究后重新申报。

申请人名称变更、注册地址名称变更等不涉及技术审评内容的，应当及时书面告知药品审评中心并提交相关证明性资料。

第三节　关联审评审批

第四十一条　药品审评中心在审评药品制剂注册申请时，对药品制剂选用的化学原料药、辅料及直接接触药品的包装材料和容器进行关联审评。

化学原料药、辅料及直接接触药品的包装材料和容器生产企业应当按照关联审评审批制度要求，在化学原料药、辅料及直接接触药品的包装材料和容器登记平台登记产品信息和研究资料。药品审评中心向社会公示登记号、产品名称、企业名称、生产地址等基本信息，供药品制剂注册申请人选择。

第四十二条　药品制剂申请人提出药品注册申请，可以直接选用已登记的化学原料药、辅料及直接接触药品的包装材料和容器；选用未登记的化学原料药、辅料及直接接触药品的包装材料和容器的，相关研究资料应当随药品制剂注册申请一并申报。

第四十三条　药品审评中心在审评药品制剂注册申请时，对药品制剂选用的化学原料药、辅料及直接接触药品的包装材料和容器进行关联审评，需补充资料的，按照补充资料程序要求药品制剂申请人或者化学原料药、辅料及直接接触药品的包装材料和容器登记企业补充资料，可以基于风险提出对化学原料药、辅料及直接接触药品的包装材料和容器企业进行延伸检查。

仿制境内已上市药品所用的化学原料药的，可以申请单独审评审批。

第四十四条　化学原料药、辅料及直接接触药品的包装材料和容器关联审评通过的或者单独审评审批通过的，药品审评中心在化学原料药、辅料及直接接触药品的包装材料和容器登记平台更新登记状态标识，向社会公示相关信息。其中，化学原料药同时发给化学原料药批准通知书及核准后的生产工艺、质量标准和标签，化学原料药批准通知书中载明登记号；不予批准的，发给化学原料药不予批准通知书。

未通过关联审评审批的，化学原料药、辅料及直接接触药品的包装材料和容器产品的登记状态维持不变，相关药品制剂申请不予批准。

第四节　药品注册核查

第四十五条　药品注册核查，是指为核实申报资料的真实性、一致性以及药品上市商业化生产条件，检查药品研制的合规性、数据可靠性等，对研制现场和生产现场开展的核查活动，以及必要时对药品注册申请所涉及的化学原料药、辅料及直接接触药品的包装材料和容器生产企业、供应商或者其他受托机构开展的延伸检查活动。

药品注册核查启动的原则、程序、时限和要求，由药品审评中心制定公布；药品注册核查实施的原则、程序、时限和要求，由药品核查中心制定公布。

第四十六条　药品审评中心根据药物创新程度、药物研究机构既往接受核查情况等，基于风险决定是否开展药品注册研制现场核查。

药品审评中心决定启动药品注册研制现场核查的，通知药品核查中心在审评期间组织实施核查，同时告知申请人。药品核查中心应当在规定时限内完成现场核查，并将核查情况、核查结论等相关材料反馈药品审评中心进行综合审评。

第四十七条　药品审评中心根据申报注册的品种、工艺、设施、既往接受核查情况等因素，基于风险决定是否启动药品注册生产现场核查。

对于创新药、改良型新药以及生物制品等，应当进行药品注册生产现场核查和上市前药品生产质量管理规范检查。

对于仿制药等，根据是否已获得相应生产范围药品生产许可证且已有同剂型品种上市等情况，基于风险进行药品注册生产现场核查、上市前药品生产质量管理规范检查。

第四十八条　药品注册申请受理后，药品审评中心应当在受理后四十日内进行初步审查，需要药品注册生产现场核查的，通知药品核查中心组织核查，提供核查所需的相关材料，同时告知申请人以及申请人或者生产企业所在地省、自治区、直辖市药品监督管理部门。药品核查中心原则上应当在审评时限届满四十日前完成核查工作，并将核查情况、核查结果等相关材料反馈至药品审评中心。需要上市前药品生产质量管理规范检查的，由药品核查中心协调相关省、自治区、直辖市药品监督管理部门与药品注册生产现场核查同步实施。上市前药品生产质量管理规范检查的管理要求，按照药品生产监督管理办法的有关规定执行。

申请人应当在规定时限内接受核查。

第四十九条　药品审评中心在审评过程中，发现申报资料真实性存疑或者有明确线索举报等，需要现场检查核实的，应当启动有因检查，必要时进行抽样检验。

第五十条　申请药品上市许可时，申请人和生产企业应当已取得相应的药品生产许可证。

第五节　药品注册检验

第五十一条　药品注册检验，包括标准复核和样品检验。标准复核，是指对申请人申报药品标准中设定项目的科学性、检验方法的可行性、质控指标的合理性等进行的实验室评估。样品检验，是指按照申请人申报或者药品审评中心核定的药品质量标准对样品进行的实验室检验。

药品注册检验启动的原则、程序、时限等要求，由药品审评中心组织制定公布。药品注册申请受理前提出药品注册检验的具体工作程序和要求以及药品注册检验技术要求和规范，由中检院制定公布。

第五十二条　与国家药品标准收载的同品种药品使用的检验项目和检验方法一致的，可以不进行标准复核，只进行样品检验。其他情形应当进行标准复核和样品检验。

第五十三条　中检院或者经国家药品监督管理局指定的药品检验机构承担以下药品注册检验：

（一）创新药；

（二）改良型新药（中药除外）；

（三）生物制品、放射性药品和按照药品管理的体外诊断试剂；

（四）国家药品监督管理局规定的其他药品。

境外生产药品的药品注册检验由中检院组织口岸药品检验机构实施。

其他药品的注册检验，由申请人或者生产企业所在地省级药品检验机构承担。

第五十四条　申请人完成支持药品上市的药学相关研究，确定质量标准，并完成商业规模生产工艺验证后，可以在药品注册申请受理前向中检院或者省、自治区、直辖市药品监督管理部门提出药品注册检验；申请人未在药品注册申请受理前提出药品注册检验的，在药品注册申请受理后四十日内由药品审评中心启动药品注册检验。原则上申请人在药品注册申请受理前只能提出一次药品注册检验，不得同时向多个药品检验机构提出药品注册检验。

申请人提交的药品注册检验资料应当与药品注册申报资料的相应内容一致，不得在药品注册检验过程中变更药品检验机构、样品和资料等。

第五十五条　境内生产药品的注册申请，申请人在药品注册申请受理前提出药品注册检验的，向相关省、自治区、直辖市药品监督管理部门申请抽样，省、自治区、直辖市药品监督管理部门组织进行抽样并封签，由申请人将抽样单、样品、检验所需资料及标准物质等送至相应药品检验机构。

境外生产药品的注册申请，申请人在药品注册申请受理前提出药品注册检验的，申请人应当按规定要求抽取样品，并将样品、检验所需资料及标准物质等送至中检院。

第五十六条　境内生产药品的注册申请，药品注册申请受理后需要药品注册检验的，药品审评中心应当在受理后四十日内向药品检验机构和申请人发出药品注册检验通知。申请人向相关省、自治区、直辖市药品监督管理部门申请抽样，省、自治区、直辖市药品监督管理部门组织进行抽样并封签，申请人应当在规定时限内将抽样单、样品、检验所需资料及标准物质等送至相应药品检验机构。

境外生产药品的注册申请，药品注册申请受理后需要药品注册检验的，申请人应当按规定要求抽取样品，并将样品、检验所需资料及标准物质等送至中检院。

第五十七条　药品检验机构应当在五日内对申请人提交的检验用样品及资料等进行审核，作出是否接收的决定，同时告知药品审评中心。需要补正的，应当一次性告知申请人。

药品检验机构原则上应当在审评时限届满四十日前，将标准复核意见和检验报告反馈至药品审评中心。

第五十八条　在药品审评、核查过程中，发现申报资料真实性存疑或者有明确线索举报，或者认为有必要进行样品检验的，可抽取样品进行样品检验。

审评过程中，药品审评中心可以基于风险提出质量标准单项复核。

第四章　药品加快上市注册程序

第一节　突破性治疗药物程序

第五十九条　药物临床试验期间，用于防治严重危及生命或者严重影响生存质量的疾病，且尚无有效防治手段或者与现有治疗手段相比有足够证据表明具有明显临床优势的创新药或者改良型新药等，申请人可以申请适用突破性治疗药物程序。

第六十条　申请适用突破性治疗药物程序的，申请人应当向药品审评中心提出申请。符合条件的，药品审评中心按照程序公示后纳入突破性治疗药物程序。

第六十一条　对纳入突破性治疗药物程序的药物临床试验，给予以下政策支持：

（一）申请人可以在药物临床试验的关键阶段向药品审评中心提出沟通交流申请，药品审评中心安排审评人员进行沟通交流；

（二）申请人可以将阶段性研究资料提交药品审评中心，药品审评中心基于已有研究资料，对下一步研究方案提出意见或者建议，并反馈给申请人。

第六十二条　对纳入突破性治疗药物程序的药物临床试验，申请人发现不再符合纳入条件时，应当及时向药品审评中心提出终止突破性治疗药物程序。药品审评中心发现不再符合纳入条件的，应当及时终止该品种的突破性治疗药物程序，并告知申请人。

第二节　附条件批准程序

第六十三条　药物临床试验期间，符合以下情形的药品，可以申请附条件批准：

（一）治疗严重危及生命且尚无有效治疗手段的疾病的药品，药物临床试验已有数据证实疗效并能预测其临床价值的；

（二）公共卫生方面急需的药品，药物临床试验已有数据显示疗效并能预测其临床价值的；

（三）应对重大突发公共卫生事件急需的疫苗或者国家卫生健康委员会认定急需的其他疫苗，经评估获益大于风险的。

第六十四条　申请附条件批准的，申请人应当就附条件批准上市的条件和上市后继续完成的研究工作等与药品审评中心沟通交流，经沟通交流确认后提出药品上市许可申请。

经审评，符合附条件批准要求的，在药品注册证书中载明附条件批准药品注册证书的有效期、上市后需要继续完成的研究工作及完成时限等相关事项。

第六十五条　审评过程中，发现纳入附条件批准程序的药品注册申请不能满足附条件批准条件的，药品审评中心应当终止该品种附条件批准程序，并告知申请人按照正常程序研究申报。

第六十六条　对附条件批准的药品，持有人应当在药品上市后采取相应的风险管理措施，并在规定期限内按照要求完成药物临床试验等相关研究，以补充申请方式申报。

对批准疫苗注册申请时提出进一步研究要求的，疫苗持有人应当在规定期限内完成研究。

第六十七条　对附条件批准的药品，持有人逾期未按照要求完成研究或者不能证明其获益大于风险的，国家药品监督管理局应当依法处理，直至注销药品注册证书。

第三节　优先审评审批程序

第六十八条　药品上市许可申请时，以下具有明显临床价值的药品，可以申请适用优先审评审批程序：

（一）临床急需的短缺药品、防治重大传染病和罕见病等疾病的创新药和改良型新药；

（二）符合儿童生理特征的儿童用药品新品种、剂型和规格；

（三）疾病预防、控制急需的疫苗和创新疫苗；

（四）纳入突破性治疗药物程序的药品；

（五）符合附条件批准的药品；

（六）国家药品监督管理局规定其他优先审评审批的情形。

第六十九条　申请人在提出药品上市许可申请前，应当与药品审评中心沟通交流，经沟通交流确认后，在提出药品上市许可申请的同时，向药品审评中心提出优先审评审批申请。符合条件的，药品审评中心按照程序公示后纳入优先审评审批程序。

第七十条　对纳入优先审评审批程序的药品上市许可申请，给予以下政策支持：

（一）药品上市许可申请的审评时限为一百三十日；

（二）临床急需的境外已上市境内未上市的罕见病药品，审评时限为七十日；

（三）需要核查、检验和核准药品通用名称的，予以优先安排；

（四）经沟通交流确认后，可以补充提交技术资料。

第七十一条　审评过程中，发现纳入优先审评审批程序的药品注册申请不能满足优先审评审批条件的，药品审评中心应当终止该品种优先审评审批程序，按照正常审评程序审评，并告知申请人。

第四节　特别审批程序

第七十二条　在发生突发公共卫生事件的威胁时以及突发公共卫生事件发生后，国家药品监督管理局可以依法决定对突发公共卫生事件应急所需防治药品实行特别审批。

第七十三条　对实施特别审批的药品注册申请，国家药品监督管理局按照统一指挥、早期介入、快速高效、科学审批的原则，组织加快并同步开展药品注册受理、审评、核查、检验工作。特别审批的情形、程序、时限、要求等按照药品特别审批程序规定执行。

第七十四条　对纳入特别审批程序的药品，可以根据疾病防控的特定需要，限定其在一定期限和范围内使用。

第七十五条　对纳入特别审批程序的药品，发现其不再符合纳入条件的，应当终止该药品的特别审批程序，并告知申请人。

第五章　药品上市后变更和再注册

第一节　药品上市后研究和变更

第七十六条　持有人应当主动开展药品上市后研究，对药品的安全性、有效性和质量可控性进行进一步确证，加强对已上市药品的持续管理。

药品注册证书及附件要求持有人在药品上市后开展相关研究工作的，持有人应当在规定时限内完成并按照要求提出补充申请、备案或者报告。

药品批准上市后，持有人应当持续开展药品安全性和有效性研究，根据有关数据及时备案或者提出修订说明书的补充申请，不断更新完善说明书和标签。药品监督管理部门依职责可以根据药品不良反应监测和药品上市后评价结果等，要求持有人对说明书和标签进行修订。

第七十七条　药品上市后的变更，按照其对药品安全性、有效性和质量可控性的风险和产生影响的程度，实行分类管理，分为审批类变更、备案类变更和报告类变更。

持有人应当按照相关规定，参照相关技术指导原则，全面评估、验证变更事项对药品安全性、有效性和质量可控性的影响，进行相应的研究工作。

药品上市后变更研究的技术指导原则，由药品审评中心制定，并向社会公布。

第七十八条　以下变更，持有人应当以补充申请方式申报，经批准后实施：

（一）药品生产过程中的重大变更；

（二）药品说明书中涉及有效性内容以及增加安全性风险的其他内容的变更；

（三）持有人转让药品上市许可；

（四）国家药品监督管理局规定需要审批的其他变更。

第七十九条　以下变更，持有人应当在变更实施前，报所在地省、自治区、直辖市药品监督管理部门备案：

（一）药品生产过程中的中等变更；

（二）药品包装标签内容的变更；

（三）药品分包装；

（四）国家药品监督管理局规定需要备案的其他变更。

境外生产药品发生上述变更的，应当在变更实施前报药品审评中心备案。

药品分包装备案的程序和要求，由药品审评中心制定发布。

第八十条　以下变更，持有人应当在年度报告中报告：

（一）药品生产过程中的微小变更；

（二）国家药品监督管理局规定需要报告的其他变更。

第八十一条　药品上市后提出的补充申请，需要核查、检验的，参照本办法有关药品注册核查、检验程序进行。

第二节　药品再注册

第八十二条　持有人应当在药品注册证书有效期届满前六个月申请再注册。境内生产药品再注册申请由持有人向其所在地省、自治区、直辖市药品监督管理部门提出，境外生产药品再注册申请由持有人向药品审评中心提出。

第八十三条　药品再注册申请受理后，省、自治区、直辖市药品监督管理部门或者药品审评中心对持有人开展药品上市后评价和不良反应监测情况，按照药品批准证明文件和药品监督管理部门要求开展相关工作情况，以及药品批准证明文件载明信息变化情况等进行审查，符合规定的，予以再注册，发给药品再注册批准通知书。不符合规定的，不予再注册，并报请国家药品监督管理局注销药品注册证书。

第八十四条　有下列情形之一的，不予再注册：

（一）有效期届满未提出再注册申请的；

（二）药品注册证书有效期内持有人不能履行持续考察药品质量、疗效和不良反应责任的；

（三）未在规定时限内完成药品批准证明文件和药品监督管理部门要求的研究工作且无合理理由的；

（四）经上市后评价，属于疗效不确切、不良反应大或者因其他原因危害人体健康的；

（五）法律、行政法规规定的其他不予再注册情形。

对不予再注册的药品，药品注册证书有效期届满时予以注销。

第六章　受理、撤回申请、审批决定和争议解决

第八十五条　药品监督管理部门收到药品注册申请后进行形式审查，并根据下列情况分别作出是否受理的决定：

（一）申请事项依法不需要取得行政许可的，应当即时作出不予受理的决定，并说明理由。

（二）申请事项依法不属于本部门职权范围的，应当即时作出不予受理的决定，并告知申请人向有关行政机关申请。

（三）申报资料存在可以当场更正的错误的，应当允许申请人当场更正；更正后申请材料齐全、符合法定形式的，应当予以受理。

（四）申报资料不齐全或者不符合法定形式的，应当当场或者在五日内一次告知申请人需要补正的全部内容。按照规定需要在告知时一并退回申请材料的，应当予以退回。申请人应当在三十日内完成补正资料。申请人无正当理由逾期不予补正的，视为放弃申请，无需作出不予受理的决定。逾期未告知申请人补正的，自收到申请材料之日起即为受理。

（五）申请事项属于本部门职权范围，申报资料齐全、符合法定形式，或者申请人按照要求提交全部补正资料的，应当受理药品注册申请。

药品注册申请受理后，需要申请人缴纳费用的，申请人应当按规定缴纳费用。申请人未在规定期限内缴纳费用的，终止药品注册审评审批。

第八十六条　药品注册申请受理后，有药品安全性新发现的，申请人应当及时报告并补充相

关资料。

第八十七条　药品注册申请受理后，需要申请人在原申报资料基础上补充新的技术资料的，药品审评中心原则上提出一次补充资料要求，列明全部问题后，以书面方式通知申请人在八十日内补充提交资料。申请人应当一次性按要求提交全部补充资料，补充资料时间不计入药品审评时限。药品审评中心收到申请人全部补充资料后启动审评，审评时限延长三分之一；适用优先审评审批程序的，审评时限延长四分之一。

不需要申请人补充新的技术资料，仅需要申请人对原申报资料进行解释说明的，药品审评中心通知申请人在五日内按照要求提交相关解释说明。

药品审评中心认为存在实质性缺陷无法补正的，不再要求申请人补充资料。基于已有申报资料做出不予批准的决定。

第八十八条　药物临床试验申请、药物临床试验期间的补充申请，在审评期间，不得补充新的技术资料；如需要开展新的研究，申请人可以在撤回后重新提出申请。

第八十九条　药品注册申请受理后，申请人可以提出撤回申请。同意撤回申请的，药品审评中心或者省、自治区、直辖市药品监督管理部门终止其注册程序，并告知药品注册核查、检验等技术机构。审评、核查和检验过程中发现涉嫌存在隐瞒真实情况或者提供虚假信息等违法行为的，依法处理，申请人不得撤回药品注册申请。

第九十条　药品注册期间，对于审评结论为不通过的，药品审评中心应当告知申请人不通过的理由，申请人可以在十五日内向药品审评中心提出异议。药品审评中心结合申请人的异议意见进行综合评估并反馈申请人。

申请人对综合评估结果仍有异议的，药品审评中心应当按照规定，在五十日内组织专家咨询委员会论证，并综合专家论证结果形成最终的审评结论。

申请人异议和专家论证时间不计入审评时限。

第九十一条　药品注册期间，申请人认为工作人员在药品注册受理、审评、核查、检验、审批等工作中违反规定或者有不规范行为的，可以向其所在单位或者上级机关投诉举报。

第九十二条　药品注册申请符合法定要求的，予以批准。

药品注册申请有下列情形之一的，不予批准：

（一）药物临床试验申请的研究资料不足以支持开展药物临床试验或者不能保障受试者安全的；

（二）申报资料显示其申请药品安全性、有效性、质量可控性等存在较大缺陷的；

（三）申报资料不能证明药品安全性、有效性、质量可控性，或者经评估认为药品风险大于获益的；

（四）申请人未能在规定时限内补充资料的；

（五）申请人拒绝接受或者无正当理由未在规定时限内接受药品注册核查、检验的；

（六）药品注册过程中认为申报资料不真实，申请人不能证明其真实性的；

（七）药品注册现场核查或者样品检验结果不符合规定的；

（八）法律法规规定的不应当批准的其他情形。

第九十三条　药品注册申请审批结束后，申请人对行政许可决定有异议的，可以依法提起行政复议或者行政诉讼。

第七章　工作时限

第九十四条　本办法所规定的时限是药品注册的受理、审评、核查、检验、审批等工作的最长时间。优先审评审批程序相关工作时限，按优先审评审批相关规定执行。

药品审评中心等专业技术机构应当明确本单位工作程序和时限，并向社会公布。

第九十五条　药品监督管理部门收到药品注册申请后进行形式审查，应当在五日内作出受理、补正或者不予受理决定。

第九十六条　药品注册审评时限，按照以下规定执行：

（一）药物临床试验申请、药物临床试验期间补充申请的审评审批时限为六十日；

（二）药品上市许可申请审评时限为二百日，其中优先审评审批程序的审评时限为一百三十日，临床急需境外已上市罕见病用药优先审评审批程序的审评时限为七十日；

（三）单独申报仿制境内已上市化学原料药的审评时限为二百日；

（四）审批类变更的补充申请审评时限为六十日，补充申请合并申报事项的，审评时限为八十日，其中涉及临床试验研究数据审查、药品注册核查检验的审评时限为二百日；

（五）药品通用名称核准时限为三十日；

（六）非处方药适宜性审核时限为三十日。

关联审评时限与其关联药品制剂的审评时限一致。

第九十七条　药品注册核查时限，按照以下规定执行：

（一）药品审评中心应当在药品注册申请受理后四十日内通知药品核查中心启动核查，并同时通知申请人；

（二）药品核查中心原则上在审评时限届满四十日前完成药品注册生产现场核查，并将核查情况、核查结果等相关材料反馈至药品审评中心。

第九十八条　药品注册检验时限，按照以下规定执行：

（一）样品检验时限为六十日，样品检验和标准复核同时进行的时限为九十日；

（二）药品注册检验过程中补充资料时限为三十日；

（三）药品检验机构原则上在审评时限届满四十日前完成药品注册检验相关工作，并将药品标准复核意见和检验报告反馈至药品审评中心。

第九十九条　药品再注册审查审批时限为一百二十日。

第一百条　行政审批决定应当在二十日内作出。

第一百零一条　药品监督管理部门应当自作出药品注册审批决定之日起十日内颁发、送达有关行政许可证件。

第一百零二条　因品种特性及审评、核查、检验等工作遇到特殊情况确需延长时限的，延长的时限不得超过原时限的二分之一，经药品审评、核查、检验等相关技术机构负责人批准后，由延长时限的技术机构书面告知申请人，并通知其他相关技术机构。

第一百零三条　以下时间不计入相关工作时限：

（一）申请人补充资料、核查后整改以及按要求核对生产工艺、质量标准和说明书等所占用的时间；

（二）因申请人原因延迟核查、检验、召开专家咨询会等的时间；

（三）根据法律法规的规定中止审评审批程序的，中止审评审批程序期间所占用的时间；

（四）启动境外核查的，境外核查所占用的时间。

第八章　监督管理

第一百零四条　国家药品监督管理局负责对药品审评中心等相关专业技术机构及省、自治区、直辖市药品监督管理部门承担药品注册管理相关工作的监督管理、考核评价与指导。

第一百零五条　药品监督管理部门应当依照法律、法规的规定对药品研制活动进行监督检查，必要时可以对为药品研制提供产品或者服务的单位和个人进行延伸检查，有关单位和个人应当予以配合，不得拒绝和隐瞒。

第一百零六条　信息中心负责建立药品品种档案，对药品实行编码管理，汇集药品注册申报、临床试验期间安全性相关报告、审评、核查、检验、审批以及药品上市后变更的审批、备案、报告等信息，并持续更新。药品品种档案和编码管理的相关制度，由信息中心制定公布。

第一百零七条　省、自治区、直辖市药品监督管理部门应当组织对辖区内药物非临床安全性评价研究机构、药物临床试验机构等遵守药物非临床研究质量管理规范、药物临床试验质量管理规范等情况进行日常监督检查，监督其持续符合法定要求。国家药品监督管理局根据需要进行药物非临床安全性评价研究机构、药物临床试验机构等研究机构的监督检查。

第一百零八条　国家药品监督管理局建立药品安全信用管理制度，药品核查中心负责建立药物非临床安全性评价研究机构、药物临床试验机构药品安全信用档案，记录许可颁发、日常监督检查结果、违法行为查处等情况，依法向社会公布并及时更新。药品监督管理部门对有不良信用记录的，增加监督检查频次，并可以按照国家规定实施联合惩戒。药物非临床安全性评价研究机构、药物临床试验机构药品安全信用档案的相关制度，由药品核查中心制定公布。

第一百零九条 国家药品监督管理局依法向社会公布药品注册审批事项清单及法律依据、审批要求和办理时限，向申请人公开药品注册进度，向社会公开批准上市药品的审评结论和依据以及监督检查发现的违法违规行为，接受社会监督。

批准上市药品的说明书应当向社会公开并及时更新。其中，疫苗还应当公开标签内容并及时更新。

未经申请人同意，药品监督管理部门、专业技术机构及其工作人员、参与专家评审等的人员不得披露申请人提交的商业秘密、未披露信息或者保密商务信息，法律另有规定或者涉及国家安全、重大社会公共利益的除外。

第一百一十条 具有下列情形之一的，由国家药品监督管理局注销药品注册证书，并予以公布：

（一）持有人自行提出注销药品注册证书的；

（二）按照本办法规定不予再注册的；

（三）持有人药品注册证书、药品生产许可证等行政许可被依法吊销或者撤销的；

（四）按照《药品管理法》第八十三条的规定，疗效不确切、不良反应大或者因其他原因危害人体健康的；

（五）按照《疫苗管理法》第六十一条的规定，经上市后评价，预防接种异常反应严重或者其他原因危害人体健康的；

（六）按照《疫苗管理法》第六十二条的规定，经上市后评价发现该疫苗品种的产品设计、生产工艺、安全性、有效性或者质量可控性明显劣于预防、控制同种疾病的其他疫苗品种的；

（七）违反法律、行政法规规定，未按照药品批准证明文件要求或者药品监督管理部门要求在规定时限内完成相应研究工作且无合理理由的；

（八）其他依法应当注销药品注册证书的情形。

第九章 法律责任

第一百一十一条 在药品注册过程中，提供虚假的证明、数据、资料、样品或者采取其他手段骗取临床试验许可或者药品注册等许可的，按照《药品管理法》第一百二十三条处理。

第一百一十二条 申请疫苗临床试验、注册提供虚假数据、资料、样品或者有其他欺骗行为的，按照《疫苗管理法》第八十一条进行处理。

第一百一十三条 在药品注册过程中，药物非临床安全性评价研究机构、药物临床试验机构等，未按照规定遵守药物非临床研究质量管理规范、药物临床试验质量管理规范等的，按照《药品管理法》第一百二十六条处理。

第一百一十四条 未经批准开展药物临床试验的，按照《药品管理法》第一百二十五条处理；开展生物等效性试验未备案的，按照《药品管理法》第一百二十七条处理。

第一百一十五条　药物临床试验期间，发现存在安全性问题或者其他风险，临床试验申办者未及时调整临床试验方案、暂停或者终止临床试验，或者未向国家药品监督管理局报告的，按照《药品管理法》第一百二十七条处理。

第一百一十六条　违反本办法第二十八条、第三十三条规定，申办者有下列情形之一的，责令限期改正；逾期不改正的，处一万元以上三万元以下罚款：

（一）开展药物临床试验前未按规定在药物临床试验登记与信息公示平台进行登记；

（二）未按规定提交研发期间安全性更新报告；

（三）药物临床试验结束后未登记临床试验结果等信息。

第一百一十七条　药品检验机构在承担药品注册所需要的检验工作时，出具虚假检验报告的，按照《药品管理法》第一百三十八条处理。

第一百一十八条　对不符合条件而批准进行药物临床试验、不符合条件的药品颁发药品注册证书的，按照《药品管理法》第一百四十七条处理。

第一百一十九条　药品监督管理部门及其工作人员在药品注册管理过程中有违法违规行为的，按照相关法律法规处理。

第十章　附则

第一百二十条　麻醉药品、精神药品、医疗用毒性药品、放射性药品、药品类易制毒化学品等有其他特殊管理规定药品的注册申请，除按照本办法的规定办理外，还应当符合国家的其他有关规定。

第一百二十一条　出口疫苗的标准应当符合进口国（地区）的标准或者合同要求。

第一百二十二条　拟申报注册的药械组合产品，已有同类产品经属性界定为药品的，按照药品进行申报；尚未经属性界定的，申请人应当在申报注册前向国家药品监督管理局申请产品属性界定。属性界定为药品为主的，按照本办法规定的程序进行注册，其中属于医疗器械部分的研究资料由国家药品监督管理局医疗器械技术审评中心作出审评结论后，转交药品审评中心进行综合审评。

第一百二十三条　境内生产药品批准文号格式为：国药准字H（Z、S）＋四位年号＋四位顺序号。中国香港、澳门和台湾地区生产药品批准文号格式为：国药准字H（Z、S）C＋四位年号＋四位顺序号。

境外生产药品批准文号格式为：国药准字H（Z、S）J＋四位年号＋四位顺序号。其中，H代表化学药，Z代表中药，S代表生物制品。

药品批准文号，不因上市后的注册事项的变更而改变。

中药另有规定的从其规定。

第一百二十四条 药品监督管理部门制作的药品注册批准证明电子文件及原料药批准文件电子文件与纸质文件具有同等法律效力。

第一百二十五条 本办法规定的期限以工作日计算。

第一百二十六条 本办法自2020年7月1日起施行。2007年7月10日原国家食品药品监督管理局令第28号公布的《药品注册管理办法》同时废止。

附录三 药物临床试验质量管理规范

第一章 总则

第一条 为保证药物临床试验过程规范，数据和结果的科学、真实、可靠，保护受试者的权益和安全，根据《中华人民共和国药品管理法》《中华人民共和国疫苗管理法》《中华人民共和国药品管理法实施条例》，制定本规范。本规范适用于为申请药品注册而进行的药物临床试验。药物临床试验的相关活动应当遵守本规范。

第二条 药物临床试验质量管理规范是药物临床试验全过程的质量标准，包括方案设计、组织实施、监查、稽查、记录、分析、总结和报告。

第三条 药物临床试验应当符合《世界医学大会赫尔辛基宣言》原则及相关伦理要求，受试者的权益和安全是考虑的首要因素，优先于对科学和社会的获益。伦理审查与知情同意是保障受试者权益的重要措施。

第四条 药物临床试验应当有充分的科学依据。临床试验应当权衡受试者和社会的预期风险和获益，只有当预期的获益大于风险时，方可实施或者继续临床试验。

第五条 试验方案应当清晰、详细、可操作。试验方案在获得伦理委员会同意后方可执行。

第六条 研究者在临床试验过程中应当遵守试验方案，凡涉及医学判断或临床决策应当由临床医生做出。参加临床试验实施的研究人员，应当具有能够承担临床试验工作相应的教育、培训和经验。

第七条 所有临床试验的纸质或电子资料应当被妥善地记录、处理和保存，能够准确地报告、解释和确认。应当保护受试者的隐私和其相关信息的保密性。

第八条 试验药物的制备应当符合临床试验用药品生产质量管理相关要求。试验药物的使用应当符合试验方案。

第九条 临床试验的质量管理体系应当覆盖临床试验的全过程，重点是受试者保护、试验结果可靠，以及遵守相关法律法规。

第十条　临床试验的实施应当遵守利益冲突回避原则。

第二章　术语及其定义

第十一条　本规范下列用语的含义是：

（一）临床试验，指以人体（患者或健康受试者）为对象的试验，意在发现或验证某种试验药物的临床医学、药理学以及其他药效学作用、不良反应，或者试验药物的吸收、分布、代谢和排泄，以确定药物的疗效与安全性的系统性试验。

（二）临床试验的依从性，指临床试验参与各方遵守与临床试验有关要求、本规范和相关法律法规。

（三）非临床研究，指不在人体上进行的生物医学研究。

（四）独立的数据监查委员会（数据和安全监查委员会，监查委员会，数据监查委员会），指由申办者设立的独立的数据监查委员会，定期对临床试验的进展、安全性数据和重要的有效性终点进行评估，并向申办者建议是否继续、调整或者停止试验。

（五）伦理委员会，指由医学、药学及其他背景人员组成的委员会，其职责是通过独立地审查、同意、跟踪审查试验方案及相关文件、获得和记录受试者知情同意所用的方法和材料等，确保受试者的权益、安全受到保护。

（六）研究者，指实施临床试验并对临床试验质量及受试者权益和安全负责的试验现场的负责人。

（七）申办者，指负责临床试验的发起、管理和提供临床试验经费的个人、组织或者机构。

（八）合同研究组织，指通过签订合同授权，执行申办者或者研究者在临床试验中的某些职责和任务的单位。

（九）受试者，指参加一项临床试验，并作为试验用药品的接受者，包括患者、健康受试者。

（十）弱势受试者，指维护自身意愿和权利的能力不足或者丧失的受试者，其自愿参加临床试验的意愿，有可能被试验的预期获益或者拒绝参加可能被报复而受到不正当影响。包括：研究者的学生和下级、申办者的员工、军人、犯人、无药可救疾病的患者、处于危急状况的患者，入住福利院的人、流浪者、未成年人和无能力知情同意的人等。

（十一）知情同意，指受试者被告知可影响其做出参加临床试验决定的各方面情况后，确认同意自愿参加临床试验的过程。该过程应当以书面的、签署姓名和日期的知情同意书作为文件证明。

（十二）公正见证人，指与临床试验无关，不受临床试验相关人员不公正影响的个人，在受试者或者其监护人无阅读能力时，作为公正的见证人，阅读知情同意书和其他书面资料，并见证知情同意。

（十三）监查，指监督临床试验的进展，并保证临床试验按照试验方案、标准操作规程和相关法律法规要求实施、记录和报告的行动。

（十四）监查计划，指描述监查策略、方法、职责和要求的文件。

（十五）监查报告，指监查员根据申办者的标准操作规程规定，在每次进行现场访视或者其他临床试验相关的沟通后，向申办者提交的书面报告。

（十六）稽查，指对临床试验相关活动和文件进行系统的、独立的检查，以评估确定临床试验相关活动的实施、试验数据的记录、分析和报告是否符合试验方案、标准操作规程和相关法律法规的要求。

（十七）稽查报告，指由申办者委派的稽查员撰写的，关于稽查结果的书面评估报告。

（十八）检查，指药品监督管理部门对临床试验的有关文件、设施、记录和其他方面进行审核检查的行为，检查可以在试验现场、申办者或者合同研究组织所在地，以及药品监督管理部门认为必要的其他场所进行。

（十九）直接查阅，指对评估药物临床试验重要的记录和报告直接进行检查、分析、核实或者复制等。直接查阅的任何一方应当按照相关法律法规，采取合理的措施保护受试者隐私以及避免泄露申办者的权属信息和其他需要保密的信息。

（二十）试验方案，指说明临床试验目的、设计、方法学、统计学考虑和组织实施的文件。试验方案通常还应当包括临床试验的背景和理论基础，该内容也可以在其他参考文件中给出。试验方案包括方案及其修订版。

（二十一）研究者手册，指与开展临床试验相关的试验用药品的临床和非临床研究资料汇编。

（二十二）病例报告表，指按照试验方案要求设计，向申办者报告的记录受试者相关信息的纸质或者电子文件。

（二十三）标准操作规程，指为保证某项特定操作的一致性而制定的详细的书面要求。

（二十四）试验用药品，指用于临床试验的试验药物、对照药品。

（二十五）对照药品，指临床试验中用于与试验药物参比对照的其他研究药物、已上市药品或者安慰剂。

（二十六）不良事件，指受试者接受试验用药品后出现的所有不良医学事件，可以表现为症状体征、疾病或者实验室检查异常，但不一定与试验用药品有因果关系。

（二十七）严重不良事件，指受试者接受试验用药品后出现死亡、危及生命、永久或者严重的残疾或者功能丧失、受试者需要住院治疗或者延长住院时间，以及先天性异常或者出生缺陷等不良医学事件。

（二十八）药物不良反应，指临床试验中发生的任何与试验用药品可能有关的对人体有害或者非期望的反应。试验用药品与不良事件之间的因果关系至少有一个合理的可能性，即不能排除相关性。

（二十九）可疑且非预期严重不良反应，指临床表现的性质和严重程度超出了试验药物研究者手册、已上市药品的说明书或者产品特性摘要等已有资料信息的可疑并且非预期的严重不良反应。

（三十）受试者鉴认代码，指临床试验中分配给受试者以辨识其身份的唯一代码。研究者在报告受试者出现的不良事件和其他与试验有关的数据时，用该代码代替受试者姓名以保护其隐私。

（三十一）源文件，指临床试验中产生的原始记录、文件和数据，如医院病历、医学图像、实验室记录、备忘录、受试者日记或者评估表、发药记录、仪器自动记录的数据、缩微胶片、照相底片、磁介质、X光片、受试者文件，药房、实验室和医技部门保存的临床试验相关的文件和记录，包括核证副本等。源文件包括了源数据，可以以纸质或者电子等形式的载体存在。

（三十二）源数据，指临床试验中的原始记录或者核证副本上记载的所有信息，包括临床发现、观测结果以及用于重建和评价临床试验所需要的其他相关活动记录。

（三十三）必备文件，指能够单独或者汇集后用于评价临床试验的实施过程和试验数据质量的文件。

（三十四）核证副本，指经过审核验证，确认与原件的内容和结构等均相同的复制件，该复制件是经审核人签署姓名和日期，或者是由已验证过的系统直接生成，可以以纸质或者电子等形式的载体存在。

（三十五）质量保证，指在临床试验中建立的有计划的系统性措施，以保证临床试验的实施和数据的生成、记录和报告均遵守试验方案和相关法律法规。

（三十六）质量控制，指在临床试验质量保证系统中，为确证临床试验所有相关活动是否符合质量要求而实施的技术和活动。

（三十七）试验现场，指实施临床试验相关活动的场所。

（三十八）设盲，指临床试验中使一方或者多方不知道受试者治疗分配的程序。单盲一般指受试者不知道，双盲一般指受试者、研究者、监查员以及数据分析人员均不知道治疗分配。

（三十九）计算机化系统验证，指为建立和记录计算机化系统从设计到停止使用，或者转换至其他系统的全生命周期均能够符合特定要求的过程。验证方案应当基于考虑系统的预计用途、系统对受试者保护和临床试验结果可靠性的潜在影响等因素的风险评估而制定。

（四十）稽查轨迹，指能够追溯还原事件发生过程的记录。

第三章　伦理委员会

第十二条　伦理委员会的职责是保护受试者的权益和安全，应当特别关注弱势受试者。

（一）伦理委员会应当审查的文件包括：试验方案和试验方案修订版；知情同意书及其更新件；招募受试者的方式和信息；提供给受试者的其他书面资料；研究者手册；现有的安全性资料；包含受试者补偿信息的文件；研究者资格的证明文件；伦理委员会履行其职责所需要的其他文件。

（二）伦理委员会应当对临床试验的科学性和伦理性进行审查。

（三）伦理委员会应当对研究者的资格进行审查。

（四）为了更好地判断在临床试验中能否确保受试者的权益和安全以及基本医疗，伦理委员会可以要求提供知情同意书内容以外的资料和信息。

（五）实施非治疗性临床试验（即对受试者没有预期的直接临床获益的试验）时，若受试者的知情同意是由其监护人替代实施，伦理委员会应当特别关注试验方案中是否充分考虑了相应的伦理学问题以及法律法规。

（六）若试验方案中明确说明紧急情况下受试者或者其监护人无法在试验前签署知情同意书，伦理委员会应当审查试验方案中是否充分考虑了相应的伦理学问题以及法律法规。

（七）伦理委员会应当审查是否存在受试者被强迫、利诱等不正当的影响而参加临床试验。伦理委员会应当审查知情同意书中不能采用使受试者或者其监护人放弃其合法权益的内容，也不能含有为研究者和临床试验机构、申办者及其代理机构免除其应当负责任的内容。

（八）伦理委员会应当确保知情同意书、提供给受试者的其他书面资料说明了给受试者补偿的信息，包括补偿方式、数额和计划。

（九）伦理委员会应当在合理的时限内完成临床试验相关资料的审查或者备案流程，并给出明确的书面审查意见。审查意见应当包括审查的临床试验名称、文件（含版本号）和日期。

（十）伦理委员会的审查意见有：同意；必要的修改后同意；不同意；终止或者暂停已同意的研究。审查意见应当说明要求修改的内容，或者否定的理由。

（十一）伦理委员会应当关注并明确要求研究者及时报告：临床试验实施中为消除对受试者紧急危害的试验方案的偏离或者修改；增加受试者风险或者显著影响临床试验实施的改变；所有可疑且非预期严重不良反应；可能对受试者的安全或者临床试验的实施产生不利影响的新信息。

（十二）伦理委员会有权暂停、终止未按照相关要求实施，或者受试者出现非预期严重损害的临床试验。

（十三）伦理委员会应当对正在实施的临床试验定期跟踪审查，审查的频率应当根据受试者的风险程度而定，但至少一年审查一次。

（十四）伦理委员会应当受理并妥善处理受试者的相关诉求。

第十三条　伦理委员会的组成和运行应当符合以下要求：

（一）伦理委员会的委员组成、备案管理应当符合卫生健康主管部门的要求。

（二）伦理委员会的委员均应当接受伦理审查的培训，能够审查临床试验相关的伦理学和科学等方面的问题。

（三）伦理委员会应当按照其制度和标准操作规程履行工作职责，审查应当有书面记录，并注明会议时间及讨论内容。

（四）伦理委员会会议审查意见的投票委员应当参与会议的审查和讨论，包括了各类别委员，具有不同性别组成，并满足其规定的人数。会议审查意见应当形成书面文件。

（五）投票或者提出审查意见的委员应当独立于被审查临床试验项目。

（六）伦理委员会应当有其委员的详细信息，并保证其委员具备伦理审查的资格。

（七）伦理委员会应当要求研究者提供伦理审查所需的各类资料，并回答伦理委员会提出的问题。

（八）伦理委员会可以根据需要邀请委员以外的相关专家参与审查，但不能参与投票。

第十四条　伦理委员会应当建立以下书面文件并执行：

（一）伦理委员会的组成、组建和备案的规定。

（二）伦理委员会会议日程安排、会议通知和会议审查的程序。

（三）伦理委员会初始审查和跟踪审查的程序。

（四）对伦理委员会同意的试验方案的较小修正，采用快速审查并同意的程序。

（五）向研究者及时通知审查意见的程序。

（六）对伦理审查意见有不同意见的复审程序。

第十五条　伦理委员会应当保留伦理审查的全部记录，包括伦理审查的书面记录、委员信息、递交的文件、会议记录和相关往来记录等。所有记录应当至少保存至临床试验结束后 5 年。研究者、申办者或者药品监督管理部门可以要求伦理委员会提供其标准操作规程和伦理审查委员名单。

第四章　研究者

第十六条　研究者和临床试验机构应当具备的资格和要求包括：

（一）具有在临床试验机构的执业资格；具备临床试验所需的专业知识、培训经历和能力；能够根据申办者、伦理委员会和药品监督管理部门的要求提供最新的工作履历和相关资格文件。

（二）熟悉申办者提供的试验方案、研究者手册、试验药物相关资料信息。

（三）熟悉并遵守本规范和临床试验相关的法律法规。

（四）保存一份由研究者签署的职责分工授权表。

（五）研究者和临床试验机构应当接受申办者组织的监查和稽查，以及药品监督管理部门的检查。

（六）研究者和临床试验机构授权个人或者单位承担临床试验相关的职责和功能，应当确保其具备相应资质，应当建立完整的程序以确保其执行临床试验相关职责和功能，产生可靠的数据。研究者和临床试验机构授权临床试验机构以外的单位承担试验相关的职责和功能应当获得申办者同意。

第十七条　研究者和临床试验机构应当具有完成临床试验所需的必要条件：

（一）研究者在临床试验约定的期限内有按照试验方案入组足够数量受试者的能力。

（二）研究者在临床试验约定的期限内有足够的时间实施和完成临床试验。

（三）研究者在临床试验期间有权支配参与临床试验的人员，具有使用临床试验所需医疗设施的权限，正确、安全地实施临床试验。

（四）研究者在临床试验期间确保所有参加临床试验的人员充分了解试验方案及试验用药品，明确各自在试验中的分工和职责，确保临床试验数据的真实、完整和准确。

（五）研究者监管所有研究人员执行试验方案，并采取措施实施临床试验的质量管理。

（六）临床试验机构应当设立相应的内部管理部门，承担临床试验的管理工作。

第十八条　研究者应当给予受试者适合的医疗处理：

（一）研究者为临床医生或者授权临床医生需要承担所有与临床试验有关的医学决策责任。

（二）在临床试验和随访期间，对于受试者出现与试验相关的不良事件，包括有临床意义的实验室异常时，研究者和临床试验机构应当保证受试者得到妥善的医疗处理，并将相关情况如实告知受试者。研究者意识到受试者存在合并疾病需要治疗时，应当告知受试者，并关注可能干扰临床试验结果或者受试者安全的合并用药。

（三）在受试者同意的情况下，研究者可以将受试者参加试验的情况告知相关的临床医生。

（四）受试者可以无理由退出临床试验。研究者在尊重受试者个人权利的同时，应当尽量了解其退出理由。

第十九条　研究者与伦理委员会的沟通包括：

（一）临床试验实施前，研究者应当获得伦理委员会的书面同意；未获得伦理委员会书面同意前，不能筛选受试者。

（二）临床试验实施前和临床试验过程中，研究者应当向伦理委员会提供伦理审查需要的所有文件。

第二十条　研究者应当遵守试验方案。

（一）研究者应当按照伦理委员会同意的试验方案实施临床试验。

（二）未经申办者和伦理委员会的同意，研究者不得修改或者偏离试验方案，但不包括为了及时消除对受试者的紧急危害或者更换监查员、电话号码等仅涉及临床试验管理方面的改动。

（三）研究者或者其指定的研究人员应当对偏离试验方案予以记录和解释。

（四）为了消除对受试者的紧急危害，在未获得伦理委员会同意的情况下，研究者修改或者偏离试验方案，应当及时向伦理委员会、申办者报告，并说明理由，必要时报告药品监督管理部门。

（五）研究者应当采取措施，避免使用试验方案禁用的合并用药。

第二十一条　研究者和临床试验机构对申办者提供的试验用药品有管理责任。

（一）研究者和临床试验机构应当指派有资格的药师或者其他人员管理试验用药品。

（二）试验用药品在临床试验机构的接收、贮存、分发、回收、退还及未使用的处置等管理应当遵守相应的规定并保存记录。

试验用药品管理的记录应当包括日期、数量、批号/序列号、有效期、分配编码、签名等。研究者应当保存每位受试者使用试验用药品数量和剂量的记录。试验用药品的使用数量和剩余数量应当与申办者提供的数量一致。

（三）试验用药品的贮存应当符合相应的贮存条件。

（四）研究者应当确保试验用药品按照试验方案使用，应当向受试者说明试验用药品的正确使用方法。

（五）研究者应当对生物等效性试验的临床试验用药品进行随机抽取留样。临床试验机构至少保存留样至药品上市后 2 年。临床试验机构可将留存样品委托具备条件的独立的第三方保存，但不得返还申办者或者与其利益相关的第三方。

第二十二条　研究者应当遵守临床试验的随机化程序。

盲法试验应当按照试验方案的要求实施揭盲。若意外破盲或者因严重不良事件等情况紧急揭盲时，研究者应当向申办者书面说明原因。

第二十三条　研究者实施知情同意，应当遵守赫尔辛基宣言的伦理原则，并符合以下要求：

（一）研究者应当使用经伦理委员会同意的最新版的知情同意书和其他提供给受试者的信息。如有必要，临床试验过程中的受试者应当再次签署知情同意书。

（二）研究者获得可能影响受试者继续参加试验的新信息时，应当及时告知受试者或者其监护人，并作相应记录。

（三）研究人员不得采用强迫、利诱等不正当的方式影响受试者参加或者继续临床试验。

（四）研究者或者指定研究人员应当充分告知受试者有关临床试验的所有相关事宜，包括书面信息和伦理委员会的同意意见。

（五）知情同意书等提供给受试者的口头和书面资料均应当采用通俗易懂的语言和表达方式，使受试者或者其监护人、见证人易于理解。

（六）签署知情同意书之前，研究者或者指定研究人员应当给予受试者或者其监护人充分的时间和机会了解临床试验的详细情况，并详尽回答受试者或者其监护人提出的与临床试验相关的问题。

（七）受试者或者其监护人，以及执行知情同意的研究者应当在知情同意书上分别签名并注明日期，如非受试者本人签署，应当注明关系。

（八）若受试者或者其监护人缺乏阅读能力，应当有一位公正的见证人见证整个知情同意过程。研究者应当向受试者或者其监护人、见证人详细说明知情同意书和其他文字资料的内容。如受试者或者其监护人口头同意参加试验，在有能力情况下应当尽量签署知情同意书，见证人还应当在知情同意书上签字并注明日期，以证明受试者或者其监护人就知情同意书和其他文字资料得到了研究者准确地解释，并理解了相关内容，同意参加临床试验。

（九）受试者或者其监护人应当得到已签署姓名和日期的知情同意书原件或者副本和其他提供给受试者的书面资料，包括更新版知情同意书原件或者副本，和其他提供给受试者的书面资料的修订文本。

（十）受试者为无民事行为能力的，应当取得其监护人的书面知情同意；受试者为限制民事行为能力的人的，应当取得本人及其监护人的书面知情同意。当监护人代表受试者知情同意时，应当在受试者可理解的范围内告知受试者临床试验的相关信息，并尽量让受试者亲自签署知情同意书和注明日期。

（十一）紧急情况下，参加临床试验前不能获得受试者的知情同意时，其监护人可以代表受试者知情同意，若其监护人也不在场时，受试者的入选方式应当在试验方案以及其他文件中清楚表述，并获得伦理委员会的书面同意；同时应当尽快得到受试者或者其监护人可以继续参加临床试验的知情同意。

（十二）当受试者参加非治疗性临床试验，应当由受试者本人在知情同意书上签字同意和注明日期。

只有符合下列条件，非治疗临床试验可由监护人代表受试者知情同意：临床试验只能在无知情同意能力的受试者中实施；受试者的预期风险低；受试者健康的负面影响已减至最低，且法律法规不禁止该类临床试验的实施；该类受试者的入选已经得到伦理委员会审查同意。该类临床试验原则上只能在患有试验药物适用的疾病或者状况的患者中实施。在临床试验中应当严密观察受试者，若受试者出现过度痛苦或者不适的表现，应当让其退出试验，还应当给以必要的处置以保证受试者的安全。

（十三）病史记录中应当记录受试者知情同意的具体时间和人员。

（十四）儿童作为受试者，应当征得其监护人的知情同意并签署知情同意书。当儿童有能力做出同意参加临床试验的决定时，还应当征得其本人同意，如果儿童受试者本人不同意参加临床试验或者中途决定退出临床试验时，即使监护人已经同意参加或者愿意继续参加，也应当以儿童受试者本人的决定为准，除非在严重或者危及生命疾病的治疗性临床试验中，研究者、其监护人认为儿童受试者若不参加研究其生命会受到危害，这时其监护人的同意即可使患者继续参与研究。在临床试验过程中，儿童受试者达到了签署知情同意的条件，则需要由本人签署知情同意之后方可继续实施。

第二十四条　知情同意书和提供给受试者的其他资料应当包括：

（一）临床试验概况。

（二）试验目的。

（三）试验治疗和随机分配至各组的可能性。

（四）受试者需要遵守的试验步骤，包括创伤性医疗操作。

（五）受试者的义务。

（六）临床试验所涉及试验性的内容。

（七）试验可能致受试者的风险或者不便，尤其是存在影响胚胎、胎儿或者哺乳婴儿的风险时。

（八）试验预期的获益，以及不能获益的可能性。

（九）其他可选的药物和治疗方法，及其重要的潜在获益和风险。

（十）受试者发生与试验相关的损害时，可获得补偿以及治疗。

（十一）受试者参加临床试验可能获得的补偿。

（十二）受试者参加临床试验预期的花费。

（十三）受试者参加试验是自愿的，可以拒绝参加或者有权在试验任何阶段随时退出试验而不会遭到歧视或者报复，其医疗待遇与权益不会受到影响。

（十四）在不违反保密原则和相关法规的情况下，监查员、稽查员、伦理委员会和药品监督管理部门检查人员可以查阅受试者的原始医学记录，以核实临床试验的过程和数据。

（十五）受试者相关身份鉴别记录的保密事宜，不公开使用。如果发布临床试验结果，受试者的身份信息仍保密。

（十六）有新的可能影响受试者继续参加试验的信息时，将及时告知受试者或者其监护人。

（十七）当存在有关试验信息和受试者权益的问题，以及发生试验相关损害时，受试者可联系的研究者和伦理委员会及其联系方式。

（十八）受试者可能被终止试验的情况以及理由。

（十九）受试者参加试验的预期持续时间。

（二十）参加该试验的预计受试者人数。

第二十五条　试验的记录和报告应当符合以下要求：

（一）研究者应当监督试验现场的数据采集、各研究人员履行其工作职责的情况。

（二）研究者应当确保所有临床试验数据是从临床试验的源文件和试验记录中获得的，是准确、完整、可读和及时的。源数据应当具有可归因性、易读性、同时性、原始性、准确性、完整性、一致性和持久性。源数据的修改应当留痕，不能掩盖初始数据，并记录修改的理由。以患者为受试者的临床试验，相关的医疗记录应当载入门诊或者住院病历系统。临床试验机构的信息化系统具备建立临床试验电子病历条件时，研究者应当首选使用，相应的计算机化系统应当具有完善的权限管理和稽查轨迹，可以追溯至记录的创建者或者修改者，保障所采集的源数据可以溯源。

（三）研究者应当按照申办者提供的指导说明填写和修改病例报告表，确保各类病例报告表及其他报告中的数据准确、完整、清晰和及时。病例报告表中数据应当与源文件一致，若存在不一致应当做出合理的解释。病例报告表中数据的修改，应当使初始记录清晰可辨，保留修改轨迹，必要时解释理由，修改者签名并注明日期。

申办者应当有书面程序确保其对病例报告表的改动是必要的、被记录的，并得到研究者的同意。研究者应当保留修改和更正的相关记录。

（四）研究者和临床试验机构应当按“临床试验必备文件”和药品监督管理部门的相关要求，妥善保存试验文档。

（五）在临床试验的信息和受试者信息处理过程中应当注意避免信息的非法或者未授权的查阅、公开、散播、修改、损毁、丢失。临床试验数据的记录、处理和保存应当确保记录和受试者信息的保密性。

（六）申办者应当与研究者和临床试验机构就必备文件保存时间、费用和到期后的处理在合同中予以明确。

（七）根据监查员、稽查员、伦理委员会或者药品监督管理部门的要求，研究者和临床试验机构应当配合并提供所需的与试验有关的记录。

第二十六条　研究者的安全性报告应当符合以下要求：

除试验方案或者其他文件（如研究者手册）中规定不需立即报告的严重不良事件外，研究者应当立即向申办者书面报告所有严重不良事件，随后应当及时提供详尽、书面的随访报告。严重不良事件报告和随访报告应当注明受试者在临床试验中的鉴认代码，而不是受试者的真实姓名、公民身份号码和住址等身份信息。试验方案中规定的、对安全性评价重要的不良事件和实验室异常值，应当按照试验方案的要求和时限向申办者报告。

涉及死亡事件的报告，研究者应当向申办者和伦理委员会提供其他所需要的资料，如尸检报告和最终医学报告。

研究者收到申办者提供的临床试验的相关安全性信息后应当及时签收阅读，并考虑受试者的治疗，是否进行相应调整，必要时尽早与受试者沟通，并应当向伦理委员会报告由申办方提供的可疑且非预期严重不良反应。

第二十七条　提前终止或者暂停临床试验时，研究者应当及时通知受试者，并给予受试者适当的治疗和随访。此外：

（一）研究者未与申办者商议而终止或者暂停临床试验，研究者应当立即向临床试验机构、申办者和伦理委员会报告，并提供详细的书面说明。

（二）申办者终止或者暂停临床试验，研究者应当立即向临床试验机构、伦理委员会报告，并提供详细书面说明。

（三）伦理委员会终止或者暂停已经同意的临床试验，研究者应当立即向临床试验机构、申办者报告，并提供详细书面说明。

第二十八条　研究者应当提供试验进展报告。

（一）研究者应当向伦理委员会提交临床试验的年度报告，或者应当按照伦理委员会的要求提供进展报告。

（二）出现可能显著影响临床试验的实施或者增加受试者风险的情况，研究者应当尽快向申办者、伦理委员会和临床试验机构书面报告。

（三）临床试验完成后，研究者应当向临床试验机构报告；研究者应当向伦理委员会提供临床试验结果的摘要，向申办者提供药品监督管理部门所需要的临床试验相关报告。

第五章　申办者

第二十九条　申办者应当把保护受试者的权益和安全以及临床试验结果的真实、可靠作为临床试验的基本考虑。

第三十条　申办者应当建立临床试验的质量管理体系。

申办者的临床试验的质量管理体系应当涵盖临床试验的全过程，包括临床试验的设计、实施、记录、评估、结果报告和文件归档。质量管理包括有效的试验方案设计、收集数据的方法及流程、对于临床试验中做出决策所必须的信息采集。

临床试验质量保证和质量控制的方法应当与临床试验内在的风险和所采集信息的重要性相符。申办者应当保证临床试验各个环节的可操作性，试验流程和数据采集避免过于复杂。试验方案、病例报告表及其他相关文件应当清晰、简洁和前后一致。

申办者应当履行管理职责。根据临床试验需要可建立临床试验的研究和管理团队，以指导、监督临床试验实施。研究和管理团队内部的工作应当及时沟通。在药品监督管理部门检查时，研究和管理团队均应当派员参加。

第三十一条　申办者基于风险进行质量管理。

（一）试验方案制定时应当明确保护受试者权益和安全以及保证临床试验结果可靠的关键环节和数据。

（二）应当识别影响到临床试验关键环节和数据的风险。该风险应当从两个层面考虑：系统层面，如设施设备、标准操作规程、计算机化系统、人员、供应商；临床试验层面，如试验药物、试验设计、数据收集和记录、知情同意过程。

（三）风险评估应当考虑在现有风险控制下发生差错的可能性；该差错对保护受试者权益和安全，以及数据可靠性的影响；该差错被监测到的程度。

（四）应当识别可减少或者可被接受的风险。减少风险的控制措施应当体现在试验方案的设计和实施、监查计划、各方职责明确的合同、标准操作规程的依从性，以及各类培训。

预先设定质量风险的容忍度时，应当考虑变量的医学和统计学特点及统计设计，以鉴别影响受试者安全和数据可靠的系统性问题。出现超出质量风险的容忍度的情况时，应当评估是否需要采取进一步的措施。

（五）临床试验期间，质量管理应当有记录，并及时与相关各方沟通，促使风险评估和质量持续改进。

（六）申办者应当结合临床试验期间的新知识和经验，定期评估风险控制措施，以确保现行的质量管理的有效性和适用性。

（七）申办者应当在临床试验报告中说明所采用的质量管理方法，并概述严重偏离质量风险的容忍度的事件和补救措施。

第三十二条　申办者的质量保证和质量控制应当符合以下要求：

（一）申办者负责制定、实施和及时更新有关临床试验质量保证和质量控制系统的标准操作规程，确保临床试验的实施、数据的产生、记录和报告均遵守试验方案、本规范和相关法律法规的要求。

（二）临床试验和实验室检测的全过程均需严格按照质量管理标准操作规程进行。数据处理的每个阶段均有质量控制，以保证所有数据是可靠的，数据处理过程是正确的。

（三）申办者应当与研究者和临床试验机构等所有参加临床试验的相关单位签订合同，明确各方职责。

（四）申办者与各相关单位签订的合同中应当注明申办者的监查和稽查、药品监督管理部门的检查可直接去到试验现场，查阅源数据、源文件和报告。

第三十三条　申办者委托合同研究组织应当符合以下要求：

（一）申办者可以将其临床试验的部分或者全部工作和任务委托给合同研究组织，但申办者仍然是临床试验数据质量和可靠性的最终责任人，应当监督合同研究组织承担的各项工作。合同研究组织应当实施质量保证和质量控制。

（二）申办者委托给合同研究组织的工作应当签订合同。合同中应当明确以下内容：委托的具体工作以及相应的标准操作规程；申办者有权确认被委托工作执行标准操作规程的情况；对被委托方的书面要求；被委托方需要提交给申办者的报告要求；与受试者的损害赔偿措施相关的事项；其他与委托工作有关的事项。合同研究组织如存在任务转包，应当获得申办者的书面批准。

（三）未明确委托给合同研究组织的工作和任务，其职责仍由申办者负责。

（四）本规范中对申办者的要求，适用于承担申办者相关工作和任务的合同研究组织。

第三十四条　申办者应当指定有能力的医学专家及时对临床试验的相关医学问题进行咨询。

第三十五条　申办者应当选用有资质的生物统计学家、临床药理学家和临床医生等参与试验，包括设计试验方案和病例报告表、制定统计分析计划、分析数据、撰写中期和最终的试验总结报告。

第三十六条　申办者在试验管理、数据处理与记录保存中应当符合以下要求：

（一）申办者应当选用有资质的人员监督临床试验的实施、数据处理、数据核对、统计分析和试验总结报告的撰写。

（二）申办者可以建立独立的数据监查委员会，以定期评价临床试验的进展情况，包括安全性数据和重要的有效性终点数据。独立的数据监查委员会可以建议申办者是否可以继续实施、修改或者停止正在实施的临床试验。独立的数据监查委员会应当有书面的工作流程，应当保存所有相关会议记录。

（三）申办者使用的电子数据管理系统，应当通过可靠的系统验证，符合预先设置的技术性能，以保证试验数据的完整、准确、可靠，并保证在整个试验过程中系统始终处于验证有效的状态。

（四）电子数据管理系统应当具有完整的使用标准操作规程，覆盖电子数据管理的设置、安装和使用；标准操作规程应当说明该系统的验证、功能测试、数据采集和处理、系统维护、系统安全性测试、变更控制、数据备份、恢复、系统的应急预案和软件报废；标准操作规程应当明确使用计算机化系统时，申办者、研究者和临床试验机构的职责。所有使用计算机化系统的人员应当经过培训。

（五）计算机化系统数据修改的方式应当预先规定，其修改过程应当完整记录，原数据（如保留电子数据稽查轨迹、数据轨迹和编辑轨迹）应当保留；电子数据的整合、内容和结构应当有明确规定，以确保电子数据的完整性；当计算机化系统出现变更时，如软件升级或者数据转移等，确保电子数据的完整性更为重要。

若数据处理过程中发生数据转换，确保转换后的数据与原数据一致，和该数据转化过程的可见性。

（六）保证电子数据管理系统的安全性，未经授权的人员不能访问；保存被授权修改数据人员的名单；电子数据应当及时备份；盲法设计的临床试验，应当始终保持盲法状态，包括数据录入和处理。

（七）申办者应当使用受试者鉴认代码，鉴别每一位受试者所有临床试验数据。盲法试验揭盲以后，申办者应当及时把受试者的试验用药品情况书面告知研究者。

（八）申办者应当保存与申办者相关的临床试验数据，有些参加临床试验的相关单位获得的其他数据，也应当作为申办者的特定数据保留在临床试验必备文件内。

（九）申办者暂停或者提前终止实施中的临床试验，应当通知所有相关的研究者和临床试验机构和药品监督管理部门。

（十）试验数据所有权的转移，需符合相关法律法规的要求。

（十一）申办者应当书面告知研究者和临床试验机构对试验记录保存的要求；当试验相关记录不再需要时，申办者也应当书面告知研究者和临床试验机构。

第三十七条　申办者选择研究者应当符合以下要求：

（一）申办者负责选择研究者和临床试验机构。研究者均应当经过临床试验的培训、有临床试验的经验，有足够的医疗资源完成临床试验。多个临床试验机构参加的临床试验，如需选择组长单位由申办者负责。

（二）涉及医学判断的样本检测实验室，应当符合相关规定并具备相应资质。临床试验中采集标本的管理、检测、运输和储存应当保证质量。禁止实施与伦理委员会同意的试验方案无关的生物样本检测（如基因等）。临床试验结束后，剩余标本的继续保存或者将来可能被使用等情况，应当由受试者签署知情同意书，并说明保存的时间和数据的保密性问题，以及在何种情况下数据和样本可以和其他研究者共享等。

（三）申办者应当向研究者和临床试验机构提供试验方案和最新的研究者手册，并应当提供足够的时间让研究者和临床试验机构审议试验方案和相关资料。

第三十八条　临床试验各方参与临床试验前，申办者应当明确其职责，并在签订的合同中注明。

第三十九条　申办者应当采取适当方式保证可以给予受试者和研究者补偿或者赔偿。

（一）申办者应当向研究者和临床试验机构提供与临床试验相关的法律上、经济上的保险或者保证，并与临床试验的风险性质和风险程度相适应。但不包括研究者和临床试验机构自身的过失所致的损害。

（二）申办者应当承担受试者与临床试验相关的损害或者死亡的诊疗费用，以及相应的补偿。申办者和研究者应当及时兑付给予受试者的补偿或者赔偿。

（三）申办者提供给受试者补偿的方式方法，应当符合相关的法律法规。

（四）申办者应当免费向受试者提供试验用药品，支付与临床试验相关的医学检测费用。

第四十条　申办者与研究者和临床试验机构签订的合同，应当明确试验各方的责任、权利和利益，以及各方应当避免的、可能的利益冲突。合同的试验经费应当合理，符合市场规律。申办者、研究者和临床试验机构应当在合同上签字确认。

合同内容中应当包括：临床试验的实施过程中遵守本规范及相关的临床试验的法律法规；执行经过申办者和研究者协商确定的、伦理委员会同意的试验方案；遵守数据记录和报告程序；同意监查、稽查和检查；临床试验相关必备文件的保存及其期限；发表文章、知识产权等的约定。

第四十一条　临床试验开始前，申办者应当向药品监督管理部门提交相关的临床试验资料，并获得临床试验的许可或者完成备案。递交的文件资料应当注明版本号及版本日期。

第四十二条　申办者应当从研究者和临床试验机构获取伦理委员会的名称和地址、参与项目审查的伦理委员会委员名单、符合本规范及相关法律法规的审查声明，以及伦理委员会审查同意的文件和其他相关资料。

第四十三条　申办者在拟定临床试验方案时，应当有足够的安全性和有效性数据支持其给药途径、给药剂量和持续用药时间。当获得重要的新信息时，申办者应当及时更新研究者手册。

第四十四条　试验用药品的制备、包装、标签和编码应当符合以下要求：

（一）试验药物制备应当符合临床试验用药品生产质量管理相关要求；试验用药品的包装标

签上应当标明仅用于临床试验、临床试验信息和临床试验用药品信息；在盲法试验中能够保持盲态。

（二）申办者应当明确规定试验用药品的贮存温度、运输条件（是否需要避光）、贮存时限、药物溶液的配制方法和过程，及药物输注的装置要求等。试验用药品的使用方法应当告知试验的所有相关人员，包括监查员、研究者、药剂师、药物保管人员等。

（三）试验用药品的包装，应当能确保药物在运输和贮存期间不被污染或者变质。

（四）在盲法试验中，试验用药品的编码系统应当包括紧急揭盲程序，以便在紧急医学状态时能够迅速识别何种试验用药品，而不破坏临床试验的盲态。

第四十五条　试验用药品的供给和管理应当符合以下要求：

（一）申办者负责向研究者和临床试验机构提供试验用药品。

（二）申办者在临床试验获得伦理委员会同意和药品监督管理部门许可或者备案之前，不得向研究者和临床试验机构提供试验用药品。

（三）申办者应当向研究者和临床试验机构提供试验用药品的书面说明，说明应当明确试验用药品的使用、贮存和相关记录。申办者制定试验用药品的供给和管理规程，包括试验用药品的接收、贮存、分发、使用及回收等。从受试者处回收以及研究人员未使用试验用药品应当返还申办者，或者经申办者授权后由临床试验机构进行销毁。

（四）申办者应当确保试验用药品及时送达研究者和临床试验机构，保证受试者及时使用；保存试验用药品的运输、接收、分发、回收和销毁记录；建立试验用药品回收管理制度，保证缺陷产品的召回、试验结束后的回收、过期后回收；建立未使用试验用药品的销毁制度。所有试验用药品的管理过程应当有书面记录，全过程计数准确。

（五）申办者应当采取措施确保试验期间试验用药品的稳定性。试验用药品的留存样品保存期限，在试验用药品贮存时限内，应当保存至临床试验数据分析结束或者相关法规要求的时限，两者不一致时取其中较长的时限。

第四十六条　申办者应当明确试验记录的查阅权限。

（一）申办者应当在试验方案或者合同中明确研究者和临床试验机构允许监查员、稽查员、伦理委员会的审查者及药品监督管理部门的检查人员，能够直接查阅临床试验相关的源数据和源文件。

（二）申办者应当确认每位受试者均以书面形式同意监查员、稽查员、伦理委员会的审查者及药品监督管理部门的检查人员直接查阅其与临床试验有关的原始医学记录。

第四十七条　申办者负责药物试验期间试验用药品的安全性评估。申办者应当将临床试验中发现的可能影响受试者安全、可能影响临床试验实施、可能改变伦理委员会同意意见的问题，及时通知研究者和临床试验机构、药品监督管理部门。

第四十八条　申办者应当按照要求和时限报告药物不良反应。

（一）申办者收到任何来源的安全性相关信息后，均应当立即分析评估，包括严重性、与试验药物的相关性以及是否为预期事件等。申办者应当将可疑且非预期严重不良反应快速报告给所有参加临床试验的研究者及临床试验机构、伦理委员会；申办者应当向药品监督管理部门和卫生健康主管部门报告可疑且非预期严重不良反应。

（二）申办者提供的药物研发期间安全性更新报告应当包括临床试验风险与获益的评估，有关信息通报给所有参加临床试验的研究者及临床试验机构、伦理委员会。

第四十九条　临床试验的监查应当符合以下要求：

（一）监查的目的是为了保证临床试验中受试者的权益，保证试验记录与报告的数据准确、完整，保证试验遵守已同意的方案、本规范和相关法规。

（二）申办者委派的监查员应当受过相应的培训，具备医学、药学等临床试验监查所需的知识，能够有效履行监查职责。

（三）申办者应当建立系统的、有优先顺序的、基于风险评估的方法，对临床试验实施监查。监查的范围和性质可具有灵活性，允许采用不同的监查方法以提高监查的效率和有效性。申办者应当将选择监查策略的理由写在监查计划中。

（四）申办者制定监查计划。监查计划应当特别强调保护受试者的权益，保证数据的真实性，保证应对临床试验中的各类风险。监查计划应当描述监查的策略、对试验各方的监查职责、监查的方法，以及应用不同监查方法的原因。监查计划应当强调对关键数据和流程的监查。监查计划应当遵守相关法律法规。

（五）申办者应当制定监查标准操作规程，监查员在监查工作中应当执行标准操作规程。

（六）申办者应当实施临床试验监查，监查的范围和性质取决于临床试验的目的、设计、复杂性、盲法、样本大小和临床试验终点等。

（七）现场监查和中心化监查应当基于临床试验的风险结合进行。现场监查是在临床试验现场进行监查，通常应当在临床试验开始前、实施中和结束后进行。中心化监查是及时的对正在实施的临床试验进行远程评估，以及汇总不同的临床试验机构采集的数据进行远程评估。中心化监查的过程有助于提高临床试验的监查效果，是对现场监查的补充。

中心化监查中应用统计分析可确定数据的趋势，包括不同的临床试验机构内部和临床试验机构间的数据范围及一致性，并能分析数据的特点和质量，有助于选择监查现场和监查程序。

（八）特殊情况下，申办者可以将监查与其他的试验工作结合进行，如研究人员培训和会议。监查时，可采用统计学抽样调查的方法核对数据。

第五十条　监查员的职责包括：

（一）监查员应当熟悉试验用药品的相关知识，熟悉试验方案、知情同意书及其他提供给受试者的书面资料的内容，熟悉临床试验标准操作规程和本规范等相关法规。

（二）监查员应当按照申办者的要求认真履行监查职责，确保临床试验按照试验方案正确地实施和记录。

（三）监查员是申办者和研究者之间的主要联系人。在临床试验前确认研究者具备足够的资质和资源来完成试验，临床试验机构具备完成试验的适当条件，包括人员配备与培训情况，实验室设备齐全、运转良好，具备各种与试验有关的检查条件。

（四）监查员应当核实临床试验过程中试验用药品在有效期内、保存条件可接受、供应充足；试验用药品是按照试验方案规定的剂量只提供给合适的受试者；受试者收到正确使用、处理、贮存和归还试验用药品的说明；临床试验机构接收、使用和返还试验用药品有适当的管控和记录；临床试验机构对未使用的试验用药品的处置符合相关法律法规和申办者的要求。

（五）监查员核实研究者在临床试验实施中对试验方案的执行情况；确认在试验前所有受试者或者其监护人均签署了知情同意书；确保研究者收到最新版的研究者手册、所有试验相关文件、试验必须用品，并按照相关法律法规的要求实施；保证研究人员对临床试验有充分的了解。

（六）监查员核实研究人员履行试验方案和合同中规定的职责，以及这些职责是否委派给未经授权的人员；确认入选的受试者合格并汇报入组率及临床试验的进展情况；确认数据的记录与报告正确完整，试验记录和文件实时更新、保存完好；核实研究者提供的所有医学报告、记录和文件都是可溯源的、清晰的、同步记录的、原始的、准确的和完整的、注明日期和试验编号的。

（七）监查员核对病例报告表录入的准确性和完整性，并与源文件比对。监查员应当注意核对试验方案规定的数据在病例报告表中有准确记录，并与源文件一致；确认受试者的剂量改变、治疗变更、不良事件、合并用药、并发症、失访、检查遗漏等在病例报告表中均有记录；确认研究者未能做到的随访、未实施的试验、未做的检查，以及是否对错误、遗漏做出纠正等在病例报告表中均有记录；核实入选受试者的退出与失访已在病例报告表中均有记录并说明。

（八）监查员对病例报告表的填写错误、遗漏或者字迹不清楚应当通知研究者；监查员应当确保所作的更正、添加或者删除是由研究者或者被授权人操作，并且有修改人签名、注明日期，必要时说明修改理由。

（九）监查员确认不良事件按照相关法律法规、试验方案、伦理委员会、申办者的要求，在规定的期限内进行了报告。

（十）监查员确认研究者是否按照本规范保存了必备文件。

（十一）监查员对偏离试验方案、标准操作规程、相关法律法规要求的情况，应当及时与研究者沟通，并采取适当措施防止再次发生。

第五十一条　监查员在每次监查后，应当及时书面报告申办者；报告应当包括监查日期、地点、监查员姓名、监查员接触的研究者和其他人员的姓名等；报告应当包括监查工作的摘要、发现临床试验中问题和事实陈述、与试验方案的偏离和缺陷，以及监查结论；报告应当说明对监查中发现的问题已采取的或者拟采用的纠正措施，为确保试验遵守试验方案实施的建议；报告应该提供足够的细节，以便审核是否符合监查计划。中心化监查报告可以与现场监查报告分别提交。

申办者应当对监查报告中的问题审核和跟进，并形成文件保存。

第五十二条　临床试验的稽查应当符合以下要求：

（一）申办者为评估临床试验的实施和对法律法规的依从性，可以在常规监查之外开展稽查。

（二）申办者选定独立于临床试验的人员担任稽查员，不能是监查人员兼任。稽查员应当经过相应的培训和具有稽查经验，能够有效履行稽查职责。

（三）申办者应当制定临床试验和试验质量管理体系的稽查规程，确保临床试验中稽查规程的实施。该规程应当拟定稽查目的、稽查方法、稽查次数和稽查报告的格式内容。稽查员在稽查过程中观察和发现的问题均应当有书面记录。

（四）申办者制定稽查计划和规程，应当依据向药品监督管理部门提交的资料内容、临床试验中受试者的例数、临床试验的类型和复杂程度、影响受试者的风险水平和其他已知的相关问题。

（五）药品监督管理部门根据工作需要，可以要求申办者提供稽查报告。

（六）必要时申办者应当提供稽查证明。

第五十三条　申办者应当保证临床试验的依从性。

（一）发现研究者、临床试验机构、申办者的人员在临床试验中不遵守试验方案、标准操作规程、本规范、相关法律法规时，申办者应当立即采取措施予以纠正，保证临床试验的良好依从性。

（二）发现重要的依从性问题时，可能对受试者安全和权益，或者对临床试验数据可靠性产生重大影响的，申办者应当及时进行根本原因分析，采取适当的纠正和预防措施。若违反试验方案或者本规范的问题严重时，申办者可追究相关人员的责任，并报告药品监督管理部门。

（三）发现研究者、临床试验机构有严重的或者劝阻不改的不依从问题时，申办者应当终止该研究者、临床试验机构继续参加临床试验，并及时书面报告药品监督管理部门。同时，申办者和研究者应当采取相应的紧急安全性措施，以保护受试者的安全和权益。

第五十四条　申办者提前终止或者暂停临床试验，应当立即告知研究者和临床试验机构、药品监督管理部门，并说明理由。

第五十五条　临床试验完成或者提前终止，申办者应当按照相关法律法规要求向药品监督管理部门提交临床试验报告。临床试验总结报告应当全面、完整、准确反映临床试验结果，临床试验总结报告安全性、有效性数据应当与临床试验源数据一致。

第五十六条　申办者开展多中心试验应当符合以下要求：

（一）申办者应当确保参加临床试验的各中心均能遵守试验方案。

（二）申办者应当向各中心提供相同的试验方案。各中心按照方案遵守相同的临床和实验室数据的统一评价标准和病例报告表的填写指导说明。

（三）各中心应当使用相同的病例报告表，以记录在临床试验中获得的试验数据。申办者若需要研究者增加收集试验数据，在试验方案中应当表明此内容，申办者向研究者提供附加的病例报告表。

（四）在临床试验开始前，应当有书面文件明确参加临床试验的各中心研究者的职责。

（五）申办者应当确保各中心研究者之间的沟通。

第六章　试验方案

第五十七条　试验方案通常包括基本信息、研究背景资料、试验目的、试验设计、实施方式（方法、内容、步骤）等内容。

第五十八条　试验方案中基本信息一般包含：

（一）试验方案标题、编号、版本号和日期。

（二）申办者的名称和地址。

（三）申办者授权签署、修改试验方案的人员姓名、职务和单位。

（四）申办者的医学专家姓名、职务、所在单位地址和电话。

（五）研究者姓名、职称、职务，临床试验机构的地址和电话。

（六）参与临床试验的单位及相关部门名称、地址。

第五十九条　试验方案中研究背景资料通常包含：

（一）试验用药品名称与介绍。

（二）试验药物在非临床研究和临床研究中与临床试验相关、具有潜在临床意义的发现。

（三）对受试人群的已知和潜在的风险和获益。

（四）试验用药品的给药途径、给药剂量、给药方法及治疗时程的描述，并说明理由。

（五）强调临床试验需要按照试验方案、本规范及相关法律法规实施。

（六）临床试验的目标人群。

（七）临床试验相关的研究背景资料、参考文献和数据来源。

第六十条　试验方案中应当详细描述临床试验的目的。

第六十一条　临床试验的科学性和试验数据的可靠性，主要取决于试验设计，试验设计通常包括：

（一）明确临床试验的主要终点和次要终点。

（二）对照组选择的理由和试验设计的描述（如双盲、安慰剂对照、平行组设计），并对研究设计、流程和不同阶段以流程图形式表示。

（三）减少或者控制偏倚所采取的措施，包括随机化和盲法的方法和过程。采用单盲或者开放性试验需要说明理由和控制偏倚的措施。

（四）治疗方法、试验用药品的剂量、给药方案；试验用药品的剂型、包装、标签。

（五）受试者参与临床试验的预期时长和具体安排，包括随访等。

（六）受试者、部分临床试验及全部临床试验的“暂停试验标准”、“终止试验标准”。

（七）试验用药品管理流程。

（八）盲底保存和揭盲的程序。

（九）明确何种试验数据可作为源数据直接记录在病例报告表中。

第六十二条　试验方案中通常包括临床和实验室检查的项目内容。

第六十三条　受试者的选择和退出通常包括：

（一）受试者的入选标准。

（二）受试者的排除标准。

（三）受试者退出临床试验的标准和程序。

第六十四条　受试者的治疗通常包括：

（一）受试者在临床试验各组应用的所有试验用药品名称、给药剂量、给药方案、给药途径和治疗时间以及随访期限。

（二）临床试验前和临床试验中允许的合并用药（包括急救治疗用药）或者治疗，和禁止使用的药物或者治疗。

（三）评价受试者依从性的方法。

第六十五条　制定明确的访视和随访计划，包括临床试验期间、临床试验终点、不良事件评估及试验结束后的随访和医疗处理。

第六十六条　有效性评价通常包括：

（一）详细描述临床试验的有效性指标。

（二）详细描述有效性指标的评价、记录、分析方法和时间点。

第六十七条　安全性评价通常包括：

（一）详细描述临床试验的安全性指标。

（二）详细描述安全性指标的评价、记录、分析方法和时间点。

（三）不良事件和伴随疾病的记录和报告程序。

（四）不良事件的随访方式与期限。

第六十八条　统计通常包括：

（一）确定受试者样本量，并根据前期试验或者文献数据说明理由。

（二）显著性水平，如有调整说明考虑。

（三）说明主要评价指标的统计假设，包括原假设和备择假设，简要描述拟采用的具体统计方法和统计分析软件。若需要进行期中分析，应当说明理由、分析时点及操作规程。

（四）缺失数据、未用数据和不合逻辑数据的处理方法。

（五）明确偏离原定统计分析计划的修改程序。

（六）明确定义用于统计分析的受试者数据集，包括所有参加随机化的受试者、所有服用过试验用药品的受试者、所有符合入选的受试者和可用于临床试验结果评价的受试者。

第六十九条　试验方案中应当包括实施临床试验质量控制和质量保证。

第七十条　试验方案中通常包括该试验相关的伦理学问题的考虑。

第七十一条　试验方案中通常说明试验数据的采集与管理流程、数据管理与采集所使用的系统、数据管理各步骤及任务，以及数据管理的质量保障措施。

第七十二条　如果合同或者协议没有规定，试验方案中通常包括临床试验相关的直接查阅源文件、数据处理和记录保存、财务和保险。

第七章　研究者手册

第七十三条　申办者提供的《研究者手册》是关于试验药物的药学、非临床和临床资料的汇编，其内容包括试验药物的化学、药学、毒理学、药理学和临床的资料和数据。研究者手册目的是帮助研究者和参与试验的其他人员更好地理解和遵守试验方案，帮助研究者理解试验方案中诸多关键的基本要素，包括临床试验的给药剂量、给药次数、给药间隔时间、给药方式等，主要和次要疗效指标和安全性的观察和监测。

第七十四条　已上市药品实施临床试验，研究者已充分了解其药理学等相关知识时，可以简化研究者手册。可应用药品说明书等形式替代研究者手册的部分内容，只需要向研究者提供临床试验相关的、重要的以及试验药物最近的、综合性的、详细的信息。

第七十五条　申办者应当制定研究者手册修订的书面程序。在临床试验期间至少一年审阅研究者手册一次。申办者根据临床试验的研发步骤和临床试验过程中获得的相关药物安全性和有效性的新信息，在研究者手册更新之前，应当先告知研究者，必要时与伦理委员会、药品监督管理部门沟通。申办者负责更新研究者手册并及时送达研究者，研究者负责将更新的手册递交伦理委员会。

第七十六条　研究者手册的扉页写明申办者的名称、试验药物的编号或者名称、版本号、发布日期、替换版本号、替换日期。

第七十七条　研究者手册应当包括：

（一）目录条目：保密性说明、签字页、目录、摘要、前言、试验药物的物理学、化学、药学特性和结构式、非临床研究（非临床药理学、动物体内药代动力学、毒理学）、人体内作用（人体内的药代动力学、安全性和有效性、上市使用情况）、数据概要和研究者指南、注意事项、参考资料（已发表文献、报告，在每一章节末列出）。

（二）摘要：重点说明试验药物研发过程中具重要意义的物理学、化学、药学、药理学、毒理学、药代动力学和临床等信息内容。

（三）前言：简要说明试验药物的化学名称或者已批准的通用名称、批准的商品名；试验药物的所有活性成分、药理学分类及其在同类药品中的预期地位（如优势）；试验药物实施临床试验的立题依据；拟定的试验药物用于疾病的预防、诊断和治疗。前言中应当说明评价试验药物的常规方法。

（四）在研究者手册中应当清楚说明试验用药品的化学式、结构式，简要描述其理化和药学特性。说明试验药物的贮存方法和使用方法。试验药物的制剂信息可能影响临床试验时，应当说明辅料成分及配方理由，以便确保临床试验采取必要的安全性措施。

（五）若试验药物与其他已知药物的结构相似，应当予以说明。

（六）非临床研究介绍：简要描述试验药物非临床研究的药理学、毒理学、药代动力学研究发现的相关结果。说明这些非临床研究的方法学、研究结果，讨论这些发现对人体临床治疗意义的提示、对人体可能的不利作用和对人体非预期效应的相关性。

（七）研究者手册应当提供非临床研究中的信息：试验动物的种属、每组动物的数目和性别、给药剂量单位、给药剂量间隔、给药途径、给药持续时间、系统分布资料、暴露后随访期限。研究结果应当包括试验药物药理效应、毒性效应的特性和频度；药理效应、毒性效应的严重性或者强度；起效时间；药效的可逆性；药物作用持续时间和剂量反应。应当讨论非临床研究中最重要的发现，如量效反应、与人体可能的相关性及可能实施人体研究的多方面问题。若同一种属动物的有效剂量、非毒性剂量的结果可以进行比较研究，则该结果可用于治疗指数的讨论，并说明研究结果与拟定的人用剂量的相关性。比较研究尽可能基于血液或者器官组织水平。

（八）非临床的药理学研究介绍：应当包括试验药物的药理学方面的摘要，如可能，还应当包括试验药物在动物体内的重要代谢研究。摘要中应当包括评价试验药物潜在治疗活性（如有效性模型，受体结合和特异性）的研究，以及评价试验药物安全性的研究（如不同于评价治疗作用的评价药理学作用的专门研究）。

（九）动物的药代动力学介绍：应当包括试验药物在所研究种属动物中的药代动力学、生物转化以及分布的摘要。对发现的讨论应当说明试验药物的吸收、局部以及系统的生物利用度及其代谢，以及它们与动物种属药理学和毒理学发现的关系。

（十）毒理学介绍：在不同动物种属中相关研究所发现的毒理学作用摘要应当包括单剂量给药、重复给药、致癌性、特殊毒理研究（如刺激性和致敏性）、生殖毒性、遗传毒性（致突变性）等方面。

（十一）人体内作用：应当充分讨论试验药物在人体的已知作用，包括药代动力学、药效学、剂量反应、安全性、有效性和其他药理学领域的信息。应当尽可能提供已完成的所有试验药物临床试验的摘要。还应当提供临床试验以外的试验药物的使用情况，如上市期间的经验。

（十二）试验药物在人体的药代动力学信息摘要，包括药代动力学（吸收和代谢，血浆蛋白结合，分布和消除）；试验药物的一个参考剂型的生物利用度（绝对、相对生物利用度）；人群亚组（如性别、年龄和脏器功能受损）；相互作用（如药物 - 药物相互作用和食物的作用）；其他药代动力学数据（如在临床试验期间完成的群体研究结果）。

（十三）试验药物安全性和有效性：应当提供从前期人体试验中得到的关于试验药物（包括代谢物）的安全性、药效学、有效性和剂量反应信息的摘要并讨论。如果已经完成多项临床试验，应当将多个研究和亚组人群的安全性和有效性数据汇总。可考虑将所有临床试验的药物不良反应（包括所有被研究的适应症）以表格等形式清晰概述。应当讨论适应症或者亚组之间药物不良反应类型及发生率的重要差异。

（十四）上市使用情况：应当说明试验药物已经上市或者已获批准的主要国家和地区。从上市使用中得到的重要信息（如处方、剂量、给药途径和药物不良反应）应当予以概述。应当说明试验用药品没有获得批准上市或者退出上市的主要国家和地区。

（十五）数据概要和研究者指南：应当对非临床和临床数据进行全面分析讨论，就各种来源的有关试验药物不同方面的信息进行概述，帮助研究者预见到药物不良反应或者临床试验中的其他问题。

（十六）研究者手册应当让研究者清楚的理解临床试验可能的风险和不良反应，以及可能需要的特殊检查、观察项目和防范措施；这种理解是基于从研究者手册获得的关于试验药物的物理、化学、药学、药理、毒理和临床资料。根据前期人体应用的经验和试验药物的药理学，也应当向研究者提供可能的过量服药和药物不良反应的识别和处理措施的指导。

（十七）中药民族药研究者手册的内容参考以上要求制定。还应当注明组方理论依据、筛选信息、配伍、功能、主治、已有的人用药经验、药材基原和产地等；来源于古代经典名方的中药复方制剂，注明其出处；相关药材及处方等资料。

第八章　必备文件管理

第七十八条　临床试验必备文件是指评估临床试验实施和数据质量的文件，用于证明研究者、申办者和监查员在临床试验过程中遵守了本规范和相关药物临床试验的法律法规要求。

必备文件是申办者稽查、药品监督管理部门检查临床试验的重要内容，并作为确认临床试验实施的真实性和所收集数据完整性的依据。

第七十九条　申办者、研究者和临床试验机构应当确认均有保存临床试验必备文件的场所和条件。保存文件的设备条件应当具备防止光线直接照射、防水、防火等条件，有利于文件的长期保存。应当制定文件管理的标准操作规程。被保存的文件需要易于识别、查找、调阅和归位。用于保存临床试验资料的介质应当确保源数据或者其核证副本在留存期内保存完整和可读取，并定期测试或者检查恢复读取的能力，免于被故意或者无意地更改或者丢失。

临床试验实施中产生的一些文件，如果未列在临床试验必备文件管理目录中，申办者、研究者及临床试验机构也可以根据必要性和关联性将其列入各自的必备文件档案中保存。

第八十条　用于申请药品注册的临床试验，必备文件应当至少保存至试验药物被批准上市后 5

年；未用于申请药品注册的临床试验，必备文件应当至少保存至临床试验终止后 5 年。

第八十一条　申办者应当确保研究者始终可以查阅和在试验过程中可以录入、更正报告给申办者的病例报告表中的数据，该数据不应该只由申办者控制。

申办者应当确保研究者能保留已递交给申办者的病例报告表数据。用作源文件的复印件应当满足核证副本的要求。

第八十二条　临床试验开始时，研究者及临床试验机构、申办者双方均应当建立必备文件的档案管理。临床试验结束时，监查员应当审核确认研究者及临床试验机构、申办者的必备文件，这些文件应当被妥善地保存在各自的临床试验档案卷宗内。

第九章　附则

第八十三条　本规范自 2020 年 7 月 1 日起施行。

附录四　医疗器械临床试验质量管理规范

第一章　总则

第一条　为加强对医疗器械临床试验的管理，维护受试者权益和安全，保证医疗器械临床试验过程规范，结果真实、准确、完整和可追溯，根据《医疗器械监督管理条例》，制定本规范。

第二条　在中华人民共和国境内，为申请医疗器械（含体外诊断试剂，下同）注册而实施的医疗器械临床试验相关活动，应当遵守本规范。

本规范涵盖医疗器械临床试验全过程，包括医疗器械临床试验的方案设计、实施、监查、稽查、检查以及数据的采集、记录、保存、分析，总结和报告等。

第三条　医疗器械临床试验应当遵守《世界医学大会赫尔辛基宣言》的伦理准则和国家涉及人的生物医学研究伦理的相关规范。参与医疗器械临床试验的各方应当按照试验中各自的职责承担相应的伦理责任。

第四条　实施医疗器械临床试验应当有充分的科学依据和明确的试验目的，权衡受试者和社会预期的风险和获益。只有当预期的获益大于风险时，方可实施或者继续实施临床试验。

第五条　医疗器械临床试验应当在具备相应条件并且按照规定备案的医疗器械临床试验机构实施。

第六条　医疗器械临床试验应当获得伦理委员会的同意。列入需进行临床试验审批的第三类医疗器械目录的，还应当获得国家药品监督管理局的批准，并且在符合要求的三级甲等医疗机构实施临床试验。

第七条　医疗器械临床试验的申办者应当建立覆盖医疗器械临床试验全过程的质量管理体系，确保医疗器械临床试验符合相关法律法规，保护受试者权益和安全。

第二章　伦理委员会

第八条　伦理委员会的职责是保护受试者合法权益和安全，维护受试者尊严。

第九条　伦理委员会应当遵守《世界医学大会赫尔辛基宣言》的伦理准则和相关法律法规规定。伦理委员会的组成、运行、备案管理应当符合卫生健康管理部门要求。

第十条　伦理委员会所有委员应当接受伦理知识、本规范和相关法律法规培训，熟悉医疗器械临床试验的伦理准则和相关法律法规规定，遵守伦理委员会的工作程序。

第十一条　医疗器械临床试验开始前，申办者应当通过主要研究者向伦理委员会提交下列文件：

（一）临床试验方案；

（二）研究者手册；

（三）知情同意书文本和其他任何提供给受试者的书面材料；

（四）招募受试者和向其宣传的程序性文件（如适用）；

（五）病例报告表文本；

（六）基于产品技术要求的产品检验报告；

（七）临床前研究相关资料；

（八）主要研究者简历、专业特长、能力、接受培训和其他能够证明其资格的文件；

（九）试验医疗器械的研制符合适用的医疗器械质量管理体系相关要求的声明；

（十）与伦理审查相关的其他文件。

第十二条　伦理委员会应当对医疗器械临床试验的伦理性和科学性进行审查，并应当重点关注下列内容：

（一）主要研究者的资格、经验以及是否有充足的时间参加该临床试验；

（二）临床试验的人员配备以及设备条件等是否符合试验要求；

（三）受试者可能遭受的风险程度与试验预期的受益相比是否合适；

（四）临床试验方案是否充分考虑了伦理原则，是否符合科学性，包括研究目的是否适当、受试者的权益和安全是否得到保障、其他人员可能遭受的风险是否得到充分保护；

（五）向受试者提供的有关本试验的信息资料是否完整，是否明确告知其应当享有的权利；受试者是否可以理解知情同意书的内容；获取知情同意书的方法是否适当；

（六）受试者入选、排除是否科学和公平；

（七）受试者是否因参加临床试验而获得合理补偿；受试者若发生与临床试验相关的伤害或者死亡，给予的诊治和保障措施是否充分；

（八）对儿童、孕妇、老年人、智力低下者、精神障碍患者等特殊人群受试者的保护是否充分。

第十三条　伦理委员会审查意见可以是：

（一）同意；

（二）作必要修改后同意；

（三）不同意；

（四）暂停或者终止已同意的试验。

审查意见要求修改或者予以否定的，应当说明理由。

第十四条　知情同意书一般应当包括下列内容以及对事项的说明：

（一）主要研究者的姓名以及相关信息；

（二）医疗器械临床试验机构的名称；

（三）临床试验名称、目的、方法、内容；

（四）临床试验过程、期限；

（五）临床试验的资金来源、可能的利益冲突；

（六）预期受试者可能的受益和已知的、可以预见的风险以及可能发生的不良事件；

（七）受试者可以获得的替代诊疗方法以及其潜在受益和风险的信息；

（八）适用时，说明受试者可能被分配到临床试验的不同组别；

（九）受试者参加临床试验是自愿的，且在临床试验的任何阶段有权退出而不会受到歧视或者报复，其医疗待遇与权益不受影响；

（十）告知受试者参加临床试验的个人资料属于保密，但医疗器械临床试验机构管理部门、伦理委员会、药品监督管理部门、卫生健康管理部门或者监查员、稽查员在工作需要时按照规定程序可以查阅受试者参加临床试验的个人资料；

（十一）受试者在临床试验期间可能获得的免费诊疗项目和其他相关补偿；

（十二）如发生与临床试验相关的伤害，受试者可以获得的治疗和 / 或赔偿；

（十三）受试者在临床试验期间可以随时了解与其相关的信息资料。

知情同意书应当注明制定的版本和日期或者修订后的版本和日期。知情同意书应当采用受试者能够理解的语言和文字。知情同意书不应当含有会引起受试者放弃合法权益以及免除医疗器械临床试验机构和主要研究者、申办者应当负责任的内容。

第十五条　伦理委员会的跟踪审查：

（一）伦理委员会应当对医疗器械临床试验进行跟踪监督，发现受试者权益和安全不能得到保障等情形，可以在任何时间书面要求暂停或者终止该项临床试验；

（二）伦理委员会需要审查研究者报告的本临床试验机构发生的严重不良事件等安全性信息，审查申办者报告的试验医疗器械相关严重不良事件等安全性信息。伦理委员会可以要求修改临床试验方案、知情同意书和其他提供给受试者的信息，暂停或者终止该项临床试验；

（三）伦理委员会需要审查临床试验方案的偏离对受试者权益和安全的可能影响，或者对医疗器械临床试验的科学性、完整性的可能影响。

第十六条　医疗器械临床试验过程中，修订临床试验方案以及知情同意书等文件、恢复已暂停的临床试验，应当在重新获得伦理委员会的书面同意后方可实施。

第十七条　伦理委员会应当保存伦理审查的全部记录，包括伦理审查的书面记录、委员信息、递交的文件、会议记录和相关往来记录等。

第三章　医疗器械临床试验机构

第十八条　医疗器械临床试验机构应当符合备案条件，建立临床试验管理组织架构和管理制度。医疗器械临床试验机构应当具有相应的临床试验管理部门，承担医疗器械临床试验的管理工作。

第十九条　医疗器械临床试验机构管理部门应当负责在医疗器械临床试验机构备案管理信息系统中填报、管理和变更医疗器械临床试验机构备案信息，包括临床试验专业、主要研究者等信息；负责在备案系统中在线提交上一年度实施医疗器械临床试验工作总结报告；负责在伦理委员会对医疗器械临床试验审查前，组织评估该临床试验主要研究者的资质并完成其备案。

第二十条　医疗器械临床试验机构应当建立质量管理制度，涵盖医疗器械临床试验实施的全过程，包括培训和考核、临床试验的实施、医疗器械的管理、生物样本的管理、不良事件和器械缺陷的处理以及安全性信息的报告、记录、质量控制等制度，确保主要研究者履行其临床试验相关职责，保证受试者得到妥善的医疗处理，确保试验产生数据的真实性。

第二十一条　医疗器械临床试验机构在接受医疗器械临床试验前，应当根据试验医疗器械的特性评估相关资源，确保具备相匹配的资质、人员、设施、条件等。

第二十二条　医疗器械临床试验机构和研究者应当配合申办者组织的监查和稽查，以及药品监督管理部门、卫生健康管理部门开展的检查。

第二十三条　医疗器械临床试验机构应当按照相关法律法规和与申办者的合同，妥善保存临床试验记录和基本文件。

第四章　研究者

第二十四条　负责医疗器械临床试验的主要研究者应当具备下列条件：

（一）已完成医疗器械临床试验主要研究者备案；

（二）熟悉本规范和相关法律法规；

（三）具有试验医疗器械使用所要求的专业知识和经验，经过临床试验相关培训，有临床试验的经验，熟悉申办者所提供的医疗器械临床试验方案、研究者手册等资料；

（四）有能力协调、支配和使用进行该项医疗器械临床试验的人员和设备，且有能力处理医疗器械临床试验中发生的不良事件和其他关联事件。

第二十五条　主要研究者应当确保医疗器械临床试验遵守伦理委员会同意的最新版本临床试验方案；在约定的时限内，按照本规范和相关法律法规的规定实施医疗器械临床试验。

第二十六条　主要研究者可以根据医疗器械临床试验的需要，授权经过临床试验相关培训的研究者，组织进行受试者招募和知情同意、筛选和随访；试验医疗器械和对照医疗器械（如适用）的管理和使用；生物样本的管理和使用（如适用）；不良事件和器械缺陷的处理；临床试验数据记录以及病例报告表填写等。

第二十七条　参与医疗器械临床试验的研究者应当：

（一）具有承担医疗器械临床试验相应的专业技术资格、培训经历和相关经验；

（二）参加申办者组织的与该医疗器械临床试验相关的培训，并在主要研究者授权的范围内参与医疗器械临床试验；

（三）熟悉试验医疗器械的原理、适用范围或者预期用途、产品性能、操作方法、安装要求以及技术指标等，了解该试验医疗器械临床前研究相关资料；

（四）充分了解并且遵守临床试验方案、本规范和相关法律法规规定以及与医疗器械临床试验相关的职责；

（五）掌握临床试验可能产生风险的防范以及紧急处理方法。

第二十八条　研究者应当遵守《世界医学大会赫尔辛基宣言》的伦理准则及相关伦理要求，并符合以下要求：

（一）应当使用经伦理委员会同意的最新版本知情同意书和其他提供给受试者的信息；

（二）在受试者参与临床试验前，应当向受试者说明试验医疗器械以及临床试验有关的详细情况，告知受试者可能的受益和已知的、可以预见的风险，经充分和详细解释后由受试者在知情同意书上签署姓名和日期，研究者在知情同意书上应当签署姓名和日期；

（三）受试者为无民事行为能力人或者限制民事行为能力人的，应当依法获得其监护人的书面知情同意；受试者缺乏阅读能力的，应当有一位公正见证人见证整个知情同意过程并在知情同意书上签字并注明日期；

（四）不应当强迫或者以其他不正当方式诱使受试者参加临床试验；

（五）确保知情同意书更新并获得伦理委员会审查同意后，所有受影响的未结束试验流程的受试者，都签署新修订的知情同意书。

第二十九条　研究者对申办者提供的试验医疗器械和对照医疗器械（如适用）有管理责任，应当确保其仅用于参加该医疗器械临床试验的受试者，在临床试验期间按照要求储存和保管，在临床试验完成或者终止后按照相关法律法规和与申办者的合同进行处理。

第三十条　研究者应当确保医疗器械临床试验中生物样本的采集、处理、保存、运输、销毁等符合临床试验方案和相关法律法规。

第三十一条　医疗器械临床试验中发生不良事件时，研究者应当为受试者提供足够、及时的治疗和处理；当受试者出现并发疾病需要治疗和处理时，研究者应当及时告知受试者。研究者应当记录医疗器械临床试验过程中发生的不良事件和发现的器械缺陷。

第三十二条　研究者应当及时报告医疗器械临床试验中的安全性信息：

（一）医疗器械临床试验中发生严重不良事件时，研究者应当立即对受试者采取适当的治疗措施；同时，研究者应当在获知严重不良事件后 24 小时内，向申办者、医疗器械临床试验机构管理部门、伦理委员会报告；并按照临床试验方案的规定随访严重不良事件，提交严重不良事件随访报告；

（二）发现医疗器械临床试验的风险超过可能的受益，需要暂停或者终止临床试验时，主要研究者应当向申办者、医疗器械临床试验机构管理部门、伦理委员会报告，及时通知受试者，并保证受试者得到适当治疗和随访。

第三十三条　主要研究者应当对收到的安全性信息及时处理：

（一）收到申办者提供的试验医疗器械相关严重不良事件和其他安全性信息时，应当及时签收阅读，并考虑受试者的治疗是否进行相应调整，必要时尽早与受试者沟通；

（二）收到申办者或者伦理委员会需要暂停或者终止医疗器械临床试验的通知时，应当及时通知受试者，并保证受试者得到适当治疗和随访。

第三十四条　主要研究者应当按时向伦理委员会报告医疗器械临床试验的进展，及时报告影响受试者权益和安全的事件或者对临床试验方案的偏离。

第三十五条　医疗器械临床试验机构和研究者对申办者严重或者持续违反本规范和相关法律法规，或者要求改变试验数据、结论的行为，应当书面向申办者所在地省、自治区、直辖市药品监督管理部门报告。

第五章　申办者

第三十六条　申办者应当对医疗器械临床试验的真实性、合规性负责。申办者为境外机构的，应当按照相关法律法规指定中国境内的企业法人作为代理人，由代理人协助申办者履行职责。

第三十七条　申办者的质量管理体系应当覆盖医疗器械临床试验的全过程，包括医疗器械临床试验机构和主要研究者的选择、临床试验方案的设计、医疗器械临床试验的实施、记录、结果报告和文件归档等。申办者的质量管理措施应当与临床试验的风险相适应。

第三十八条　申办者发起医疗器械临床试验前应当：

（一）确保产品设计已定型，完成试验医疗器械的临床前研究，包括性能验证以及确认、基于产品技术要求的产品检验报告、风险受益分析等，且结果应当能够支持该项医疗器械临床试验；

（二）根据试验医疗器械的特性，选择已备案的医疗器械临床试验机构、专业和主要研究者；

（三）负责组织制定研究者手册、临床试验方案、知情同意书、病例报告表、标准操作规程以及其他相关文件，并向医疗器械临床试验机构和主要研究者提供。

第三十九条　申办者应当与医疗器械临床试验机构和主要研究者签订合同，明确各方在医疗器械临床试验中的权利和义务。

第四十条　申办者应当在医疗器械临床试验经伦理审查通过并且与医疗器械临床试验机构签订合同后，向申办者所在地省、自治区、直辖市药品监督管理部门进行临床试验项目备案。

医疗器械临床试验备案完成后，该医疗器械临床试验机构方可开始第一例受试者知情同意以及筛选。

第四十一条　医疗器械临床试验开始前，申办者应当负责组织与该医疗器械临床试验相关的培训，如试验医疗器械的原理、适用范围、产品性能、操作方法、安装要求、技术指标以及临床试验方案、标准操作规程以及其他相关文件等。

第四十二条　申办者应当免费提供试验医疗器械，并符合以下要求：

（一）试验医疗器械应当按照医疗器械生产质量管理规范的相关要求生产且质量合格；

（二）确定试验医疗器械的运输条件、储存条件、储存时间、有效期等；

（三）试验医疗器械应当按照临床试验方案要求进行适当包装和保存；包装标签上应当标明产品信息，具有易于识别、正确编码的标识，标明仅用于医疗器械临床试验；

（四）医疗器械临床试验获得伦理委员会同意后，申办者负责在规定的条件下将试验医疗器械运输至医疗器械临床试验机构；

（五）对从医疗器械临床试验机构回收的试验医疗器械，申办者负责保存回收处置等记录。

第四十三条　申办者应当为受试者支付与医疗器械临床试验相关的费用。受试者发生与医疗器械临床试验相关的损害或者死亡时，申办者应当承担相应的治疗费用、补偿或者赔偿，但不包括研究者和医疗器械临床试验机构自身过失以及受试者自身疾病进展所致的损害。

第四十四条　申办者应当负责医疗器械试验期间安全性信息的评估和报告：

（一）申办者应当在获知死亡或者危及生命的临床试验医疗器械相关严重不良事件后 7 日内、获知非死亡或者非危及生命的试验医疗器械相关严重不良事件和其他严重安全性风险信息后 15 日内，向参与临床试验的其他医疗器械临床试验机构、伦理委员会以及主要研究者报告，向申办者所在地省、自治区、直辖市药品监督管理部门报告，向医疗器械临床试验机构所在地省、自治区、直辖市药品监督管理部门和卫生健康管理部门报告，并采取风险控制措施；出现可能影响受试者安全、可能影响医疗器械临床试验实施、可能改变伦理委员会同意意见的信息时，应当及时组织对临床试验方案、知情同意书和其他提供给受试者的信息以及其他相关文件进行修改，并提交伦理委员会审查；

（二）出现大范围临床试验医疗器械相关严重不良事件，或者其他重大安全性问题时，申办者应当暂停或者终止医疗器械临床试验，并向所有医疗器械临床试验机构管理部门、伦理委员会以及主要研究者报告，向申办者所在地省、自治区、直辖市药品监督管理部门报告，向所有医疗器械临床试验机构所在地省、自治区、直辖市药品监督管理部门和卫生健康管理部门报告。

第四十五条　申办者应当承担医疗器械临床试验监查责任，制定监查标准操作规程，并选择符合要求的监查员履行监查职责：

（一）监查员人数以及监查次数应当与医疗器械临床试验的复杂程度和参与临床试验的医疗器械临床试验机构数量相匹配；

（二）监查员应当受过相应的培训，熟悉本规范和相关法律法规，具备相关专业背景知识，熟悉试验医疗器械的相关研究资料和同类产品临床方面的信息、临床试验方案以及其相关的文件，能够有效履行监查职责；

（三）监查员应当遵守由申办者制定的监查标准操作规程，督促医疗器械临床试验按照临床试验方案实施。监查的内容包括医疗器械临床试验机构和研究者在临床试验实施过程中对临床试验方案、本规范和相关法律法规的依从性；受试者知情同意书签署、筛选、随访、权益和安全保障；试验医疗器械和对照医疗器械（如适用）的管理和使用；生物样本的管理和使用（如适用）；不良事件和器械缺陷的处理；安全性信息的报告；临床试验数据记录以及病例报告表填写等。

第四十六条　为保证临床试验的质量，申办者可以组织独立于医疗器械临床试验、有相应培训和经验的稽查员对临床试验实施情况进行稽查，评估临床试验是否符合临床试验方案、本规范和相关法律法规的规定。

第四十七条　申办者应当确保医疗器械临床试验的实施遵守临床试验方案，发现医疗器械临床试验机构和研究者不遵守临床试验方案、本规范和相关法律法规的，应当及时指出并予以纠正；如情况严重或者持续不改，应当终止该临床试验机构和研究者继续参加该临床试验，并书面向临床试验机构所在地省、自治区、直辖市药品监督管理部门报告。

第四十八条　申办者应当在医疗器械临床试验暂停、终止或者完成后 10 个工作日内，书面报告所有的主要研究者、医疗器械临床试验机构管理部门、伦理委员会。

申办者应当在医疗器械临床试验终止或者完成后 10 个工作日内，向申办者所在地省、自治区、直辖市药品监督管理部门报告。

第六章　临床试验方案和试验报告

第四十九条　实施医疗器械临床试验，申办者应当根据试验目的，综合考虑试验医疗器械的风险、技术特征、适用范围和预期用途等，组织制定科学、合理的临床试验方案。

第五十条　临床试验方案一般包含产品基本信息、临床试验基本信息、试验目的、风险受益分析、试验设计要素、试验设计的合理性论证、统计学考虑、实施方式（方法、内容、步骤）、临床试验终点、数据管理、对临床试验方案修正的规定、不良事件和器械缺陷定义和报告的规定、伦理学考虑等内容。

第五十一条　申办者、主要研究者应当按照临床试验方案实施医疗器械临床试验，并完成临床试验报告。临床试验报告应当全面、完整、准确反映临床试验结果，临床试验报告安全性、有效性数据应当与临床试验源数据一致。

第五十二条　临床试验报告一般包含医疗器械临床试验基本信息、实施情况、统计分析方法、试验结果、不良事件和器械缺陷报告以及其处理情况、对试验结果的分析讨论、临床试验结论、伦理情况说明、存在问题以及改进建议等内容。

第五十三条　临床试验方案、临床试验报告应当由主要研究者签名、注明日期，经医疗器械临床试验机构审核签章后交申办者。

第七章　多中心临床试验

第五十四条　多中心临床试验是指按照同一临床试验方案，在两个以上（含两个）医疗器械临床试验机构实施的临床试验。

多中心临床试验在不同的国家或者地区实施时，为多区域临床试验，在中国境内实施的多区域医疗器械临床试验应当符合本规范的相关要求。

第五十五条　申办者实施多中心医疗器械临床试验，应当符合以下要求：

（一）申办者应当确保参加医疗器械临床试验的各中心均能遵守临床试验方案；

（二）申办者应当向各中心提供相同的临床试验方案。临床试验方案的伦理性和科学性经组长单位伦理委员会审查通过后，参加临床试验的其他医疗器械临床试验机构伦理委员会一般情况下不再对临床试验方案设计提出修改意见，但是有权不同意在其医疗器械临床试验机构进行试验；

（三）各中心应当使用相同的病例报告表和填写指导说明，以记录在医疗器械临床试验中获得的试验数据；

（四）医疗器械临床试验开始前，应当有书面文件明确参加医疗器械临床试验的各中心主要研究者的职责；

（五）申办者应当确保各中心主要研究者之间的沟通；

（六）申办者负责选择、确定医疗器械临床试验的协调研究者，协调研究者供职的医疗机构为组长单位。协调研究者承担多中心临床试验中各中心的协调工作。

第五十六条　多中心临床试验报告应当由协调研究者签名、注明日期，经组长单位医疗器械临床试验机构审核签章后交申办者。

各分中心临床试验小结应当由该中心的主要研究者签名、注明日期，经该中心的医疗器械临床试验机构审核签章后交申办者。分中心临床试验小结主要包括人员信息、试验医疗器械和对照医疗器械（如适用）信息、试验概述、病例入组情况、临床试验方案的执行情况、试验数据的总结和描述性分析、医疗器械临床试验质量管理情况、不良事件和器械缺陷的发生以及处理情况、方案偏离情况说明等。

第八章　记录要求

第五十七条　医疗器械临床试验数据应当真实、准确、完整、具有可追溯性。医疗器械临床试验的源数据应当清晰可辨识，不得随意更改；确需更改时应当说明理由，签名并注明日期。

第五十八条　在医疗器械临床试验中，主要研究者应当确保任何观察与发现均正确完整地予以记录。以患者为受试者的临床试验，相关的医疗记录应当载入门诊或者住院病历中。

第五十九条　主要研究者应当确保按照申办者提供的指南，填写和修改病例报告表，确保病例报告表中的数据准确、完整、清晰和及时。病例报告表中报告的数据应当与源文件一致。病例报告表中数据的修改，应当确保初始记录清晰可辨，保留修改轨迹，修改者签名并注明日期。

第六十条　医疗器械临床试验中如采用电子数据采集系统，该系统应当经过可靠的验证，具有完善的权限管理和稽查轨迹，可以追溯至记录的创建者、创建时间或者修改者、修改时间、修改情况，所采集的电子数据可以溯源。

第六十一条　医疗器械临床试验基本文件是用于评价申办者、医疗器械临床试验机构和主要研究者对本规范和药品监督管理部门有关要求的执行情况。药品监督管理部门可以对医疗器械临床试验基本文件进行检查，并作为确认医疗器械临床试验实施的真实性和所收集数据完整性的依据。

第六十二条　申办者和医疗器械临床试验机构应当具备临床试验基本文件保存的场所和条件，应当建立基本文件管理制度。医疗器械临床试验基本文件按临床试验阶段分为三部分：准备阶段文件、进行阶段文件、完成或者终止后文件。

第六十三条　申办者和医疗器械临床试验机构应当确保临床试验基本文件在保存期间的完整性，避免故意或者无意地更改或者丢失。

（一）研究者应当在医疗器械临床试验过程中妥善保存临床试验基本文件；

（二）医疗器械临床试验机构应当保存临床试验基本文件至医疗器械临床试验完成或者终止

后10年；

（三）伦理委员会应当保存伦理审查的全部记录至医疗器械临床试验完成或者终止后10年；

（四）申办者应当保存临床试验基本文件至无该医疗器械使用时。

第九章　附则

第六十四条　本规范下列用语的含义：

医疗器械临床试验，是指在符合条件的医疗器械临床试验机构中，对拟申请注册的医疗器械（含体外诊断试剂）在正常使用条件下的安全性和有效性进行确认的过程。

医疗器械临床试验机构，是指具备相应条件，按照本规范和相关法律法规实施医疗器械临床试验的机构，包括承担体外诊断试剂临床试验的血液中心和中心血站、设区的市级以上疾病预防控制机构、戒毒中心等非医疗机构。

临床试验方案，是指说明医疗器械临床试验目的、设计、方法学和组织实施等的文件。临床试验方案包括方案以及其修订版。

临床试验报告，是指描述一项医疗器械临床试验设计、执行、统计分析和结果的文件。

病例报告表，是指按照医疗器械临床试验方案所规定设计的文件，用以记录试验过程中获得的每个受试者的全部信息和数据。

研究者手册，是指申办者提供的，帮助主要研究者和参与临床试验的其他研究者更好地理解和遵守临床试验方案的资料汇编，包括但不限于：申办者基本信息、试验医疗器械的概要说明、支持试验医疗器械预期用途和临床试验设计理由的概要和评价、可能的风险、推荐的防范和紧急处理方法等。

试验医疗器械，是指医疗器械临床试验中对其安全性、有效性进行确认的拟申请注册的医疗器械。

对照医疗器械，是指医疗器械临床试验中作为对照的在中华人民共和国境内已上市医疗器械。

伦理委员会，是指由适当人员组成的独立的委员会，其职责是确保参与医疗器械临床试验的受试者的权益和安全得到保护。

知情同意，是指向受试者告知医疗器械临床试验的各方面情况后，受试者确认自愿参加该项医疗器械临床试验的过程，应当以书面签署姓名和注明日期的知情同意书作为证明文件。

受试者，是指自愿参加医疗器械临床试验的个人。

公正见证人，是指与医疗器械临床试验无关，不受临床试验相关人员不公正影响的个人，在受试者无阅读能力时，作为公正的见证人，阅读知情同意书和其他提供给受试者的信息，并见证知情同意。

申办者，是指医疗器械临床试验的发起、管理和提供财务支持的机构或者组织。

研究者，是指在医疗器械临床试验机构中实施医疗器械临床试验的人员。

主要研究者，是指在医疗器械临床试验机构中实施医疗器械临床试验的负责人。

协调研究者，是指在多中心临床试验中由申办者指定实施协调工作的研究者，一般为组长单位的主要研究者。

监查，是指申办者为保证医疗器械临床试验能够遵守临床试验方案、本规范和相关法律法规，选派专门人员对医疗器械临床试验机构、研究者进行评价调查，对医疗器械临床试验过程中的数据进行验证并记录和报告的活动。

稽查，是指由申办者组织对医疗器械临床试验相关活动和文件进行系统性的独立检查，以确定此类活动的执行、数据的记录、分析和报告是否符合临床试验方案、本规范和相关法律法规。

检查，是指监管部门对医疗器械临床试验的有关文件、设施、记录和其他方面进行的监督管理活动。

偏离，是指有意或者无意地未遵守医疗器械临床试验方案要求的情形。

不良事件，是指在医疗器械临床试验过程中出现的不良医学事件，无论是否与试验医疗器械相关。

严重不良事件，是指医疗器械临床试验过程中发生的导致死亡或者健康状况严重恶化，包括致命的疾病或者伤害、身体结构或者身体功能的永久性缺陷、需要住院治疗或者延长住院时间、需要采取医疗措施以避免对身体结构或者身体功能造成永久性缺陷；导致胎儿窘迫、胎儿死亡或者先天性异常、先天缺损等事件。

器械缺陷，是指临床试验过程中医疗器械在正常使用情况下存在可能危及人体健康和生命安全的不合理风险，如标签错误、质量问题、故障等。

源数据，是指医疗器械临床试验中的临床发现、观察和其他活动的原始记录以及其经核准的副本中的所有信息，可以用于医疗器械临床试验重建和评价。

源文件，是指包含源数据的印刷文件、可视文件或者电子文件等。

第六十五条　医疗器械临床试验方案等文书的格式范本由国家药品监督管理局另行制定。

第六十六条　本规范自 2022 年 5 月 1 日起施行。

附录五　药物临床试验机构管理规定

第一章　总则

第一条　为加强药物临床试验机构的监督管理，根据《中华人民共和国药品管理法》《中华人民共和国疫苗管理法》《中华人民共和国药品管理法实施条例》《医疗机构管理条例》，以及中共中央办公厅、国务院办公厅《关于深化审评审批制度改革鼓励药品医疗器械创新的意见》，制定本规定。

第二条 药物临床试验机构是指具备相应条件，按照《药物临床试验质量管理规范》（GCP）和药物临床试验相关技术指导原则等要求，开展药物临床试验的机构。

第三条 从事药品研制活动，在中华人民共和国境内开展经国家药品监督管理局批准的药物临床试验（包括备案后开展的生物等效性试验），应当在药物临床试验机构中进行。药物临床试验机构应当符合本规定条件，实行备案管理。仅开展与药物临床试验相关的生物样本等分析的机构，无需备案。

第四条 药品监督管理部门、卫生健康主管部门根据各自职责负责药物临床试验机构的监督管理工作。

第二章 条件和备案

第五条 药物临床试验机构应当具备的基本条件包括：

（一）具有医疗机构执业许可证，具有二级甲等以上资质，试验场地应当符合所在区域卫生健康主管部门对院区（场地）管理规定。开展以患者为受试者的药物临床试验的专业应当与医疗机构执业许可的诊疗科目相一致。开展健康受试者的Ⅰ期药物临床试验、生物等效性试验应当为Ⅰ期临床试验研究室专业；

（二）具有与开展药物临床试验相适应的诊疗技术能力；

（三）具有与药物临床试验相适应的独立的工作场所、独立的临床试验用药房、独立的资料室，以及必要的设备设施；

（四）具有掌握药物临床试验技术与相关法规，能承担药物临床试验的研究人员；其中主要研究者应当具有高级职称并参加过3个以上药物临床试验；

（五）开展药物临床试验的专业具有与承担药物临床试验相适应的床位数、门急诊量；

（六）具有急危重病症抢救的设施设备、人员与处置能力；

（七）具有承担药物临床试验组织管理的专门部门；

（八）具有与开展药物临床试验相适应的医技科室，委托医学检测的承担机构应当具备相应资质；

（九）具有负责药物临床试验伦理审查的伦理委员会；

（十）具有药物临床试验管理制度和标准操作规程；

（十一）具有防范和处理药物临床试验中突发事件的管理机制与措施；

（十二）卫生健康主管部门规定的医务人员管理、财务管理等其他条件。

药物临床试验机构为疾病预防控制机构的，应当为省级以上疾病预防控制机构，不要求本条前款第一项、第五项、第六项条件。

第六条　国家药品监督管理部门负责建立“药物临床试验机构备案管理信息平台”（简称备案平台），用于药物临床试验机构登记备案和运行管理，以及药品监督管理部门和卫生健康主管部门监督检查的信息录入、共享和公开。

第七条　药物临床试验机构应当自行或者聘请第三方对其临床试验机构及专业的技术水平、设施条件及特点进行评估，评估符合本规定要求后备案。

第八条　药物临床试验机构按照备案平台要求注册机构用户，完成基本信息表填写，提交医疗机构执业许可证等备案条件的资质证明文件，经备案平台审核通过后激活账号，按照备案平台要求填写组织管理架构、设备设施、研究人员、临床试验专业、伦理委员会、标准操作规程等备案信息，上传评估报告，备案平台将自动生成备案号。

备案的药物临床试验机构增加临床试验专业，应当形成新增专业评估报告，按照备案平台要求填录相关信息及上传评估报告。

省级以上疾病预防控制机构可遴选和评估属地具备疫苗预防接种资质的机构作为试验现场单位，在备案平台上进行登记备案，试验现场单位参照临床试验专业管理。

第九条　药物临床试验机构对在备案平台所填写信息的真实性和准确性承担全部法律责任。备案的药物临床试验机构名称、地址、联系人、联系方式和临床试验专业、主要研究者等基本信息向社会公开，接受公众的查阅、监督。

第十条　药物临床试验机构名称、机构地址、机构级别、机构负责人员、伦理委员会和主要研究者等备案信息发生变化时，药物临床试验机构应当于5个工作日内在备案平台中按要求填写并提交变更情况。

第三章　运行管理

第十一条　药物临床试验机构备案后，应当按照相关法律法规和《药物临床试验质量管理规范》要求，在备案地址和相应专业内开展药物临床试验，确保研究的科学性，符合伦理，确保研究资料的真实性、准确性、完整性，确保研究过程可追溯性，并承担相应法律责任。疾病预防控制机构开展疫苗临床试验，应当符合疫苗临床试验质量管理相关指导原则，由备案的省级以上疾病预防控制机构负责药物临床试验的管理，并承担主要法律责任；试验现场单位承担直接法律责任。

第十二条　药物临床试验机构设立或者指定的药物临床试验组织管理专门部门，统筹药物临床试验的立项管理、试验用药品管理、资料管理、质量管理等相关工作，持续提高药物临床试验质量。

第十三条　药物临床试验机构是药物临床试验中受试者权益保护的责任主体。伦理委员会负责审查药物临床试验方案的科学性和伦理合理性，审核和监督药物临床试验研究者的资质，监督药物临床试验开展情况，保证伦理审查过程独立、客观、公正。伦理委员会应当按照《涉及人的生物医学研究伦理审查办法》要求在医学研究登记备案信息系统公开有关信息，接受本机构和卫生健康主管部门的管理和公众监督。

第十四条　主要研究者应当监督药物临床试验实施及各研究人员履行其工作职责的情况，并采取措施实施药物临床试验的质量管理，确保数据的可靠、准确。

第十五条　新药Ⅰ期临床试验或者临床风险较高需要临床密切监测的药物临床试验，应当由三级医疗机构实施。疫苗临床试验应当由三级医疗机构或者省级以上疾病预防控制机构实施或者组织实施。注册申请人委托备案的药物临床试验机构开展药物临床试验，可自行或者聘请第三方对委托的药物临床试验机构进行评估。

第十六条　药物临床试验机构应当于每年1月31日前在备案平台填报上一年度开展药物临床试验工作总结报告。

第十七条　药物临床试验机构接到境外药品监督管理部门检查药物临床试验要求的，应当在接受检查前将相关信息录入备案平台，并在接到检查结果后5个工作日内将检查结果信息录入备案平台。

第四章　监督检查

第十八条　国家药品监督管理局会同国家卫生健康委建立药物临床试验机构国家检查员库，根据监管和审评需要，依据职责对药物临床试验机构进行监督检查。

第十九条　省级药品监督管理部门、省级卫生健康主管部门根据药物临床试验机构自我评估情况、开展药物临床试验情况、既往监督检查情况等，依据职责组织对本行政区域内药物临床试验机构开展日常监督检查。对于新备案的药物临床试验机构或者增加临床试验专业、地址变更的，应当在60个工作日内开展首次监督检查。

第二十条　药物临床试验机构未遵守《药物临床试验质量管理规范》的，依照《药品管理法》第一百二十六条规定处罚。

第二十一条　药物临床试验机构未按照本规定备案的，国家药品监督管理部门不接受其完成的药物临床试验数据用于药品行政许可。

第二十二条　违反本规定，隐瞒真实情况、存在重大遗漏、提供误导性或者虚假信息或者采取其他欺骗手段取得备案的，以及存在缺陷不适宜继续承担药物临床试验的，取消其药物临床试验机构或者相关临床试验专业的备案，依法处理。

第二十三条　省级以上药品监督管理部门、省级以上卫生健康主管部门对药物临床试验机构监督检查结果及处理情况，应当及时录入备案平台并向社会公布。

第五章　附则

第二十四条　药物临床试验机构备案号格式为：药临机构备 +4 位年代号 +5 位顺序编号。

第二十五条　中央军委后勤保障部卫生局、中国人民武装警察部队后勤部卫生局分别对军队、武警所属药物临床试验机构，履行本规定中省级药品监督管理部门和卫生健康主管部门的监督检查职责。

第二十六条　对戒毒等特殊药物需在特定机构开展药物临床试验，应当具有相应业务主管部门发放的机构资质，参照本规定管理。

第二十七条　药品监督管理部门、卫生健康主管部门对于药物临床试验机构备案和监督检查，不收取费用。

第二十八条　本规定自 2019 年 12 月 1 日起施行。《药物临床试验机构资格认定办法（试行）》（国食药监安〔2004〕44 号）、《关于开展药物临床试验机构资格认定复核检查工作的通知》（国食药监注〔2009〕203 号）和《关于印发一次性疫苗临床试验机构资格认定管理规定的通知》（食药监药化管〔2013〕248 号）同时废止。

附录六　药物临床试验伦理审查工作指导原则

为加强药物临床试验质量管理和受试者保护，规范和指导伦理委员会的药物临床试验伦理审查工作，提高药物临床试验伦理审查工作质量，根据《药品注册管理办法》和《药物临床试验质量管理规范》的有关规定，国家食品药品监督管理局组织制定了《药物临床试验伦理审查工作指导原则》，并于日前印发。该《指导原则》共五十二条，自发布之日起施行。

第一章　总则

第一条　为加强药物临床试验伦理审查工作的指导和监督管理，规范伦理委员会对药物临床试验的伦理审查工作，保证药物临床试验符合科学和伦理要求，根据《药物临床试验质量管理规范》（GCP）、世界医学会《赫尔辛基宣言》、国际医学科学组织理事会《涉及人的生物医学研究国际伦理准则》，制定本指导原则。

第二条　伦理委员会对药物临床试验项目的科学性、伦理合理性进行审查，旨在保证受试者尊严、安全和权益，促进药物临床试验科学、健康地发展，增强公众对药物临床试验的信任和支持。

第三条　伦理委员会须在遵守国家宪法、法律、法规和有关规定的前提下，独立开展药物临床试验的伦理审查工作，并接受药品监督管理部门的指导和监督。

第四条　药品监督管理部门需建立对伦理委员会药物临床试验伦理审查工作的检查和评价制度，实施对伦理委员会伦理审查工作的指导和监督管理。

第二章　伦理委员会的组织与管理

第五条　组建伦理委员会应符合国家相关的管理规定。伦理委员会应由多学科背景的人员组成，包括从事医药相关专业人员、非医药专业人员、法律专家，以及独立于研究 / 试验单位之外的人员，至少 5 人，且性别均衡。确保伦理委员有资格和经验共同对试验的科学性及伦理合理性进行审阅和评估。伦理委员会的组成和工作不应受任何参与试验者的影响。

第六条　伦理委员会应有书面文件说明伦理委员会的组织构架、主管部门、伦理委员会的职责、成员的资质要求、任职条件和任期、办公室工作职责，建立选择与任命伦理委员会委员与秘书的程序等。

第七条　组建伦理委员会的机构 / 部门应当向伦理委员会提供必要的支持。设立独立的办公室，具备必要的办公条件，以确保与申请人的沟通及相关文件的保密性。

第八条　伦理委员会委员可以采用招聘、推荐等方式产生。伦理委员会设主任委员一名，副主任委员若干名，由伦理委员会委员选举产生。

第九条　伦理委员会委员应同意公开其姓名、职业和隶属关系，签署有关审查项目、受试者信息和相关事宜的保密协议，签署利益冲突声明。

第十条　伦理委员会可以聘请独立顾问或委任常任独立顾问。独立顾问应伦理委员会的邀请，就试验方案中的一些问题向伦理委员会提供咨询意见，但独立顾问不具有伦理审查表决权。独立顾问可以是伦理或法律方面的、特定疾病或方法学的专家，或者是特殊疾病人群、特定地区人群 / 族群或其他特定利益团体的代表。

第十一条　伦理委员会应针对新委员和委员的继续教育建立培训机制，组织 GCP 等相关法律法规、药物临床试验伦理审查技术以及伦理委员会标准操作规程的培训。

第十二条　伦理委员会应制定标准操作规程和制度，以确保伦理审查工作的规范性与一致性。内容至少包括以下几个方面：

（一）标准操作规程与伦理审查申请指南的制定；

（二）伦理委员会的组织与管理：伦理委员会的组建，伦理审查的保密措施，利益冲突的管理，委员与工作人员的培训，独立顾问的选聘；

（三）伦理审查的方式：会议审查与紧急会议审查，快速审查；

（四）伦理审查的流程：审查申请的受理与处理，初始审查，跟踪审查，审查决定的传达；

（五）会议管理：会议准备，会议程序，会议记录；

（六）文件与档案管理：建档，保存，查阅与复印。

第三章　伦理委员会的职责要求

第十三条　伦理委员会应根据伦理审查工作的需要不断完善组织管理和制度建设，履行保护受试者的安全和权益的职责。

第十四条　伦理委员会应当对申请人提交的药物临床试验项目的伦理问题进行独立、公正、公平和及时的审查。伦理委员会除对本机构所承担实施的所有药物临床试验项目进行审查监督外，也可对其他机构委托的临床试验项目进行审查。

第十五条　伦理委员会对药物临床试验进行审查监督可以行使如下权力：

（一）批准/不批准一项药物临床试验；

（二）对批准的临床试验进行跟踪审查；

（三）终止或暂停已经批准的临床试验。

第十六条　伦理委员会成立后应及时向国家食品药品监督管理局和所在地省级食品药品监督管理部门备案。备案时应提交如下资料：伦理委员会主任委员和委员名单（附简历）、伦理委员会章程、伦理委员会相关工作程序和制度。

第十七条　伦理委员会应向国家食品药品监督管理局和所在地省级食品药品监督管理部门报告年度伦理审查工作情况。

第四章　伦理审查的申请与受理

第十八条　伦理委员会应为伦理审查申请人提供涉及伦理审查事项的咨询服务，提供审查申请所需要的申请表格、知情同意书及其他文件的范本；伦理委员会应就受理伦理审查申请的相关事宜作出明确规定。

（一）应明确提交伦理审查必须的文件目录和审查所需的文件份数；

（二）应明确受理审查申请的基本要求、形式、标准、时限和程序；

（三）应明确提交和受理更改申请、补充申请的基本要求、时限、程序、文件资料的条件与要求等。

第十九条　伦理委员会在收到伦理审查申请人的申请后，对于提交的审查文件资料不齐全或不符合规定要求的，应当一次性告知伦理审查申请人需要补正的内容。

伦理委员会受理伦理审查申请后应告知申请人召开伦理审查会议的预期时间。

第二十条　伦理审查申请人须按伦理委员会的规定和要求向伦理委员会提交伦理审查申请。

提交伦理审查申请的文件，包括（但不限于下述文件内容）：

（一）伦理审查申请表（签名并注明日期）；

（二）临床试验方案（注明版本号和日期）；

（三）知情同意书（注明版本号和日期）；

（四）招募受试者的相关材料；

（五）病例报告表；

（六）研究者手册；

（七）主要研究者履历；

（八）国家食品药品监督管理局《药物临床试验批件》；

（九）其他伦理委员会对申请研究项目的重要决定的说明，应提供以前否定结论的理由；

（十）试验药物的合格检验报告。

第二十一条　伦理委员会决定受理项目的审查方式，选择主审委员，必要时聘请独立顾问。

第五章　伦理委员会的伦理审查

第二十二条　伦理委员会应规定召开审查会议所需的法定到会人数。最少到会委员人数应超过半数成员，并不少于五人。到会委员应包括医药专业、非医药专业，独立于研究 / 试验单位之外的人员、不同性别的人员。

第二十三条　主任委员（或被授权者）主持伦理委员会会议。必要时可邀请独立顾问参会提供咨询意见；主要研究者 / 申办者可参加会议阐述方案或就特定问题作详细说明。伦理委员会秘书应归纳会议讨论内容和审查决定，形成会议记录。会议记录应有批准程序。

第二十四条　伦理委员会可建立“主审制”：伦理委员会根据专业相关以及伦理问题相关的原则，可以为每个项目指定一至两名主审委员。

第二十五条　伦理委员会审查以会议审查为主要审查方式。有下列情形之一的，可实施快速审查：

（一）对伦理委员会已批准的临床试验方案的较小修正，不影响试验的风险受益比；

（二）尚未纳入受试者，或已完成干预措施的试验项目的年度 / 定期跟踪审查；

（三）预期的严重不良事件审查。

第二十六条　快速审查由一至两名委员负责审查。快速审查同意的试验项目应在下一次伦理委员会会议上通报。有下列情形之一的，快速审查项目应转入会议审查：

（一）审查为否定性意见；

（二）两名委员的意见不一致；

（三）委员提出需要会议审查。

第二十七条　研究过程中出现重大或严重问题，危及受试者安全时，伦理委员会应召开紧急会议进行审查，必要时应采取相应措施，保护受试者的安全与权益。

第二十八条　伦理审查的主要内容（附 1）：

（一）研究方案的设计与实施；

（二）试验的风险与受益；

（三）受试者的招募；

（四）知情同意书告知的信息；

（五）知情同意的过程；

（六）受试者的医疗和保护；

（七）隐私和保密；

（八）涉及弱势群体的研究。

第二十九条　为保证伦理审查和审查会议的质量，伦理委员会应对伦理审查质量进行管理和控制，伦理审查会议应按规定的程序和议程进行，应对审查文件进行充分讨论，确保委员对讨论的问题能充分发表各自的不同意见。

第三十条　伦理审查会议应特别关注试验的科学性、安全性、公平性、受试者保护、知情同意文书及知情同意过程、利益冲突等问题。

第三十一条　多中心临床试验的伦理审查应以审查的一致性和及时性为基本原则。多中心临床试验可建立协作审查的工作程序：

（一）组长单位伦理委员会负责审查试验方案的科学性和伦理合理性。

（二）各参加单位伦理委员会在接受组长单位伦理委员会的审查意见的前提下，负责审查该项试验在本机构的可行性，包括机构研究者的资格、经验与是否有充分的时间参加临床试验，人员配备与设备条件。参加单位伦理委员会有权批准或不批准在其机构进行的研究。

（三）参加单位伦理委员会审查认为必须做出的修改方案的建议，应形成书面文件并通报给申办者或负责整个试验计划的试验机构，供其考虑和形成一致意见，以确保各中心遵循同一试验方案。

（四）各中心的伦理委员会应对本机构的临床试验实施情况进行跟踪审查。发生严重不良事件，所在机构的伦理委员会应负责及时审查，并将审查意见通报申办者。基于对受试者的安全考虑，各中心的伦理委员会均有权中止试验在其机构继续进行。

（五）组长单位对临床试验的跟踪审查意见应及时让各参加单位备案。

第六章　伦理审查的决定与送达

第三十二条　伦理审查会议以投票表决的方式作出决定，以超过到会委员半数意见作为伦理委员会审查决定。

第三十三条　伦理委员会在作审查决定时，应符合以下条件：

（一）申请文件齐全；

（二）到会委员符合法定人数的规定；

（三）遵循审查程序，对审查要点进行全面审查和充分讨论；

（四）讨论和投票时，申请人和存在利益冲突的委员离场；

（五）未参加审查会议的委员不得由其他委员代替投票。

第三十四条　批准临床试验项目必须至少符合以下标准：

（一）对预期的试验风险采取了相应的风险控制管理措施；

（二）受试者的风险相对于预期受益来说是合理的；

（三）受试者的选择是公平和公正的；

（四）知情同意书告知信息充分，获取知情同意过程符合规定；

（五）如有需要，试验方案应有充分的数据与安全监察计划，以保证受试者的安全；

（六）保护受试者的隐私和保证数据的保密性；

（七）涉及弱势群体的研究，具有相应的特殊保护措施。

第三十五条　伦理委员会的审查意见有以下几种情形：

（一）同意；

（二）作必要的修正后同意；

（三）作必要的修正后重审；

（四）不同意；

（五）终止或暂停已经批准的临床试验。

第三十六条　伦理委员会秘书应在会后及时整理会议记录，并根据会议记录和审查结论形成书面的伦理审查意见 / 批件。伦理审查意见 / 批件应有主任委员（或被授权者）签名，伦理委员会盖章。伦理审查意见 / 批件的信息包括：

（一）基本信息

1. 试验项目信息：项目名称、申办者、审查意见 / 批件号；

2. 临床试验机构和研究者；

3. 会议信息：会议时间、地点、审查类别、审查的文件，其中临床试验方案与知情同意书均应注明版本号 / 日期；

4. 伦理审查批件 / 意见的签发日期；

5. 伦理委员会联系人和联系方式。

（二）审查意见和决定

1. 审查决定为“同意”时，同时告知伦理委员会实施跟踪审查的要求；

2. 审查决定为“作必要修正后同意”和“作必要修正后重审”时，详细说明修正意见，并告知再次提交方案的要求和流程；

3. 审查决定为“不同意”和“终止或暂停已经批准的临床试验”时，必须充分说明理由，并告知申请人可就有关事项做出解释或提出申诉。

第三十七条　伦理审查意见 / 批件经伦理委员会主任委员（或授权者）审核签字后，应及时传达给申请人。

第七章　伦理审查后的跟踪审查

第三十八条　伦理委员会应对所有批准的临床试验进行跟踪审查，直至试验结束。

第三十九条　修正案审查是指对试验过程中试验方案的任何修改的审查。试验过程中对试验方案的任何修改均应提交伦理委员会审查批准后方可实施。伦理委员会应要求申办者和 / 或研究者就修正案审查提交相关信息，包括（但不限于）：

（一）修改的内容及修改原因；

（二）修改方案对预期风险和受益的影响；

（三）修改方案对受试者权益与安全的影响。

伦理委员会主要针对方案修改后的试验风险和受益进行评估，做出审查意见。为了避免对受试者造成紧急伤害而修改方案，研究者可以在提交伦理委员会审查批准前实施，事后及时向伦理委员会作书面报告。

第四十条　年度 / 定期跟踪审查。伦理委员会初始审查时应根据试验的风险程度，决定年度 / 定期跟踪审查的频率，至少每年一次。伦理委员会应要求研究者按时提交报告，年度 / 定期跟踪审查报告信息包括（但不限于）：

（一）试验的进展；

（二）受试者纳入例数，完成例数，退出例数等；

（三）确认严重不良事件及时上报，妥善处理；

（四）可能影响研究风险受益的任何事件或新信息。

伦理委员会在审查研究进展情况后，再次评估试验的风险与受益。

第四十一条　严重不良事件的审查是指对申办者和 / 或研究者报告的严重不良事件的审查，包括严重不良事件的程度与范围，对试验风险受益的影响，以及受试者的医疗保护措施。

第四十二条　不依从 / 违背方案的审查是指对临床试验进行中发生的不依从 / 违背方案事件的审查。伦理委员会应要求申办者和 / 或研究者就事件的原因、影响及处理措施予以说明，审查该事件是否影响受试者的安全和权益、是否影响试验的风险受益。

第四十三条　提前终止试验的审查是指对申办者和 / 或研究者提前终止试验的审查。伦理委员会应要求申办者和 / 或研究者报告提前终止试验的原因，以及对受试者的后续处理，审查受试者的安全和权益是否得到保证。

第四十四条　结题审查是指对临床试验结题报告的审查。伦理委员会应要求申办者和 / 或研究者报告试验的完成情况，审查受试者安全和权益的保护。

第四十五条　跟踪审查的决定及其理由应及时传达给申请人。

第八章　伦理委员会审查文件的管理

第四十六条　伦理委员会应有独立的档案文件管理系统。伦理委员会建档存档的文件包括管理文件和项目审查文件。

第四十七条　伦理委员会管理文件包括（但不限于）：

（一）伦理委员会的工作制度、岗位职责、标准操作规程和伦理审查申请指南；

（二）伦理委员会的委员任命文件，委员的履历与培训记录，以及委员签署的保密协议和利益冲突声明；

（三）伦理委员会年度工作计划和总结。

第四十八条　伦理委员会试验项目审查文件包括：

（一）研究者 / 申办者提交的所有送审材料；

（二）伦理审查工作表、会议签到表、投票单、会议记录、伦理委员会批件 / 意见和相关沟通信件。

伦理审查文件应妥善保管至临床试验结束后五年，或根据相关要求延长保存期限。存档的文件目录见附 2。

第四十九条　伦理委员会应对文件的查阅和复印作出相关规定，以保证文件档案的安全和保密性。

第九章　附　则

第五十条　伦理委员会之间可建立信息交流与工作合作机制，以促进伦理审查能力的提高。

第五十一条　本指导原则施行前已经成立的伦理委员会，应当自本指导原则实施之日起一年内参照本指导原则的有关要求完善组织管理与制度建设并向国家食品药品监督管理局和所在地省级食品药品监督管理部门备案。

第五十二条　本指导原则自发布之日起施行。

附 1：伦理审查的主要内容

1. 试验方案的设计与实施

1.1 试验符合公认的科学原理，基于文献以及充分的实验室研究和动物实验。

1.2 与试验目的有关的试验设计和对照组设置的合理性。

1.3 受试者提前退出试验的标准，暂停或终止试验的标准。

1.4 试验实施过程中的监查和稽查计划，包括必要时成立独立的数据与安全监察委员会。

1.5 研究者的资格与经验、并有充分的时间开展临床试验，人员配备及设备条件等符合试验要求。

1.6 临床试验结果报告和发表的方式。

2. 试验的风险与受益

2.1 试验风险的性质、程度与发生概率的评估。

2.2 风险在可能的范围内最小化。

2.3 预期受益的评估：受试者的受益和社会的受益。

2.4 试验风险与受益的合理性：①对受试者有直接受益前景的试验，预期受益与风险应至少与目前可获得的替代治疗的受益与风险相当。试验风险相对于受试者预期的受益而言必须是合理的；②对受试者没有直接受益前景的试验，风险相对于社会预期受益而言，必须是合理的。

3. 受试者的招募

3.1 受试者的人群特征（包括性别、年龄、种族等）。

3.2 试验的受益和风险在目标疾病人群中公平和公正分配。

3.3 拟采取的招募方式和方法。

3.4 向受试者或其代表告知有关试验信息的方式。

3.5 受试者的纳入与排除标准。

4. 知情同意书告知的信息

4.1 试验目的、应遵循的试验步骤（包括所有侵入性操作）、试验期限。

4.2 预期的受试者的风险和不便。

4.3 预期的受益。当受试者没有直接受益时，应告知受试者。

4.4 受试者可获得的备选治疗，以及备选治疗重要的潜在风险和受益。

4.5 受试者参加试验是否获得报酬。

4.6 受试者参加试验是否需要承担费用。

4.7 能识别受试者身份的有关记录的保密程度，并说明必要时，试验项目申办者、伦理委员会、政府管理部门按规定可以查阅参加试验的受试者资料。

4.8 如发生与试验相关的损害时，受试者可以获得的治疗和相应的补偿。

4.9 说明参加试验是自愿的，可以拒绝参加或有权在试验的任何阶段随时退出试验而不会遭到歧视或报复，其医疗待遇与权益不会受到影响。

4.10 当存在有关试验和受试者权利的问题，以及发生试验相关伤害时，有联系人及联系方式。

5. **知情同意的过程**

5.1 知情同意应符合完全告知、充分理解、自主选择的原则。

5.2 知情同意的表述应通俗易懂，适合该受试者群体理解的水平。

5.3 对如何获得知情同意有详细的描述，包括明确由谁负责获取知情同意，以及签署知情同意书的规定。

5.4 计划纳入不能表达知情同意者作为受试者时，理由充分正当，对如何获得知情同意或授权同意有详细说明。

5.5 在研究过程中听取并答复受试者或其代表的疑问和意见的规定。

6. **受试者的医疗和保护**

6.1 研究人员资格和经验与试验的要求相适应。

6.2 因试验目的而不给予标准治疗的理由。

6.3 在试验过程中和试验结束后，为受试者提供的医疗保障。

6.4 为受试者提供适当的医疗监测、心理与社会支持。

6.5 受试者自愿退出试验时拟采取的措施。

6.6 延长使用、紧急使用或出于同情而提供试验用药的标准。

6.7 试验结束后，是否继续向受试者提供试验用药的说明。

6.8 受试者需要支付的费用说明。

6.9 提供受试者的补偿（包括现金、服务和 / 或礼物）。

6.10 由于参加试验造成受试者的损害 / 残疾 / 死亡时提供的补偿或治疗。

6.11 保险和损害赔偿。

7. **隐私和保密**

7.1 可以查阅受试者个人信息（包括病历记录、生物学标本）人员的规定。

7.2 确保受试者个人信息保密和安全的措施。

8. **涉及弱势群体的试验**

8.1 唯有以该弱势人群作为受试者，试验才能很好地进行。

8.2 试验针对该弱势群体特有的疾病或健康问题。

8.3 当试验对弱势群体受试者不提供直接受益可能，试验风险一般不得大于最小风险，除非伦理委员会同意风险程度可略有增加。

8.4 当受试者不能给予充分知情同意时，要获得其法定代理人的知情同意，如有可能还应同时获得受试者本人的同意。

9. **涉及特殊疾病人群、特定地区人群 / 族群的试验**

9.1 该试验对特殊疾病人群、特定地区人群 / 族群造成的影响。

9.2 外界因素对个人知情同意的影响。

9.3 试验过程中，计划向该人群进行咨询。

9.4 该试验有利于当地的发展，如加强当地的医疗保健服务，提升研究能力，以及应对公共卫生需求的能力。

附 2：伦理委员会存档的文件目录

1. 管理文件类

1.1 伦理委员会工作制度与人员职责。

1.2 伦理委员会委员专业履历、任命文件。

1.3 伦理委员会委员的培训文件。

1.4 伦理审查申请指南。

1.5 伦理委员会标准操作规程。

1.6 临床试验主要伦理问题审查的技术指南。

1.7 经费管理文件与记录。

1.8 年度工作计划与工作总结。

2. 项目审查文件类

2.1 申请人提交的审查材料。

2.2 受理通知书。

2.3 伦理委员会审查工作表格。

2.4 伦理委员会会议议程。

2.5 伦理委员会会议签到表。

2.6 伦理委员会的投票单。

2.7 伦理委员会的会议记录。

2.8 伦理审查意见 / 伦理审查批件。

2.9 伦理审查申请人责任声明。

2.10 伦理委员会与申请人或其他有关人员就申请、审查和跟踪审查问题的往来信件。

2.11 跟踪审查的相关文件。

附 3：术语表

特殊疾病人群、特定地区人群 / 族群（Community）：具有某种共同特点的人群，该特点可以是相同 / 相近的区域，或是相同的价值观，或是共同的利益，或是患有同样的疾病。

保密性（Confidentiality）：防止将涉及所有权的信息或个人身份信息透露给无权知晓者。

利益冲突（Conflict of Interest）：当伦理委员会委员因与所审查的试验项目之间存在相关利益，因而影响他 / 她从保护受试者的角度出发，对试验作出公正独立的审查。利益冲突的产生常见于伦理委员会委员与审查项目之间存在经济上、物质上、机构以及社会关系方面的利益关系。

数据安全监察委员会（Data and Safety Monitoring Board）：由申办者负责建立的一个独立的数据安全监察委员会，其职责是定期评估试验进展，分析安全性数据以及重要的效应指标，并向申办者提出试验继续进行、或进行修正、或提前终止的建议。

伦理委员会（Ethics Committee，Institutional Review Board）：由医学专业人员、法律专家及非医务人员组成的独立组织，其职责为核查临床试验方案及附件是否合乎道德，并为之提供公众保证，确保受试者的安全、健康和权益受到保护。该委员会的组成和一切活动不应受临床试验组织和实施者的干扰或影响。

知情同意（Informed Consent）：指向受试者告知一项试验的各方面情况后，受试者自愿确认其同意参加该项临床试验的过程，须以签名和注明日期的知情同意书作为文件证明。

知情同意书（Informed Consent Form）：是每位受试者表示自愿参加某一试验的文件证明。研究者需向受试者说明试验性质、试验目的、可能的受益和风险、可供选用的其他治疗方法以及符合《赫尔辛基宣言》规定的受试者的权利和义务等，使受试者充分了解后表达其同意。

最小风险（Minimal Risk）：指试验中预期风险的可能性和程度不大于日常生活、或进行常规体格检查或心理测试的风险。

多中心临床试验（Multicentre Trial）：遵循同一方案，在多个试验中心，分别由多名研究者负责实施完成的临床试验。

不依从/违背方案（Non-compliance/Violation）：指对伦理委员会批准试验方案的所有偏离，并且这种偏离没有获得伦理委员会的事先批准，或者不依从/违背人体受试者保护规定和伦理委员会要求的情况。

修正案（Protocol Amendment）：对试验方案，以及有关试验组织实施的其他文件及信息的书面修改或澄清。

法定到会人数（Quorum）：为对某项试验进行审查和决定而规定的必须参加会议的伦理委员会委员人数和资格要求，即有效会议应出席的委员人数和资格要求。

受试者（Research participant）：参加生物医学研究的个人，可以作为试验组、或对照组、或观察组，包括健康自愿者，或是与试验目标人群无直接相关性的自愿参加者，或是来自试验用药所针对的患病人群。

标准操作规程（Standard Operating Procedure，SOP）：为确保实施的一致性从而达到特定目的而制定的详细的书面操作说明。

严重不良事件（Serious Adverse Event）：临床试验过程中发生需住院治疗、延长住院时间、伤残、影响工作能力、危及生命或死亡、导致先天畸形等事件。

非预期不良事件（Unexpected Adverse Event）：不良事件的性质、严重程度或频度，不同于先前方案或其他相关资料（如研究者手册、药品说明）所描述的预期风险。

弱势群体（Vulnerable Persons）：相对地（或绝对地）没有能力维护自身利益的人，通常是指那些能力或自由受到限制而无法给予同意或拒绝同意的人，包括儿童，因为精神障碍而不能给予知情同意的人等。

附 4:《药物临床试验伦理审查工作指导原则》起草说明

为了加强对伦理委员会药物临床试验伦理审查工作的指导，规范伦理委员会的药物临床试验伦理审查工作，切实保护受试者的安全和权益。国家局组织制定了《药物临床试验伦理审查工作指导原则》（以下简称《指导原则》），旨在促进国内药物临床试验伦理审查能力的提高，充分发挥伦理委员会在保护受试者安全和权益中的作用，进一步规范药物临床试验的研究行为。

一、背景和必要性

药物临床试验应遵循两大基本原则——研究的科学性和伦理的合理性。伦理委员会审查是保护受试者的安全与权益、保证药物临床试验伦理合理性的重要措施之一，在药物临床研究中发挥重要作用。针对涉及人体的生物医学研究和临床试验，世界各国发布了伦理指南与法规性文件。美国专门针对生物医学研究受试者保护颁布了联邦法规文件，其中 21CFR56 阐述伦理委员会审查，并在美国健康与人类事业部专门成立了人体受试者保护办公室；欧洲 2005 年新颁布的临床研究指令相对以往法规重要的变更之一，是临床研究需要同时获得药政管理部门和伦理委员会的批准方可进行研究；新加坡 1997 年出台涉及人体受试者研究的伦理指南。

2003 年，国家局颁布的《药物临床试验质量管理规范》（GCP）赋予伦理委员会对药物临床试验申请进行伦理审查及批准的重要职能。此后，国内各医疗机构及医科大学纷纷成立了伦理委员会，并对药物临床试验进行伦理审查。但伦理委员会的操作规程、临床试验主要伦理问题的审查要点方面还没有颁布相应的指南性文件。就整体情况来看，水平参差不齐，作用发挥有限，甚至流于形式，伦理委员会的审查工作与国际规范还有很大差距。

此外，随着药物临床试验的国际化和产业化进程，在中国开展的国际多中心药物临床试验越来越多，为保护我国受试者的权益和安全，伦理委员会的审查工作需要与国际规范接轨。因此，国家局组织制定了《药物临床试验伦理审查工作指导原则》，旨在促进伦理委员会伦理审查能力的提高，规范伦理审查工作。

二、起草过程

国家局于 2009 年初组织相关专家起草了《指导原则》（讨论稿）。经过三次专题研讨修改，形成《指导原则》征求意见稿（第一版），并于 2009 年 6—7 月期间向认证管理中心、药品审评中心和评价中心等相关部门征求意见，初步收集汇总反馈意见后，进一步修改。于 2009 年 8 月 5 日将征求意见稿（第二版）在国家局网站公布，向社会公开征求意见。2009 年 10 月前收到来自各省药品监管部门、药物临床试验机构、申办者（CRO）企业和个人反馈意见和建议 300 余条。通过汇总整理和再次修订，完成征求意见稿（第三版）。2010 年 3 月，国家局召集专家和监管部门代表对几个有争议的问题进行研究讨论，达成一致意见。2010 年 7 月，国家局就该指导原则向卫生部征求意见并根据反馈意见进行修改，形成《指导原则》终稿。

三、主要内容与说明

《指导原则》的制定是在我国 GCP 的基础上，参考了国际上的有关规定，重点是对伦理审查中的关键环节提出了明确的要求和规定，主要明确了伦理委员会伦理审查的目的，组织管理的要求和条件，伦理审查的程序、方式、内容要点和要求，跟踪审查的形式和要求，以及文件档案的管理要求。《指导原则》共 9 章 52 条，分为总则、伦理委员会的组织与管理、伦理委员会的职责要求、伦理审查的申请与受理、伦理委员会的伦理审查、伦理审查的决定与送达、伦理审查后的跟踪审查、伦理委员会审查文件的管理、附则。伦理审查的主要内容、伦理委员会存档的文件目录和术语表以附件的形式列出。

附录七　医学科研诚信和相关行为规范

第一章　总则

第一条　为践行社会主义核心价值观，加强医学科研诚信建设，提高医学科研人员职业道德修养，预防科研不端行为，依据《中华人民共和国科学技术进步法》、《中华人民共和国著作权法》、《中华人民共和国人类遗传资源管理条例》、《涉及人的生物医学研究伦理审查办法》、《关于进一步加强科研诚信建设的若干意见》、《关于进一步弘扬科学家精神加强作风和学风建设的意见》、《科研诚信案件调查处理规则（试行）》等相关规定，制定本规范。

第二条　本规范所称的医学科研行为，是指开展医学科研工作的机构及其人员在基础医学、临床医学、预防医学与公共卫生学、药学、中医学与中药学等学科领域开展的涉及科研项目申请、预实验研究、研究实施、结果报告、项目检查、执行过程管理、成果总结发表、评估审议、验收等环节中的行为活动。

第三条　所有从事医学科研活动的人员（以下简称医学科研人员）应当自觉遵守本规范，大力弘扬科学家精神，追求真理、实事求是，遵循科研伦理准则和学术规范，尊重同行及其劳动，防止急功近利、浮躁浮夸，坚守诚信底线，自觉抵制科研不端行为。

第四条　所有开展医学科研工作的机构均应当遵守本规范，开展常态化科研诚信教育培训，加强制度建设，努力营造有利于培育科研诚信的机构环境。

第二章　医学科研人员诚信行为规范

第五条　医学科研人员在科研活动中要遵循科研伦理准则，主动申请伦理审查，接受伦理监督，切实保障受试者的合法权益。

第六条　医学科研人员在进行项目申请等科研与学术活动时，必须保证所提供的学历、工作经历、发表论文、出版专著、获奖证明、引用论文、专利证明等相关信息真实、准确。

第七条　医学科研人员在采集科研样本、数据和资料时要客观、全面、准确；要树立国家安全和保密意识，对涉及生物安全、国家秘密、工作秘密以及个人隐私的应当严格遵守相关法律法规规定。

第八条　医学科研人员在研究中，应当诚实记录研究过程和结果，如实、规范书写病历，包括不良反应和不良事件，依照相关规定及时报告严重的不良反应和不良事件信息。

第九条　医学科研人员在涉及传染病、新发传染病、不明原因疾病和已知病原改造等研究中，要树立公共卫生和实验室生物安全意识，在相应等级的生物安全实验室开展研究，病原采集、运输和处理等均应当自觉遵守相关法律法规要求，要按照法律法规规定报告传染病、新发或疑似新发的传染病例，留存相关凭证，接受相关部门的监督管理。

第十条　医学科研人员在研究结束后，对于人体或动物样本、毒害物质、数据或资料的储存、分享和销毁要遵循相应的生物安全和科研管理规定。

论文相关资料和数据应当确保齐全、完整、真实和准确，相关论文等科研成果发表后 1 个月内，要将所涉及的原始图片、实验记录、实验数据、生物信息、记录等原始数据资料交所在机构统一管理、留存备查。

第十一条　医学科研人员在动物实验中，应当自觉遵守《实验动物管理条例》，严格选用符合要求的合格动物进行实验，科学合理使用、保护和善待动物。

第十二条　医学科研人员在开展学术交流、审阅他人的学术论文或项目申报书时，应当尊重和保护他人知识产权，遵守科技保密规则。

第十三条　医学科研人员在引用他人已发表的研究观点、数据、图像、结果或其他研究资料时，要保证真实准确并诚实注明出处，引文注释和参考文献标注要符合学术规范。在使用他人尚未公开发表的设计思路、学术观点、实验数据、生物信息、图表、研究结果和结论时，应当获得其本人的书面知情同意，同时要公开致谢或说明。

第十四条　医学科研人员在发表论文或出版学术著作过程中，要遵守《发表学术论文“五不准”》和学术论文投稿、著作出版有关规定。论文、著作、专利等成果署名应当按照对科研成果的贡献大小据实署名和排序，无实质学术贡献者不得“挂名”。

第十五条　医学科研人员作为导师或科研项目负责人，要充分发挥言传身教作用，在指导学生或带领课题组成员开展科研活动时要高度负责，严格把关，加强对项目（课题）成员、学生的科研诚信管理。

导师、科研项目负责人须对使用自己邮箱投递的稿件、需要署名的科研成果进行审核，对科研成果署名、研究数据真实性、实验可重复性等负责，并不得侵占学生、团队成员的合法权益。

学生、团队成员在科研活动中发生不端行为的，同意参与署名的导师、科研项目负责人除承担相应的领导、指导责任外，还要与科研不端行为直接责任人承担同等责任。

第十六条　医学科研人员应当认真审核拟公开发表成果，避免出现错误和失误。对已发表研究成果中出现的错误和失误，应当以适当的方式公开承认并予以更正或撤回。

第十七条　医学科研人员在项目验收、成果登记及申报奖励时，须提供真实、完整的材料，包括发表论文、文献引用、第三方评价证明等。

第十八条　医学科研人员作为评审专家、咨询专家、评估人员、经费审计人员参加科技评审等活动时，要忠于职守，严格遵守科研诚信要求以及保密、回避规定和职业道德，按照有关规定、程序和办法，实事求是，独立、客观、公正开展工作，提供负责任、高质量的咨询评审意见，不得违规谋取私利，不参加自己不熟悉领域的咨询评审活动，不在情况不掌握、内容不了解的意见建议上署名签字。

第十九条　医学科研人员与他人进行科研合作时应当认真履行诚信义务和合同约定，发表论文、出版著作、申报专利和奖项等时应当根据合作各方的贡献合理署名。

第二十条　医学科研人员应当严格遵守科研经费管理规定，不得虚报、冒领、挪用科研资金。

第二十一条　医学科研人员在成果推广和科普宣传中应当秉持科学精神、坚守社会责任，避免不实表述和新闻炒作，不人为夸大研究基础和学术价值，不得向公众传播未经科学验证的现象和观点。

医学科研人员公布突破性科技成果和重大科研进展应当经所在机构同意，推广转化科技成果不得故意夸大技术价值和经济社会效益，不得隐瞒技术风险，要经得起同行评、用户用、市场认可。

医学科研人员发布与疫情相关的研究结果时，应当牢固树立公共卫生、科研诚信和伦理意识，严格遵守相关法律法规和有关疫情防控管理要求。

第二十二条　医学科研人员学术兼职要与本人研究专业相关，杜绝无实质性工作内容的兼职和挂名。

第三章　医学科研机构诚信规范

第二十三条　医学科研机构应当根据《科研诚信案件调查处理规则（试行）》制定完善本机构的科研诚信案件调查处理办法，明确调查程序、处理规则、处理措施等具体要求，并认真组织相关调查处理。对有关部门调查本机构科研不端行为应当积极配合、协助。

第二十四条　医学科研机构要主动对本机构科研不端行为进行调查处理，同时应当严格保护举报人个人信息。

调查应当包括行政调查和学术评议，保障相关责任主体申诉权等合法权利，调查结果和处理意见应当与涉事人员当面确认后予以公布。

第二十五条　医学科研机构要通过机构章程或学术委员会章程，对科研诚信工作任务、职责权限作出明确规定。学术委员会要认真履行科研诚信建设职责，切实发挥审议、评定、受理、调查、监督、咨询等作用。学术委员会要定期组织或委托学术组织、第三方机构对本机构医学科研人员的重要学术论文等科研成果进行核查。

第二十六条　医学科研机构要加强科研成果管理，建立学术论文发表诚信承诺制度、科研过程可追溯制度、科研成果检查和报告制度等成果管理制度。对学术论文等科研成果存在科研不端情形的，应当依法依规对相应责任人严肃处理并要求其采取撤回论文等措施，消除不良影响。

第二十七条　医学科研机构应当加强对科研论文和成果发表的署名管理，依法依规严肃追究无实质性贡献挂名的责任；要建立健全科研活动记录、科研档案保存等各项制度，明晰责任主体，完善内部监督约束机制；要妥善管理本机构医学科研相关原始数据、生物信息、图片、记录等，以备核查。

第二十八条　医学科研机构应当加强对本机构内医学科研人员发表论文的管理，不允许将论文发表数量、影响因子等与人员奖励奖金、临床工作考核等挂钩，对在学术期刊预警名单内期刊上发表论文的医学科研人员，要及时警示提醒；对学术期刊预警黑名单内期刊上发表的论文，在各类评审评价中不予认可，不得报销论文发表的相关费用。

第二十九条　医学科研机构应当将科研诚信教育纳入医学科研人员职业培训和教育体系，不断完善教育内容及手段，营造崇尚科研诚信的良好风气与文化。在入学入职、职称晋升、参与科技计划项目、国家重大项目、人才项目等重要节点开展科研诚信教育。对在科研诚信方面存在倾向性、苗头性问题的人员，所在机构应当及时开展科研诚信谈话提醒，加强教育。

第三十条　医学科研机构在组织申请科研项目和推荐申报科学技术成果奖励时，应当责成申报人奉守科研诚信，可以签署科研诚信承诺书并公示有关信息。

第三十一条　医学科研机构对查实的科研失信行为，应当将处理决定及时报送科研诚信主管部门，并作为其职务晋升、职称评定、成果奖励、评审表彰等方面的重要参考。

第三十二条　医学科研机构应当对涉及传染病、生物安全等领域的研究及论文、成果进行审查，评估其对社会及公共卫生安全的潜在影响，并承担相应责任。

第三十三条　医学科研机构负责人、学术带头人及科研管理人员等应当率先垂范，严格遵守有关科研诚信管理规定，不得利用职务之便侵占他人科研成果和谋取不当利益。

第四章　附则

第三十四条　本规范自发布之日起施行。

中英文对照索引